하루 한 끼 생채식 혁명

하루 한 끼 생채식 혁명

1판 1쇄 발행 2013. 5. 30.
1판 7쇄 발행 2024. 6. 1.

지은이 배준걸
감수 황성수

발행인 박강휘
발행처 김영사
등록 1979년 5월 17일 (제406-2003-036호)
주소 경기도 파주시 문발로 197(문발동) 우편번호 10881
전화 마케팅부 031)955-3100, 편집부 031)955-3200, 팩스 031)955-3111

값은 뒤표지에 있습니다.
ISBN 978-89-349-6331-8 17800

홈페이지 www.gimmyoung.com   블로그 blog.naver.com/gybook
인스타그램 instagram.com/gimmyoung   이메일 bestbook@gimmyoung.com

좋은 독자가 좋은 책을 만듭니다.
김영사는 독자 여러분의 의견에 항상 귀 기울이고 있습니다.

하루 한 끼 생채식 혁명

배준걸 지음 · 황성수 감수

김영사

감수의 말

누구나 하루 한 끼 생채식으로 건강해질 수 있다!

    채식에 관한 내용으로 만화책을 펴낸다는 말을 듣고 크게 기뻤다. 만화를 읽는 독자층이 주로 어린아이들을 비롯한 젊은 층이고, 어릴 때 좋은 식습관을 몸에 배게 하는 것이 매우 중요하기 때문이다. 세 살 버릇 여든까지 간다는 속담처럼 생의 초기에 형성된 식습관은 삶의 마지막까지 영향을 미친다. 어릴 때 좋은 식습관이 몸에 배면 일생 동안 건강하게 살 수 있다. 그래서 젊은 사람들이 많이 읽게 될 이 책에 거는 기대가 크다.

    이 책의 저자는 사람이 채식을 해야 할 이유를 정확히 꿰뚫고 있다. 관념으로써가 아니라 경험으로 터득한 것이기 때문에 가능했을 것이다. 자신이 직접 채식을 해보고 몸으로 깨달았기에 자신 있게 이야기한다.

    대다수의 영양 관련 전문가들은 동물성 식품을 일체 먹지 않으면 건강을 해친다고 목소리를 높인다. 그러나 실제로 경험을 통해 말하는 이는 없다. 그렇게 배웠고, 자신도 그럴 것이라고 상상해서 그렇게 말할 뿐이다.

    동물성 식품에는 몸에 필요하지 않은 성분들이 들어 있고 또 필요하나 들어 있지 않은 성분들도 많다. 그래서 동물성 식품은 몸에 상당한 고통을 안겨준다. 동물성 식품을 일체 먹지 않아도 몸에 어떤 문제도 발생하지 않는다. 오히려 앓던 병이 낫고 훨씬 더 건강해져서 삶의 질이 향상되고 수명이 길어진다.

저자는 보통의 채식을 넘어 생식을 권하고 있다. 식물성 식품을 익히지 않고 먹는 것은 식생활 중에서 가장 높은 단계에 속하는데 그걸 해보라고 권한다. 전문가들은 날것으로 먹으면 익혔을 때에 비해서 소화 흡수율이 떨어지기 때문에 좋지 않다고 주장한다. 그러나 소화 흡수가 적당하게 느린 것이 몸에 더 적합하다. 빠를수록 좋다고 생각하는 것은 몸을 오해하고 있기 때문이다.

아무리 생채식이 좋다고 해도 사회생활을 하는 일반인들이 따라하지 못한다면 아무런 의미가 없다. 남들과 어울려서 먹고 살아가야 하는 사람들에게 하루 세 끼 모두 생채식을 권하는 것은 사회생활을 하지 말라는 말로 들릴 수 있다. 그래서 저자는 하루 한 끼만 생채식(아침은 과일식)을 해보라는 현실적인 대안을 제시한다. 그렇게만 해도 상당한 효과를 볼 수 있다는 것을 몸으로 확인했기 때문이다.

우리는 운동의 중요성이 너무 부풀려 있는 시대에 살고 있다. 물론 운동은 꼭 필요하다. 그러나 사실 이상으로 강조되어 더 중요한 것을 소홀히 하는 경향이 있다. 그게 바로 식습관이다. 이 책의 저자는 이 점을 정확히 간파해서 이야기한다. 운동은 많이 할 필요가 없으며 근육을 키우기 위해서 동물성 식품을 먹지 않아도 된다는 사실을 자신의 경험을 통해 밝히고 있다.

저자는 채식이 단지 육체적인 건강뿐만 아니라 고상한 가치를 추구하기 위해서도 반드시 필요하다는 점을 강조한다. 채식은 기후 변화를 억제하는 데 있어서 가장 효과적인 방법이라는 믿을 만한 보고서들을 인용한다. 이산화탄소 생성을 줄이는 데 있어서 자동차 이용을 줄이는 것보다 채식이 훨씬 더 효과적이라는 것이다.

채식은 가난한 이웃을 배려하는 삶의 방식이다. 여러 사람이 먹고 살 수 있는 곡식을 가지고 동물을 길러 그 고기나 알이나 젖을 먹으면 한 사람의 식량밖에 되지 않는다. 동물을 먹는 것은 남의 식량을 탈취하는 셈이다. 내가 동물을 먹으면 자신은 병이 들어 죽고 이웃은 굶어 죽는다. 이 책의 저자는 외면하고 싶은 이런 사실들을 드러내면서 독자의 결단을 요구하고 있다.

동물을 먹어야 한다는 근거 없는 믿음에서 벗어나지 않으면 인류의 미래는 없다고 말하는 저자의 외침에 귀 기울이는 현명한 독자가 되기 바란다.

의학박사 황성수

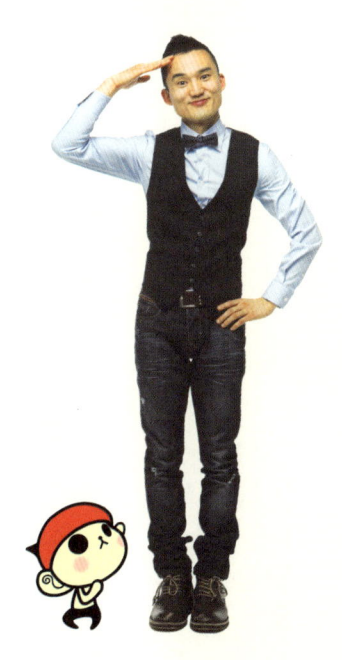

만화가의 하루

영상일기
모델보다 날씬해지는

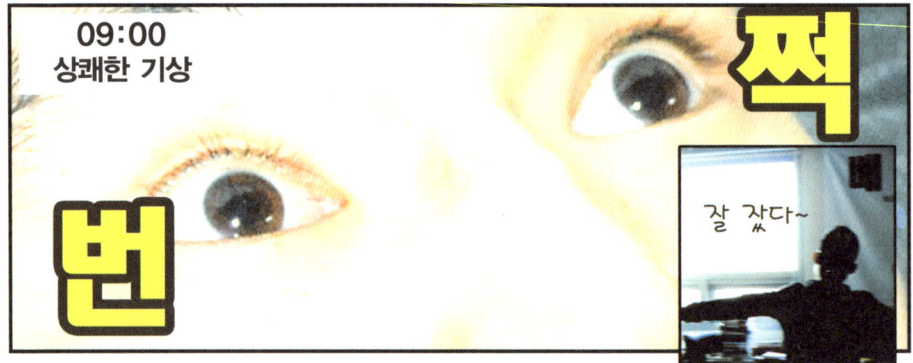

09:00
상쾌한 기상

번 쩍
잘 잤다~

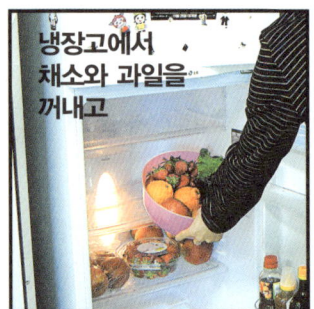

냉장고에서 채소와 과일을 꺼내고

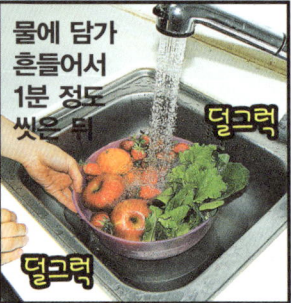

물에 담가 흔들어서 1분 정도 씻은 뒤
덜그럭 덜그럭

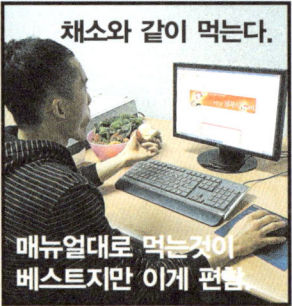

채소와 같이 먹는다.
매뉴얼대로 먹는것이 베스트지만 이게 편함.

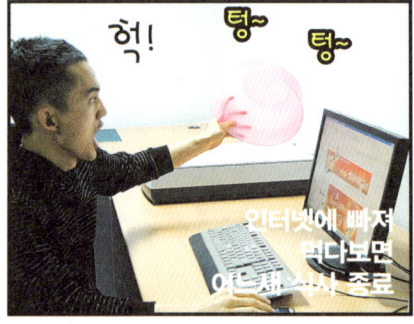

헉! 텅~ 텅~
인터넷에 빠져 놀다보면 어느새 4시 종료

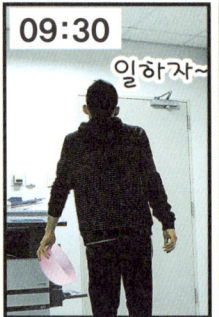

09:30
일하자~

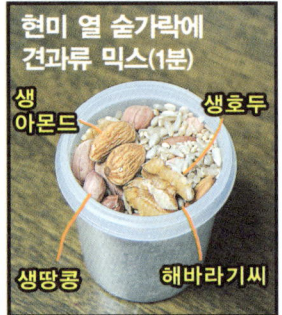

현미 열 숟가락에 견과류 믹스(1분)
생아몬드
생호두
생땅콩
해바라기씨

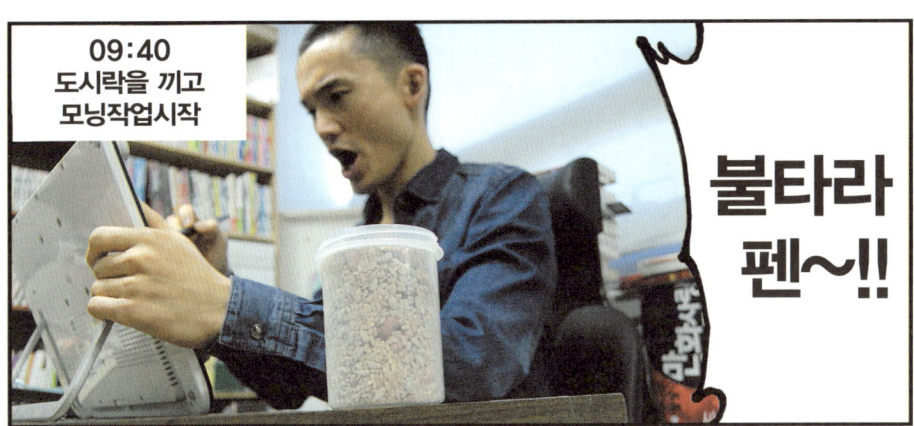
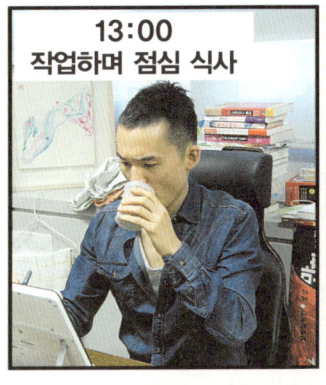
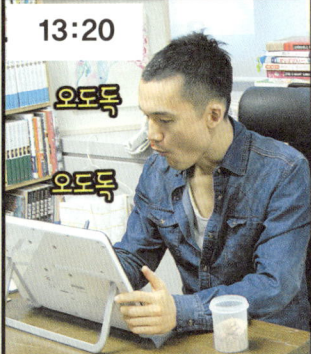
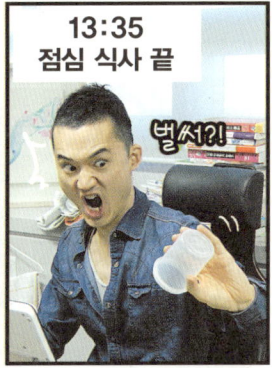
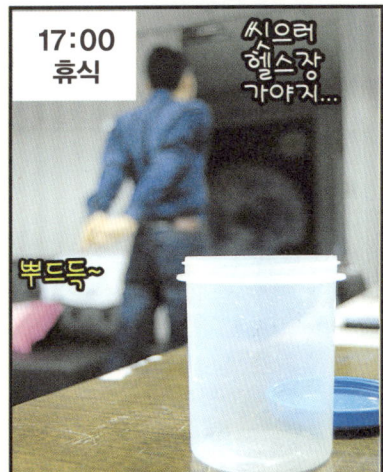
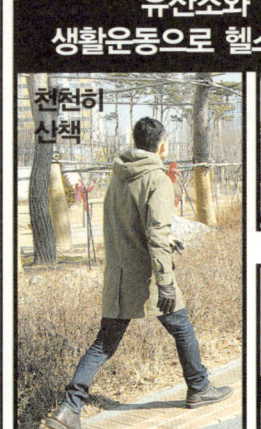
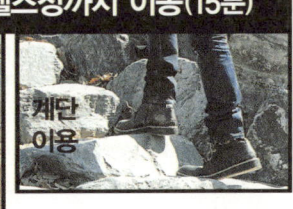
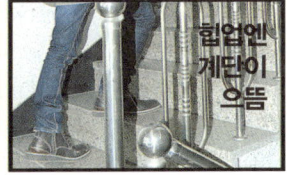

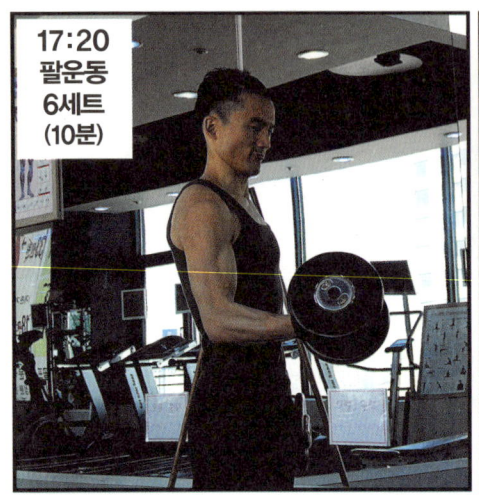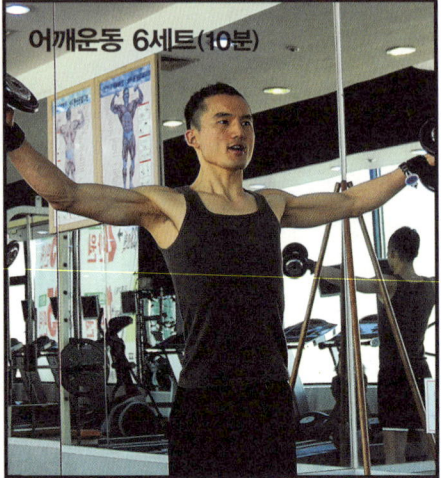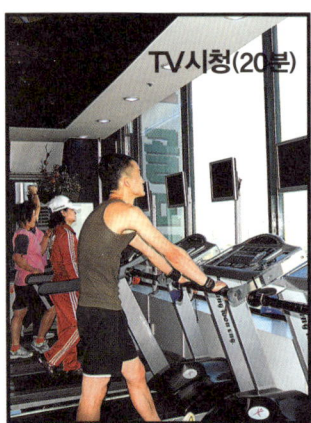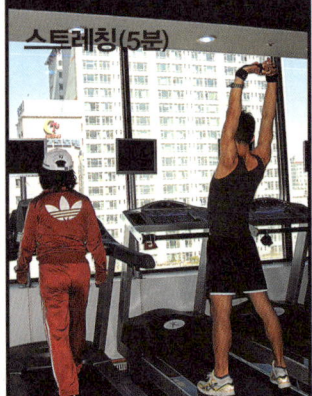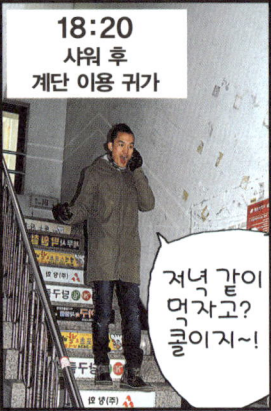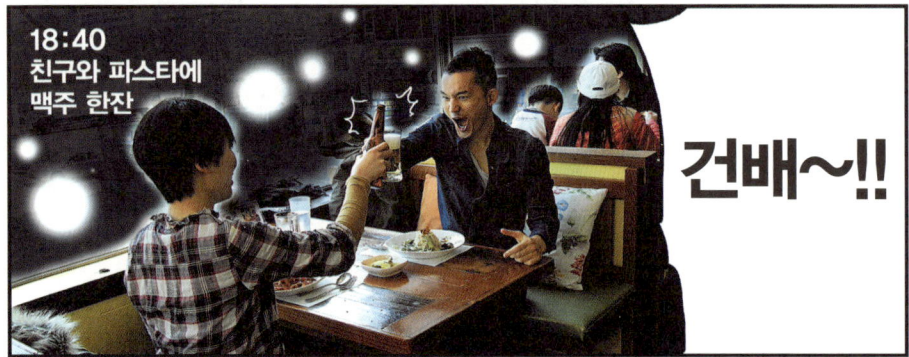

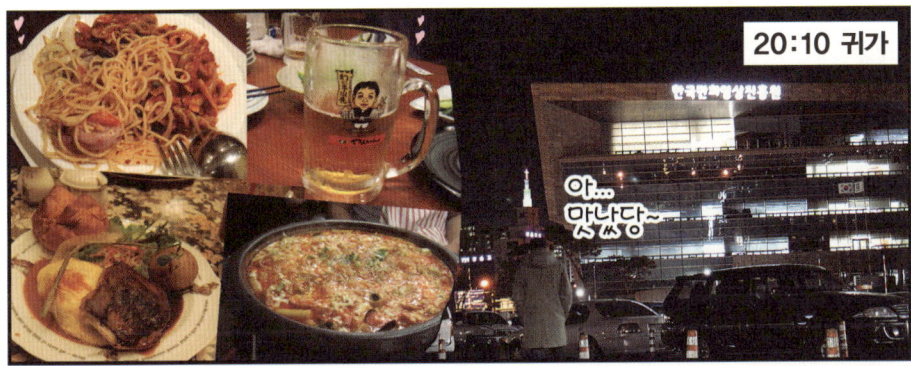

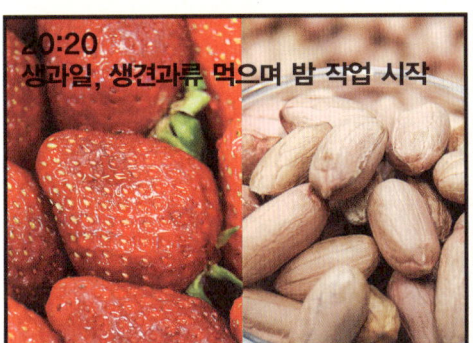

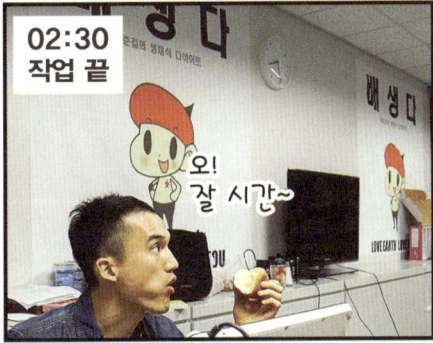

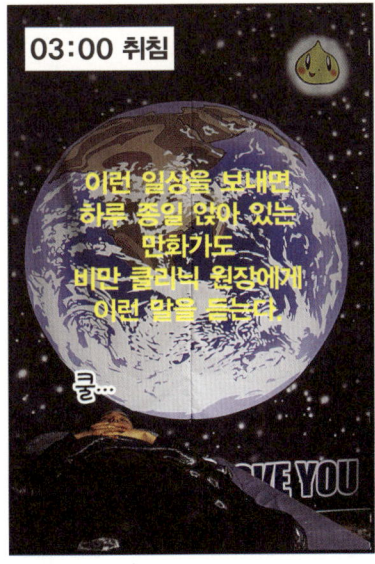

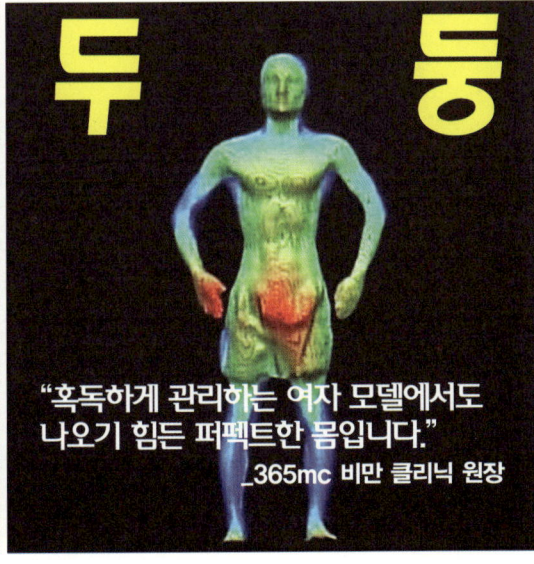

영상일기 끝

"채식이 사람의 성격에 가져다주는 변화와 정화 효과는 인류에게 대단히 유익하다고 생각한다. 그러므로 채식을 택하는 것은 매우 상서롭고 평화로운 일이다."
: 알버트 아인슈타인

| 더 많은 수기와 사례, 더 자세한 다이어트 정보가 있습니다.
배준걸생채식다이어트(배생다) 카페 http://cafe.naver.com/loveearthloveyou

차례

감수의 말 4
영상일기 8

★ 생채식 다이어트의 기적 수기! Before & After   14

　　　배준걸 생채식 다이어트 이론과 팁   30
만화 일본에서 몸짱 만화가로 데뷔   38
　　　한 끼로 몸짱이 되는 비밀 이론과 팁   50
만화 헬로우 황금똥   56
　　　지방이 당신을 날씬하게 만든다 이론과 팁   68
만화 비만이 유죄인 사회 1   72
　　　과연 생채식이 내 몸에 맞을까? 이론과 팁   84
만화 비만이 유죄인 사회 2   88
　　　배생다 초간단 정복 노하우 이론과 팁   100
만화 생채식은 지구 최강   106
　　　과도한 운동은 다이어트의 적이다 이론과 팁   118
만화 다이어트의 적 '운동'   124
　　　식탐과 이별하는 방법, 배생다 이론과 팁   136
만화 과식도 음주도 훌륭한 다이어트   140
　　　왜 배생다는 다이어트 종결자인가? 이론과 팁   152
만화 날씬하고 볼 일이다   156
　　　병도 물리치는 생채식의 기적 이론과 팁   168
만화 몸을 망치는 다이어트   172
　　　할리우드 스타가 사랑하는 생채식 이론과 팁   184
만화 생채식의 기적들   188
　　　배생다가 지구도 지키는 이유 이론과 팁   200
만화 할리우드 스타도 선택한 채식   206
　　　배생다 Q&A 완전 정복 이론과 팁   218
만화 생채식 몸짱 커플 탄생   224

작가의 말 241
생채식 다이어트 식단 246

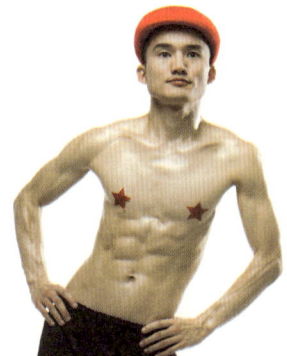

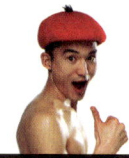

복부에 일어난 레볼루션!

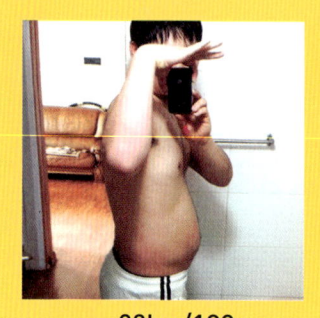
Before **92kg /180cm**

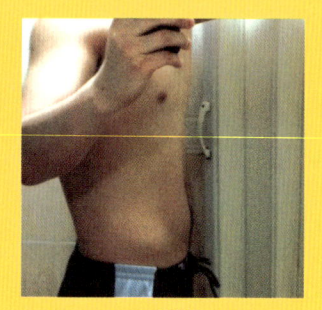
After **79kg**

기간	2011.1. 27 ~ 2011.4. 5 / 68days
식단	아침_가벼운 일반식 or 과일 점심_채식 위주의 일반식 저녁_생채식(현미 종이컵 1컵, 방울토마토 5~6개, 귤 2~3개 혹은 사과 1알, 견과류 1주먹, 양상추 3장)
운동정보	복근운동(누워서 다리올리기)은 꾸준히, 이틀에 한 번 꼴로 푸시업

몸의 변화

전체적으로 균형 있게 골고루 빠졌지만, 복부에 레볼루션이 일어났습니다. 생채식 시작 전에는 바지 32에 앞단추가 안 잠겨서 요대를 하고 다녔는데, 지금은 헐렁헐렁 두 주먹이 들어갑니다. 저야 남자라 무딘 것도 있고 매일 보는 얼굴이라 잘 못 느끼는데 한 달 만에 만난 친척동생(여자)이 피부 좋아졌다고 놀라더군요. 여드름이 많았던 것도 아니고 딱히 기름기가 넘치는 것도 아니었는데(좀 푸석푸석한 감은 있었지만) 동생 말로는 피부톤이 밝아지고, 다크서클도 사라지고, 안 푸석푸석해 보인답니다. 생채식 시작 전에는 복과 턱의 경계가 매우 흐릿하고 고개 숙이면 턱이 3개쯤 됐었는데 서서히 윤곽이 드러나더니 마치 수만 년 땅속에 묻혀 있던 화석이라도 되는 듯 서서히 나타나는데 기쁘더군요. 어찌 보면 뱃살보다 얼굴살이 더 많이 빠졌네요.

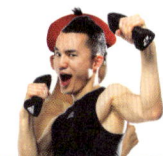

소중한 머리카락도 지켜주는 생채식!

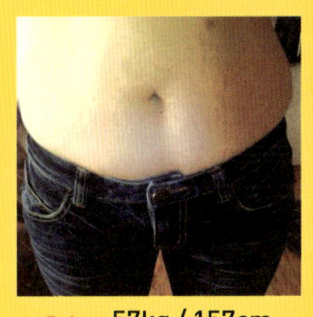
Before 57kg / 157cm

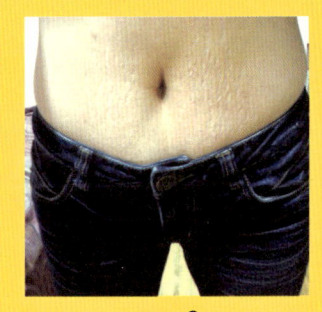
After ?

기간	2011.3. 29 ~ 2011.4. 12 / 14days
식단	아침_과일식(바나나, 키위, 땅콩, 아몬드)
	점심_일반식
	저녁_생채식
운동정보	출퇴근 왕복 20분 걷기

몸의 변화

35세 아줌마입니다. 14일 동안 꾸준히 잘 지킨 건 아니고요, 가끔 고기도 먹었고 군것질하고 싶을 땐 참지 못하고 과자를 먹고 맥주도 먹었습니다. 그래도 하루 1식은 꼭 생채식을 했어요. 체중보다도 크게 변화를 느낀 게 머리카락입니다. 그동안 머리카락이 매일 한 움큼씩 빠져서 이러다 대머리되는 건 아닌가 하는 걱정이 있었는데 생채식 이후로는 거의 빠지지 않아요. 채소와 과일은 별로 좋아하지 않았는데 생채식 시작한 이후로 요즘은 너무 잘 먹습니다. 소스 뿌린 건 오히려 별로라는 생각이 들 정도예요.

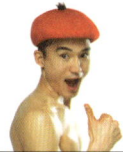
내 몸에 찾아온 마치 거짓말 같은 변화!

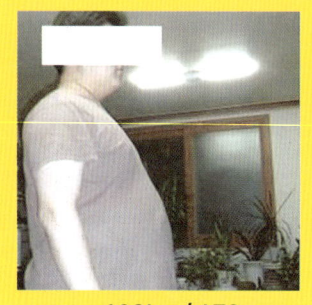
Before **132kg / 179cm**

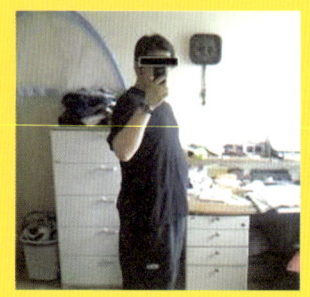
After **106.1kg / 182.5cm**

기간 2011. 1. 7 ~ 2011. 7. 1 / 175days

식단 아침_과일식(바나나 1개 반+아몬드와 호두에 물 넣고 갈아마심)
점심_생채식(양상추 1통 or 양상추 반통+기타 녹색 잎채소 많이+현미 100g+아몬드와 호두 등 견과류 70g 정도)
저녁_일반식

운동정보 주짓수 주 2~3회

몸의 변화

생채식을 6개월 가까이 해오며 체감한 것들을 나열해보면 다음과 같습니다. 화장실 체류 시간 감소, 피부 닭살 증상 완화, 만성 피로 해소, 30분 이상 걸으면 아팠던 허리와 다리가 1시간 이상 걸어도 괜찮음, 주짓수 대련 시 빨라진 움직임, 긍정적 마인드. 이래놓고 나니 무슨 약 파는 것 같은데요, 모두 다 실제로 겪은 사실입니다. 몸이 계속 긍정적으로 변화하니 한 달에 한 번씩 보건소 가서 인바디를 하는 게 버릇이 됐습니다. 참, 생채식 시작하기 전보다 키도 자랐습니다.

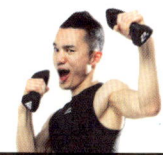

고혈압이 20일 만에 정상으로!

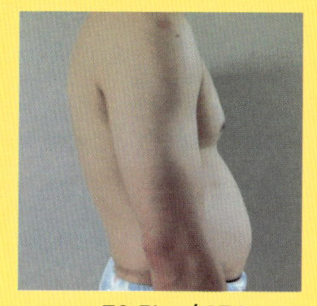

Before **79.5kg / 174cm**

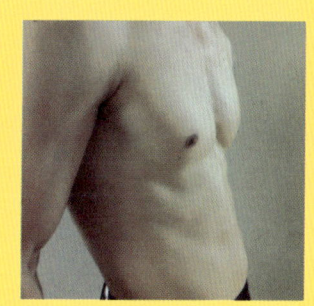

After **71kg**

기간	2011. 6.1 ~ 2011. 7. 28 / 60days
식단	아침_제철과일 2종류, 건과류 1움쿰(아몬드 10알, 호두 4개, 생땅콩 10알), 직접 만든 콩국물 1컵(250ml)
	점심_일반식(밥 한 공기에 반찬 아무거나)
	저녁_현미 10숟가락, 케일 10장(케일 없으면 양상추 등), 건과류 1움쿰, 운동 후 콩국물 1컵
운동정보	저녁 식사 후 헬스장
	월_가슴 운동 15분, 복근 운동 15분, 런닝머신 30분
	화_등 운동 15분, 복근 운동 15분, 런닝머신 30분
	수_어깨 운동 15분, 복근 운동 15분, 런닝머신 30분
	목_월요일과 동일 금_화요일과 동일 토_수요일과 동일(자주 빼먹음)

몸의 변화

지병이던 고혈압에 좋다기에 이리저리 알아보다 혈압약을 끊고 생채식을 시작하게 됐죠. 20일 만에 정상 혈압이 되었습니다. 뭐 이런 일이 다 있나 싶기도 하고 이거 너무 쉬운 거 아닌가 하는 의심에 다시 한 번 체크했지만 역시 128-79 정상 수치가 나왔습니다(평상시 약 안 먹으면 175이상). 병원에 가서 혈압약 타러 오는 분들께 전단지 만들어 쫙 돌리고 싶은 심정입니다. 사람 마음이 간사한지라 혈압이 떨어지니 다이어트 욕심도 생기고 뱃살이 들어가니 몸도 만들고 싶고 해서 부단히 노력 중입니다. 개인적으로 왜소한 몸매를 싫어해 70kg 정도를 유지하려고 합니다.

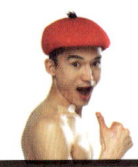

건강을 되찾아준 소중한 생채식!

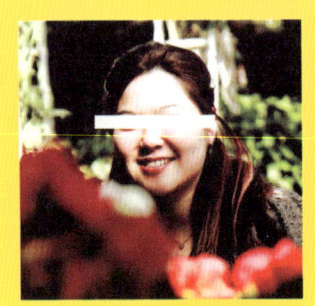
Before 62kg / 156cm

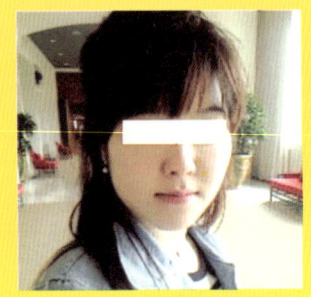
After 50kg (사이즈77→55)

기간 2011. 5. 14 ~ 2011. 8. 14 / 92days

식단 아침_ 과일식, 견과류, 두유
점심_ 일반식 or 채소 위주 현미식, 견과류
저녁_ 과일식, 허기지면 견과류 조금

운동정보 격일로 국민체조 몇 번, 마트나 장 갈 때 걷기

몸의 변화

소화기관이 약하고 몸이 너무 안 좋아서 병원을 집처럼 드나들었는데 병원에서도 원인을 잘 못 찾아 링거만 주는 상태였어요. 우울증도 오고 앞으로 어떻게 살아야 하나 하는 걱정도 깊어졌습니다. 위염, 속 쓰림, 어지러움, 체함 등이 심했는데 생채식을 시작하고 나서 증상이 싹 사라졌어요. 비염도 심해서 그동안 레이저 수술을 2차례 이상 받고 환절기 때는 이비인후과에서 살다시피 했어요. 콧물과 코막힘, 재채기도 심했고 눈이 심하게 부어 응급실에 간 것도 두 번 있을 정도였는데 거짓말처럼 만성비염도 사라졌습니다. 여러 가지 변화가 있지만 더 이상 아프지 않다는 것만으로도 너무 행복해요.

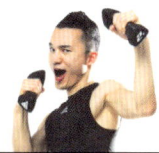# 일반인도 이렇게까지 변화할 수 있다!

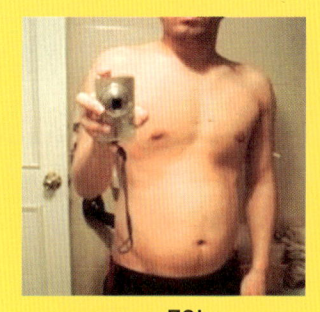 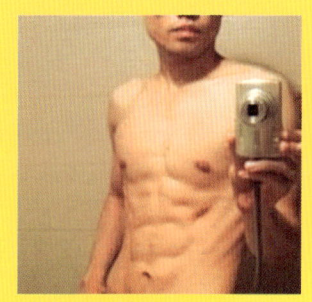

Before **73kg**　　　　After **59kg**

기간	2011. 2. 22 부터 6개월
식단	아침 _ 과일식
	점심 _ 생채식
	저녁 _ 일반식
운동정보	생활 운동 및 매뉴얼에 따른 운동

몸의 변화

막연하게 '6개월 뒤 초콜릿 복근을 만들겠다'고 목표를 잡고 시작했는데 하루하루 좋아지는 몸과 줄어드는 몸무게, 사라져가는 질병들을 보며 감동을 받았습니다. 비록 연예인 같은 어메이징한 변화까진 아니더라도 일반인으로서는 놀라운 변화라고 생각합니다. 그것도 그들처럼 철저한 식이 조절과 고통스러울 정도의 운동이 아니라 하루 한 끼 생채식과 생활 운동, 격일 웨이트 운동만으로 이룬 성과니 더욱 대단하다 할 수 있습니다. 시작하기 전과 인바디 결과를 비교해보면 체지방률이 9% 가량 줄어들었고 내장 지방의 면적이 71.3에서 39.3으로 줄어들었습니다. 내장 지방의 문제점은 그동안 많은 매체를 통해 들어서 알고 계실 텐데요, 생채식과 간단한 운동만으로 이렇게 달라질 수 있다니, 생채식은 '진리'라고 생각합니다.

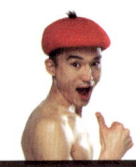

혀의 감각 부활! 34일 만에 -10kg!

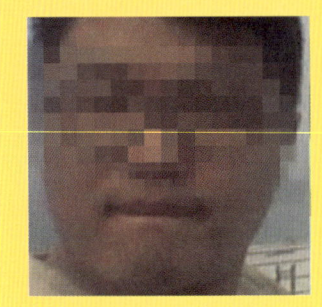
Before **97kg / 180cm**

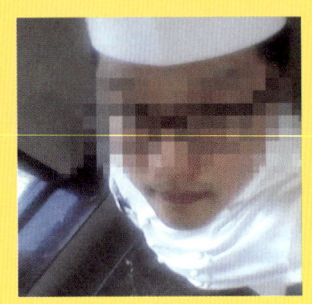
After **87kg**

기간	2011. 1. 15~2011. 2. 18 / 34days
식단	아침_생채식 점심_일반식 저녁_생채식
운동정보	윗몸 일으키기, 팔굽혀 펴기, 조깅 (규칙적으로 하지는 못함)

몸의 변화

저는 조리사입니다. 오랜 자취 생활 덕분에 라면과 불규칙한 생활이 몸에 배어 있었고요. 취미 삼아 하던 유도도 부상을 입어 못 하게 되자 급속도로 살이 찌기 시작했습니다. 처음에는 살을 빼야겠다는 생각에 시작했지만, 지금은 건강한 삶을 위해 생채식을 지키고 있습니다. 체중은 10kg 줄었습니다. 피부도 맑아졌어요. 가장 놀라운 것은 혀의 감각이 좋아졌다는 겁니다. 조리사로서 혀의 감각이 좋아지니 이것보다 더 좋은 선물은 없다고 생각합니다. 식탐도 사라졌고, 먹던 음식의 양도 딱 반으로 줄었습니다. 전에는 두 공기를 먹어도 허기가 지고 짜고 매운 음식을 좋아했는데, 지금은 일반식을 먹어도 채소 위주로 손이 가고 짜게 먹는 습관도 완전히 고쳤습니다. 앞으로도 건강을 위해 평생 생채식을 지킬 생각입니다.

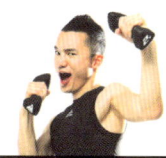

요요가 없는 생활 다이어트!

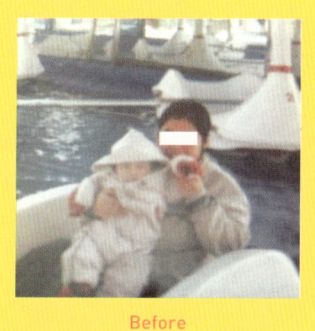
Before

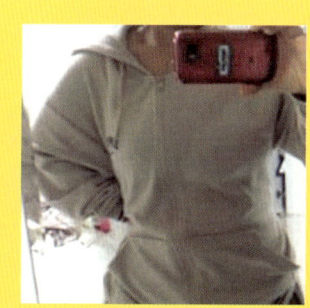
After

기간	100일
식단	80일 완전 생채식
	20일 생채식
운동정보	매일 6~8km 걷기, 생활 운동

몸의 변화

살쪘을 때 입을 옷이 없어 신랑 옷을 입었습니다. 안 되겠다 싶어 끝을 보겠다는 마음으로 단식이며 덴마크 다이어트, 그 비싼 X벌 다이어트까지 안 해본 것 없이 다 해봤습니다. 하지만 그때만 잠시일 뿐, 요요 현상으로 인해 더 살이 붙어 70kg을 훨씬 넘겼습니다. 그리고 생채식 다이어트를 시작했습니다. 벌써 100일이 지났습니다. 처음에는 언제 100일이 되나 하루하루 날짜 세고 했었는데, 지금은 그냥 일상생활이 되어 굳이 날짜를 셀 의미가 없어져버렸습니다. 생채식을 하면서 다이어트에 대한 생각이 바뀌어서 한 달이나 두 달로 끝내는 게 아니라 서서히 오랜 시간을 두고 하자라는 느긋한 마음을 갖게 됐습니다. 100일 동안 절대적으로 지킨 건, ① 절대 끼니를 거르지 않기. ② 꾸준히 운동하기. ③ 믹스커피, 과자, 빵 끊기. ④ 긍정적 마인드 정도입니다. 100일 전 입던 옷이 지금은 너무 헐렁해졌고, 달리면 출렁이던 살들이 모두 없어졌습니다. 아직 날씬한 몸매는 아니지만 100일 만에 이 정도라면 만족스럽습니다. 이게 끝이 아니거든요. 앞으로 200일, 300일이 기대됩니다.

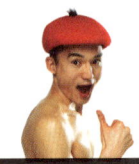

새로운 세계를 보여준 생채식 다이어트!

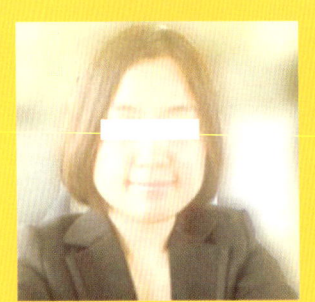
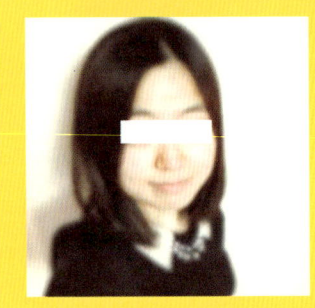

Before **57kg**(사이즈66) / 160cm　　After **51kg**(사이즈55)

기간	90일
식단	아침 _ 사과 껍질째 1개 + 생땅콩 약간 점심 _ 생현미 + 케일 7장 저녁 _ 일반식 할 때가 많았으나 대부분 채식 위주로
운동정보	출퇴근 왕복 40분 걷기

몸의 변화

생채식 시작하고 나서 하루하루가 기적이에요. 정말 새로운 세계를 알게 되어서 새로운 길로 들어선 기분이에요. 하루하루가 즐겁고 새롭고 감사합니다. 새로운 사람으로 태어나 새로운 인생을 사는 기분이에요.

몸매 날씬한 언니들만 입는다는 원피스를 사서 입어봤어요. 보세 가게에서 Free 사이즈로 나온 원피스예요. 타이트하게 입던 28인치짜리 청바지가 이제는 10cm 이상 남아서, 벨트를 하지 않으면 그냥 흘러내려요. 태어나서 처음으로 제 몸에 라인이 생기는 걸 보았고, 처음으로 옷 입는 즐거움이 뭔지 알게 됐어요. 이제 사이즈에 맞춰 옷을 입지 않아요. 처음에는 적응하느라 많이 힘들었고, 배탈도 나고 고생도 많이 했어요. 커피를 비롯한 온갖 안 좋은 음식들로 내 몸을 학대하지 마세요. 안 좋은 음식 먹고 고생해보니 정말 생채식의 소중함을 느끼고, 점점 생채식만 하게 되네요. 이제 시작입니다. 목표는 평생 완생하는 거고, 외적으로는 44인치까지 빼는 거예요. 물론 다이어트의 목표는 첫 번째도 건강! 두 번째도 건강! 세 번째도 건강! 아시죠?

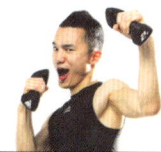

체중 감량과 함께 찾아온 자신감!

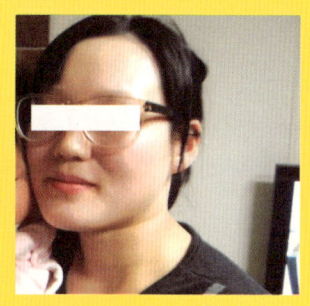
Before 65kg(사이즈77) / 167.3cm

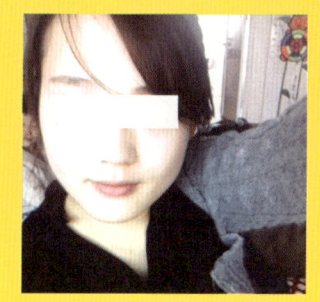
After 56.5kg(사이즈66) / 167.8cm

기간	2012. 1. 15 ~ 2012. 2. 25 / 40days
식단	아침_ 바나나 2개, 귤 1개, 감 1개, 청포도 5알
	점심_ 일반식(고추장에 밥 비벼먹고, 식초 마늘 먹기, 김 등) 아무거나
	저녁_ 두유, 현미 2숟갈, 청국장 2숟갈, 채소 8장
운동정보	배생다 운동 바이블, 생활 운동 계단 15층까지 2번 정도

몸의 변화

시작은 남편의 권유로 하게 됐습니다. 두 딸의 엄마입니다.
21세에 결혼해서 출산 후 체중이 전혀 줄지 않고 있었는데 지금 26세에 예쁜 몸매를 갖게 됐습니다. 인바디 결과 40일 동안에 9.5kg 감량했고 체지방이 15% 감소했습니다. 그동안 몸에 맞는 옷도 없고 몸매에 자신이 없었는데 주변에서 정말 예뻐지고 몸매 좋아졌다는 이야기를 많이 듣습니다. 특히 남편이 너무 좋아해서 앞으로 쭉~ 생채식 하려고 합니다.
제가 치킨을 워낙 좋아해서 생각이 많이 납니다. 일반식 먹을 때 가끔 시켜 먹어보면 두 조각 먹으면 배불러서 더 못 먹습니다. 앞으로 되도록 완생을 해야겠다는 생각이 듭니다.

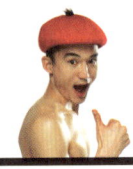

하체 비만 고민이여, 안녕~!

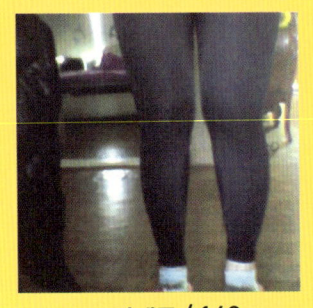

Before 과체중 / 163cm

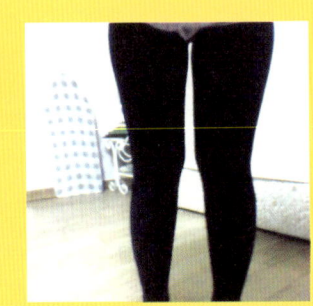

After 적정체중

기간	2012. 2. 9 ~ 2012. 3. 8 / 30days
식단	아침_ 껍질째 과일+생땅콩 7알+아몬드 3알 점심_ 생현미 10숟갈+ 초록 쌈채소 10장 + 생땅콩 7알 + 아몬드 3알 저녁_ 일반식(되도록 육식은 자제)
운동정보	생활운동, 생채식 운동 바이블

몸의 변화

생채식 시작한 지 한 달 정도 됐습니다. 저녁에 약속이 있을 때는 점심에 생채식 하고, 점심 약속 있으면 저녁에 생채식 했습니다. 두세 번인가는 생채식 못 하고 일반식만 했습니다.

한 달 동안 약 7.5kg 정도 빠졌습니다! 저는 하체 비만이라서 그동안 헬스, 요가 등 할 수 있는 것들 다 해봤는데 효과를 제대로 볼 수 없었습니다. 그런데, 반신반의하며 시작했던 생채식이 정답이었습니다. 저처럼 하체 비만이라서 다이어트를 어떻게 할까, 생채식이 정말 효과가 있을까 고민하시는 분! 제가 증인입니다. 사진으로 보시겠지만 정말 효과 있습니다. 제게 이렇게 기쁨을 준 생채식, 저는 앞으로 평생 함께하려고 합니다.

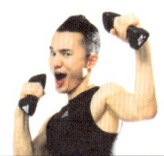

배에 숨어 있던 11자 복근이 빼꼼!

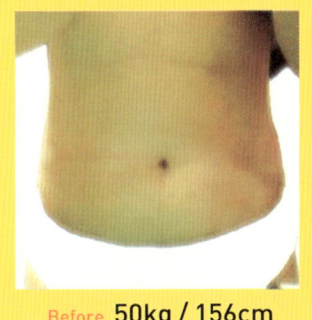
Before **50kg / 156cm**

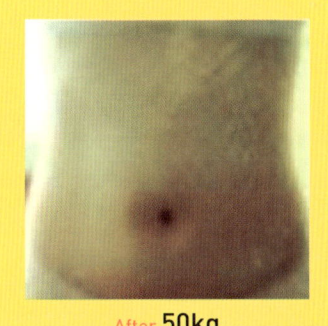
After **50kg**

기간	14일(생채식은 300일)
식단	아침_과일식
	점심이나 저녁 한 끼 생채식
운동정보	격일로 생채식 바이블 운동

몸의 변화

결혼을 앞두고 몸을 만들고 있습니다. 생채식 다이어트는 300일 정도 해서 이미 생활이 됐습니다. 그동안 운동은 마땅히 하지 않았는데 14일 전부터 생채식 바이블 운동을 시작했습니다. 운동하기 전과 2주간 격일로 20분 동안 생채식 바이블 운동을 한 뒤의 모습입니다. 생채식 다이어트로 더 이상 빠질 살이 없다고 생각했는데 외관상 변화가 생겼습니다. 그동안 근육이라기보다는 밀가루 반죽 같았던 제 살들에 탄력이 생기고 배에 살짝 11자 복근이 드러나서 저도 깜짝 놀랐습니다. 허벅지 안쪽에 늘 살이 붙어 있어서 바지가 잘 헤졌는데 지금은 조금 간격이 생겼습니다. 운동으로 인해 지방보다 근육이 늘어난 것 같습니다.

참! 지금까지 생채식을 하면서 추운 겨울에도 비염, 감기 전혀 없습니다. 그 부분이 제일 큰 장점이 아닌가 합니다. 병원비 대신 과일값이 되니까요, 일석이조 그 이상입니다.

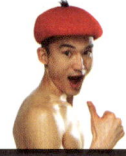

운동 없이도 성장과 함께 무려 40kg 감량!

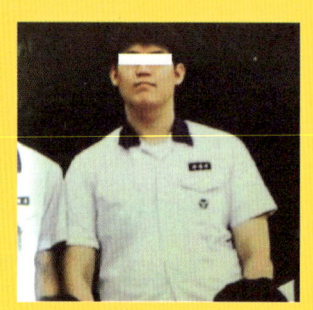
Before **110kg**(허리 42) **/ 181.2cm**

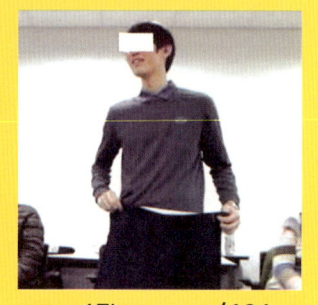
Before **67kg**(허리 28) **/ 184cm**

기간	6개월
식단	약 3개월은 하루 한 끼 생채식 하다가 그 후엔 주 5일 완생, 주말은 일반식.
운동정보	전혀 안 함.

몸의 변화

체중 110kg, 허리가 42인치일 때 우연히 생채식에 대해 알게 됐습니다. 성격이 단순하고 뭔가를 결정하면 바로 해야 하는 편이라 아무것도 모르는 상태로 무작정 시작했습니다. 2주 뒤부터는 식단을 제대로 갖춰서 했습니다. 방학 때는 문제가 없었는데 학교 수업이 시작되면서 생채식을 할 수 없어서 급식을 먹었더니 몸이 안 좋아지는 게 느껴졌습니다. 과감하게 급식을 끊고 학교에서도 생채식을 했습니다. 처음에는 주위에서 놀리던 친구들도 제가 체중이 빠지고 체형이 변화해 가니 놀라기 시작했습니다. 무릎이 안 좋아 치료를 하면서 운동도 전혀 못 했고 항생제를 많이 투여해서 매년 겨울마다 병원에 30번 이상 가곤 했습니다. 그런데 생채식을 하면서 더 이상 감기에 걸리질 않습니다.

6개월 동안 체중은 110kg에서 67kg으로, 허리는 42인치에서 28인치로 줄어들었습니다. 몸이 가벼워진 것도 좋지만 건강한 몸이 되었다는 사실이 기쁩니다.

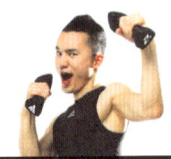

변화된 몸의 라인을 느껴라!

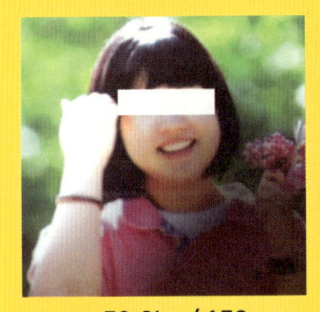
Before **50.2kg / 153cm**

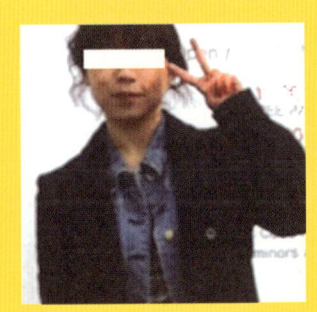
After **44.6kg**

기간	2011. 12~2012. 3 / 약 3개월
식단	아침_시금치나 샐러리, 사과, 당근 넣고 그린 스무디 또는 사과나 감, 생과일, 생견과류 1움큼 점심_현미 100g, 녹색 채소 10장 이상 혹은 샐러리도 같이, 생땅콩, 생아몬드, 생호두, 생호박씨, 생해바라기씨 1움쿰, 생김 3~4장 저녁_일반식(주로 현미 채식. 뷔페나 외식도 많이 했음)
운동정보	파워 워킹 일주일에 세 번 정도, 생채식 바이블 근력운동 격일로, 생활 운동

몸의 변화

기간에 비해 체중은 크게 변하지 않은 것 같습니다. 저는 주기적으로 인바디를 하는데요, 몸무게보다 몸의 내부 체지방, 근육량이 더 중요하다고 생각합니다. 같은 몸무게라도 근육량이 많은 몸이 되는 것이 지금 제 목표입니다. 최근 몸무게의 변화는 조금 더디지만 몸 내부에서 근육량의 증가와 체지방의 감소가 인바디를 통해 증명되고 있습니다. 허리 사이즈도 21인치까지 줄었습니다. 살이 통째로 빠지는 게 아니라 예쁜 몸으로 변화하고 있습니다. 다이어트로 시작했던 생채식으로 여드름 많던 피부도 좋아지고, 생리통도 사라지고, 몸이 가벼워지면서 편두통도 없어졌습니다. 자연스럽게 식생활도 채식 위주로 바뀌었습니다. 가족들도 저를 보면서 조금씩 마음을 돌리고 있어요. 아토피가 심한 남동생도 저처럼 달라졌으면 좋겠습니다.

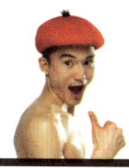

5kg 감량과 함께 혈압도 안정!

| Before | After -2.4kg |

기간	2011. 2. 21~2011. 3. 23 / 30days
식단	아침_과일식 점심_일반식 저녁_생채식
운동정보	격일 30분 실내 사이클 운동

몸의 변화

몇 년 째 다이어트를 이어오면서 어느새 지쳐버린 제 자신을 발견했습니다. 살도 더 이상 빠지지 않고, 운동도 하기 싫고, 그러면서 살이 찔까봐 전전긍긍했지요. 그러다 만난 것이 생채식입니다. 더 이상은 살을 빼지 못할 거라고 생각했는데 한 달 동안 2.4kg이 가뿐하게 빠졌습니다. 가장 좋은 변화는 제 마음이 편하다는 것입니다. 여드름이 없어지고 화장도 잘 받습니다. 저는 엄마, 아빠, 동생과 함께 가족 모두 생채식을 시작했습니다. 여고생인 동생은 등을 덮었던 여드름과 턱에 붙은 군살이 사라졌고 뱃살 때문에 생채식을 시작한 엄마의 뱃살도 눈에 띄게 줄었습니다. 아빠는 무려 5kg 감량에 성공하면서 혈압까지 고혈압 위험단계에서 안정궤도에 진입하셨습니다. 저희 가족 모두 각자에게 찾아온 몸의 변화에 놀라고 있습니다.

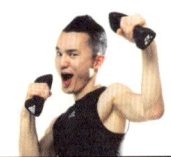

나잇살도 뺄 수 있다!

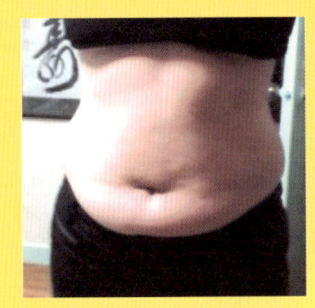

Before **74kg / 168cm**

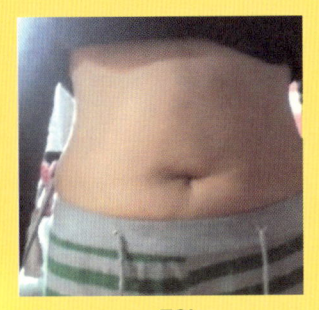

After **72kg**

기간	2011. 2. 5 ~ 2011. 3. 3 / 26days
식단	아침_과일, 현미, 견과류
	점심_현미, 견과류, 채소(있을 때만)
	저녁_일반식(가리지 않고 다 먹음)
운동정보	하루 30분 걷기

몸의 변화

결혼 후 불어난 살들에 마흔이 넘으니 덩달아 더 붙어버린 나잇살! 정말 안 해본 다이어트가 없었습니다. 단기간에 운동과 병행해서 5~10kg 쉽게 빼는 분들이 너무 많아서 제가 감량한 2kg이 별거 아니라고 생각될지도 모르겠어요. 그러나 저처럼 먹는 것 좋아하고 운동하기 싫어하면서 스트레스 없이 살을 빼는 게 얼마나 어려운 일인지, 아는 분들은 아실 겁니다. 더군다나 저녁 일반식을 삼겹살, 술, 빵, 라면 할 것 없이 가리지 않고 다 먹으면서 살을 뺐다는 게 놀라울 따름입니다. 보통 2kg 정도 빼면 얼굴만 쪽 빠지고 마는데, 배생다는 다르더군요. 가장 빼기 힘들다는 뱃살만 쏙 빠졌습니다. 마흔이 넘자 하루가 다르게 칙칙해지던 피부색도 밝아졌어요. 앞으로도 꾸준히 배생다를 실천할 계획입니다.

이론과 팁

배준걸 생채식 다이어트

.배생다 바이블.

입안 가득 넘치는 고기의 육즙, 혀끝을 살살 녹이는 달콤한 음식들.

우리는 아주 짧은 시간, 혀끝만 행복한 달콤한 유혹을 위해 아낌없이 지갑을 연다. 그러나 음식을 넘기는 순간, 살을 빼고 싶은 당신에게 남는 건 후회뿐이다.

혀끝이 즐거운 음식일수록 그 음식은 모두 지방이 되어 내 몸에 덕지덕지 붙는다. 사람들은 그 사실을 알면서도 유혹을 이기지 못하고, 다시 다이어트에 도전한다. 그러나 음식과 전쟁을 벌일 때마다, 다이어트에 지칠 때마다, 결국 그 스트레스를 다시 음식으로 푸는 경우가 다반사다.

이처럼 반복되는 비만 사이클 안에서 사람들은 계속해서 살을 찌우고 몸의 병을 키워 마음의 병까지 만든다. 안타깝게도 많은 현대인들은 이어처구니없는 비만 사이클에서 평생 벗어나지 못한다.

그러나 당신이 살이 찐 이유는 당신의 의지가 약해서가 아니다. 유전적인 영향으로 살이 찐 것은 더더욱 아니다. 당신이 살이 찐 이유는 아무도 당신에게 제대로 된 몸 관리법을 알려주지 않았기 때문이다. 당신을 건강하게 만들어줄 좋은 음식이 무엇인지 아무도 말해주지 않았기 때문이다.

오히려 세상은 고기, 우유, 설탕이 들어간 햄버거, 피자, 빵, 과자, 탄산음료 같은 음식들이 전혀 해롭지 않다는 착각에 빠지게 한다. 고기와 설탕 범벅의 음식들이 아동 비만, 성인 아토피는 물론 각종 질병을 유발하고 있다는 진실을 '고기와 단 음식을 먹어야 힘을 낼 수 있어'라는 상식으로 포장하는 것이다(대부분의 외식업체와 수많은 식품에 사용되는 미국산 고기에 대량의 화학약품, 항생제, 호르몬제, 배설물과 마약이 들어 있다는 것은 런던고등법원이 인정한 사실이다).

그러니 광고에 등장하는 연예인의 속삭임은 잊어라.

당신의 뇌리에 박혀버린 음식의 고정관념들도 모두 지워라.

만약 당신의 몸에 불만이 있어 이 책을 집었다면 이제 내 말에 귀 기울여주기 바란다. 오래지 않아 이 간단한 음식의 진실을 이제서야 알게 된 것이 억울해지고, 지금이라도 알게 되어 다행이라고 생각하게 될 것이다.

당신 자신은 물론 가족까지 암으로 잃고 싶지 않다면, 더 이상 소중한 내 몸을 쓰레기로 채우고 싶지 않다면, 또한 그냥 날씬한 정도가 아니라 연예인 몸매 같은 베스트 몸짱으로 거듭나고 싶다면, 이제 세상에서 가장 진실된 음식을 받아들여라.

배준걸 생채식 다이어트(이하 배생다)는 몸짱을 향한 당신의 꿈을 반드시 이루어 줄 것이다.

배생다 메뉴

배생다는 '생채식'이다. 전식 생채식이 아닌 하루 한 끼 생채식이다. 물론 매끼 생채식을 하면 엄청난 효과를 보겠지만, 사람이 어떻게 생채식만 하고 살 수 있겠는가? 몸에 안 좋은 줄 알면서도 술, 라면, 햄버거, 피자 등을 즐기는 것이 인간이고 필자 역시 그렇다. 그럼에도 건강한 근육질 몸을 가지고 있다. 믿기 힘들겠지만 이것은 사실이다.

비밀은 생채식이 가진 에너지에 있다. 생채식은 불량 식품 한 끼 정도는 간단히 정화시켜 줄 정도로 강력한 에너지를 지닌 최고의 음식이기 때문이다.

생채식에는 태양 에너지, 물 에너지, 흙 에너지가 그대로 살아 있다. 이 에너지들은 생명을 만들고 유지시키는 생명 에너지이다. 인간이 가장 건강하고 아름다운 모습으로 살아가기 위해서는 이 세 가지 에너지와 교감해야 한다. 에너지와 교감하는 가장 좋은 방법은 에너지를 고스란히 담고 있는 생채식을 섭취하는 것이다. 이제 지방으로 뒤덮인 당신의 몸과 영혼을 날씬하게 만들어 줄 배생다 식단을 알아보자.

껍질째 먹는 과일, 생견과류, 녹색 채소 위주의 채소, 생현미. 이 네 가지 음식이 배생다의 스타팅 멤버다. 이 음식들은 다이어트의 재료가 아니라 세상에서 가장 훌륭한 음식들이다.

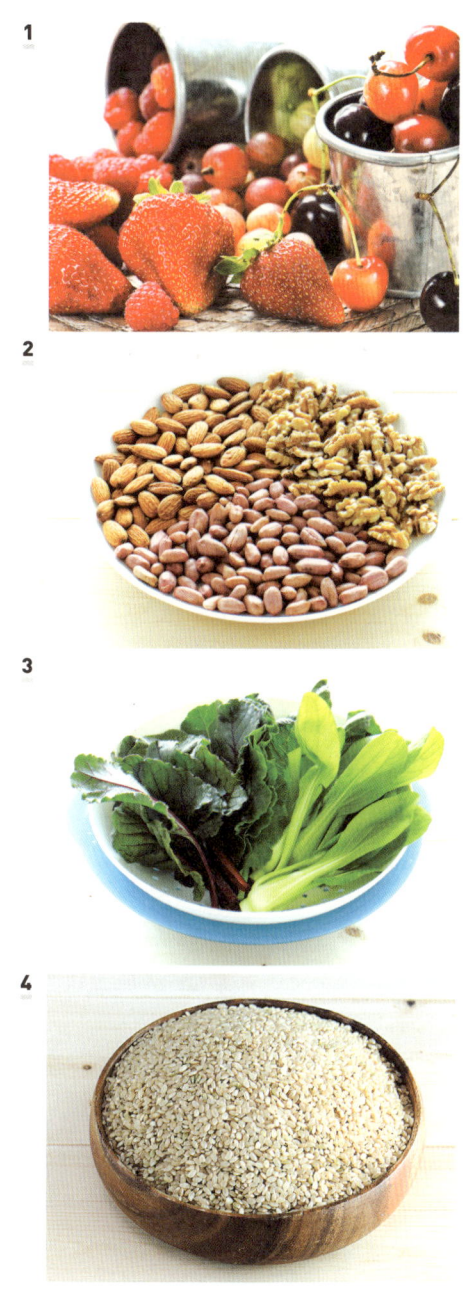

1_껍질째 먹는 과일 2_생견과류(볶거나 소금 간이 되어 있지 않은 견과류) 3_녹색 채소 4_생현미

몸짱이 되고 싶다면 잊지 말아야 한다. 보기 좋게 포장된 불량 식품은 먹으면 먹을수록 당신의 몸을 촌스럽게 만들지만, 촌스럽고 투박해 보이는 생채식은 먹으면 먹을수록 당신의 몸을 세련되게 만들어 준다는 사실을 말이다.

다음은 하루에 생채식 한 끼로 몸짱이되는 배생다의 메뉴다.

아침 : 제철 과일 2가지 이상으로 배부를 만큼(가능한 과일은 껍질까지 먹기), 생견과류 1~2종류 합쳐 1움큼

점심 : 생현미 밥 숟가락으로 10숟가락(약 100그램), 케일 7장 이상(양상추, 양배추, 깻잎, 케일 같은 채소로 대체 가능), 생견과류 2종류 합쳐 1움큼

저녁 : 자유(음주, 육식 등 폭식과 폭주만 아니면 뭐든 자유)

너무 간단하지 않은가?

씻기만 하면 되니 아침, 점심 두 끼 준비도 5분이면 충분하다. 설거지도 헹구기만 하면 되고, 가스·수도·전기 요금까지 절약되니 경제적으로도 그만이다. 식단이 간단해야 오래 지속할 수 있고, 매일 한 끼 이상의 같은 식단이 체중 감량에 효과적이라는 연구 결과도 있으니 이보다 더 좋은 메뉴는 지구상에 없을 것이다.

거기에 한 끼가 자유식이니 지키지 못할 이유가 없다(점심과 저녁 순서 바꾸기 가능. 기본 메뉴에 과일과 채소 더 많이, 더 다양하게 먹으면 더 좋다).

단, 배생다를 시작하면서 다음의 네 가지 약속만 지키면 된다.

① 피곤한 칼로리 계산은 잊고 한 끼 생채식을 했으면 일반식도 후회 없이 맛있게 먹어라.

지금까지 살을 빼기 위해 칼로리를 계산하고, 야식을 참아왔던 기억 때문에 쉽게 믿지 못하겠지만 이렇게 해야 날씬해진다.

사람은 스트레스를 받을 때 식욕이 증가하기 때문이다. 스트레스를 음식으로 푸는 사람을 하나둘 떠올려보면 고개가 끄덕여질 것이다. 그 사람이 식탐이 많은 것이 아니라 인간은 원래 그렇게 만들어졌다.

하루에 수십 번씩 뭔가를 입에 가져갈 때마다 칼로리를 계산하고 고민해야 한다면 스트레스 수치가 계속 올라서 결국 폭식으로 이어질 것이 뻔하다. 하지만 일반식 한 끼를 맘껏 먹을 수 있다는 안도감은 스트레스를 줄여 음식에 대한 집착까지 떨어뜨린다.

② 과일과 견과류는 24시간 언제라도, 심지어 자기 직전이라도 먹고 싶은 만큼 먹어라.

자기 직전이라도 과일과 견과류는 양껏 먹을 수 있다. 물론 취침 두세 시간 전부터는 안 먹는 게 가장 좋겠지만 사람이 어떻게 야식을 참고 살겠는가. 괜히 안 먹겠다고 버티다가 폭식의 유혹에 빠지지 말고, 출출한 야식 시간에는 과일과 견과류로 배를 채워라.

배생다를 하면서 먹는 과일과 견과류는 자기 전에 먹어도 절대 살이 찌지 않는다. 아니, 오히려 살이 빠진다.

내 말을 의심하던 한 지인도 시험 삼아 이틀 연속 자기 전에 과일, 견과류를 먹었다고 한다. 그런데 오히려 체중이 내려가 놀랐다고 고백해 왔다. 안심해도 좋다.

③ 생채식을 준비하는 데 돈을 아끼지 마라.

생채식 한 끼의 평균 가격은 약 2,000~3,000원 정도다. 평소 식비의 1/2, 1/3 정도로 절약이 되니, 오히려 유기농 제품을 사거나 질과 맛으로 골라도 부담이 없다. 몇 천 원 더 쓰고 즐거운 생채식의 맛에 푹 빠지는 것이야말로 가장 빨리 몸짱이 되는 지름길이다.

④ 한 끼 생채식을 유지하면서 몸의 소리에 귀를 기울여라.

지금까지 불량 식품에 찌들어 삐걱거리던 몸이 생채식 덕분에 서서히 제 기능을 발휘하기 시작할 것이다. 음식이 들어왔을 때 예민하게 반응하는 몸의 기운을 느껴보자. 생채식을 먹은 후 네 시간은 몸이 가볍고 활기차지만, 일반식을 먹은 후 네 시간은 몸에 모래주머니를 매단 것처럼 답답하게 느껴질 것이다.

이 정화 과정에서 답답함을 주는 일반식보다 활기를 주는 생채식의 깊은 맛에 빠져들게 된다. 자연스럽게 생채식 끼니가 늘어나면서 점점 더 건강한 몸으로 바뀌어 간다.

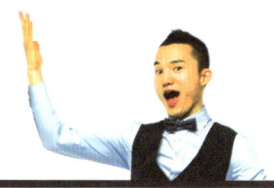

POWER TIP  주말에 몰아치기 **완전 생채식**

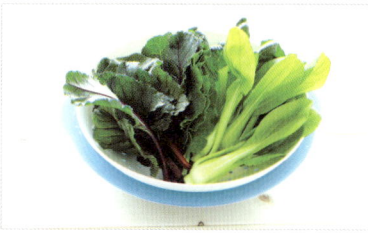 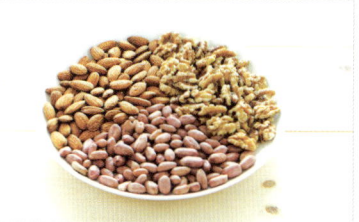

사회 생활을 하다보면 하루 생채식 한 끼도 쉬운 일이 아니다. 상사에게 스트레스를 받고 당장의 짜증을 풀기 위해 거창한 술자리를 자청할 수도 있다. 분명 마지막 희망이었던 배생다도 실패라는 생각에 눈앞이 깜깜해질 것이다. 하지만 괜찮다. 평일에 상사가 주는 스트레스 때문에 못 지킨 생채식, 주말에 '완생'으로 몰아치면 된다.

아침_ 제철 과일 2가지 이상으로 배부를 만큼(껍질도 먹기)
생견과류 1~2종류 합쳐 1움큼
점심_ 생현미 밥 숟가락으로 10숟가락(약 100그램)
케일 7장 이상(양상추, 양배추, 깻잎, 상추 등의 녹색 채소로 대체 가능)
생견과류 2종류 합쳐 1움큼
저녁_ 저녁은 과일과 견과류를 맛있게 먹어준다.

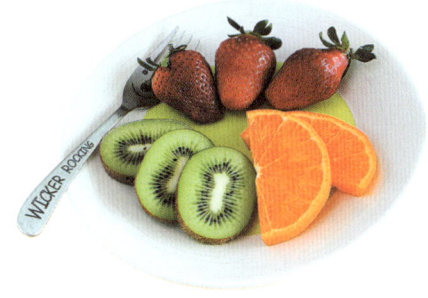

01 일본에서 곧장 만화가로 데뷔

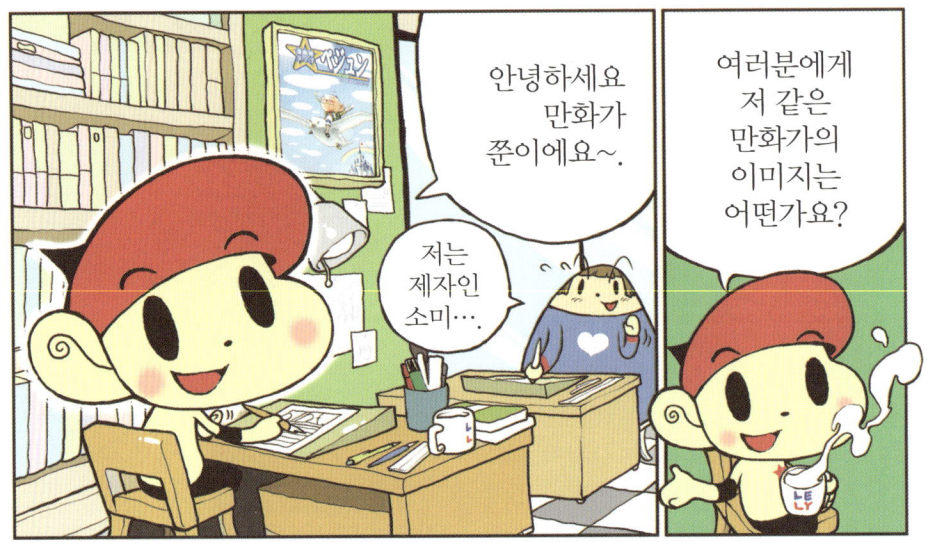

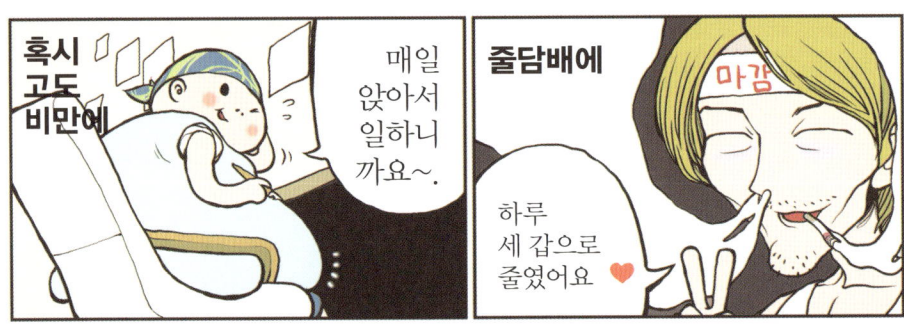

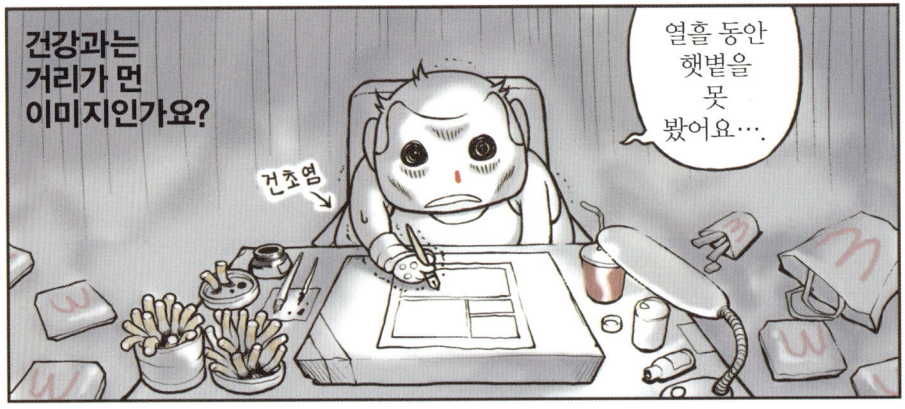

* 이 작품은 픽션입니다. 등장하는 인명, 지명, 단체명 등은 모두 가상의 것입니다.

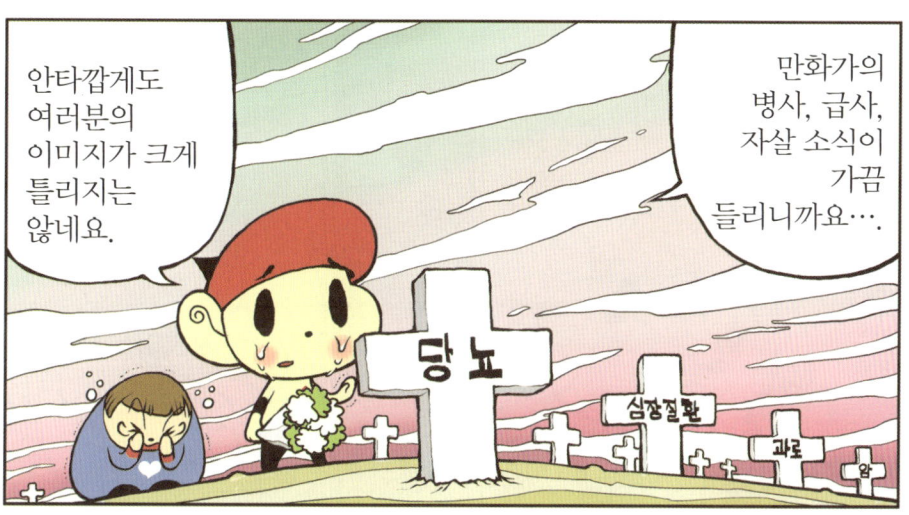
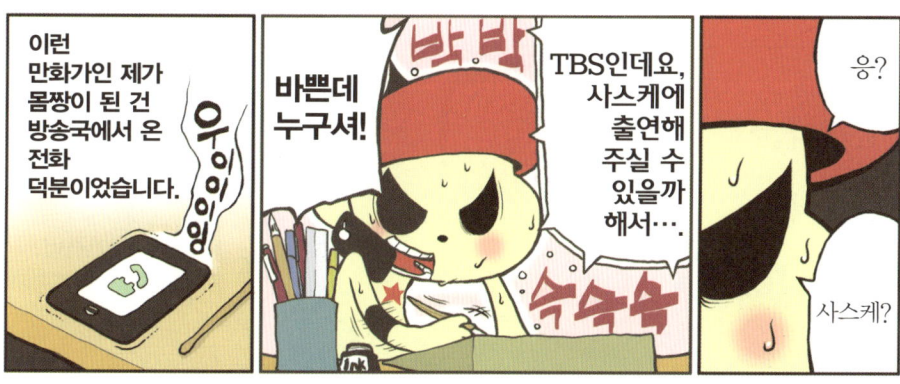
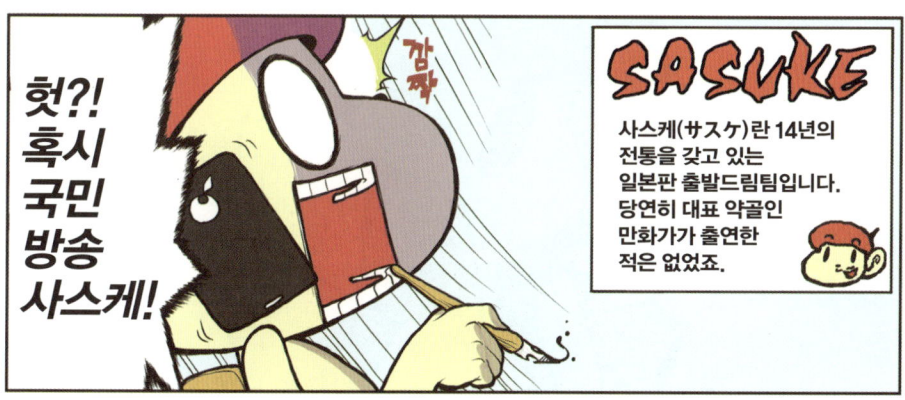

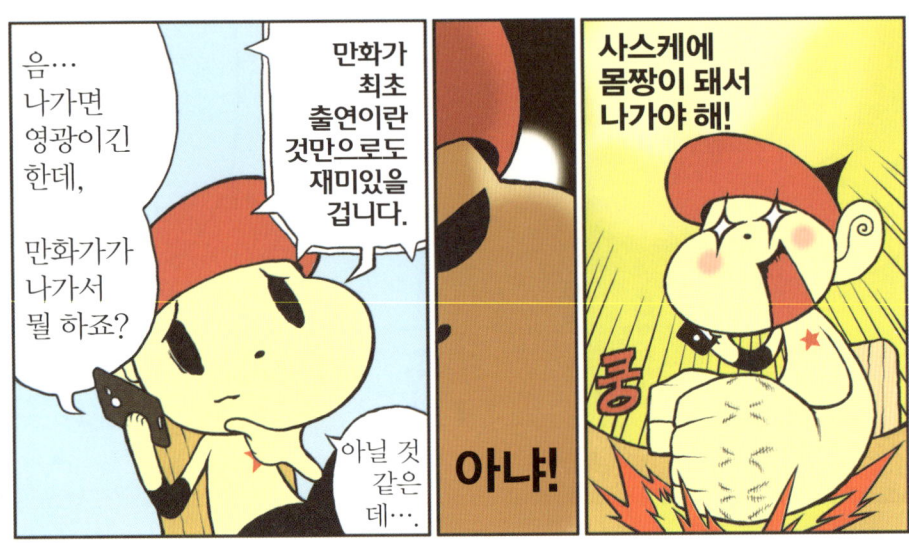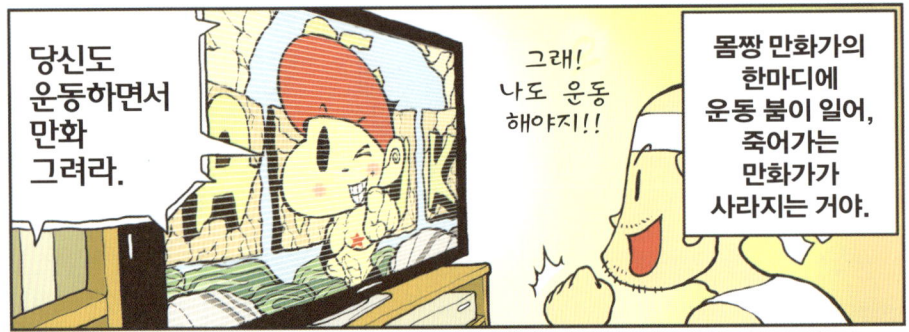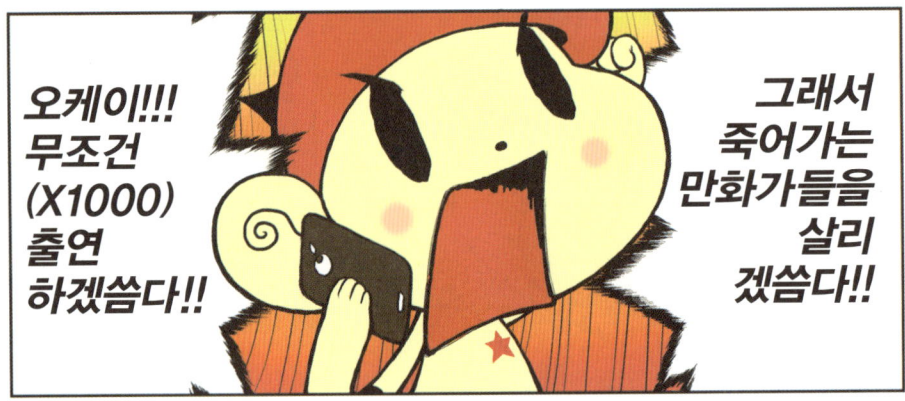

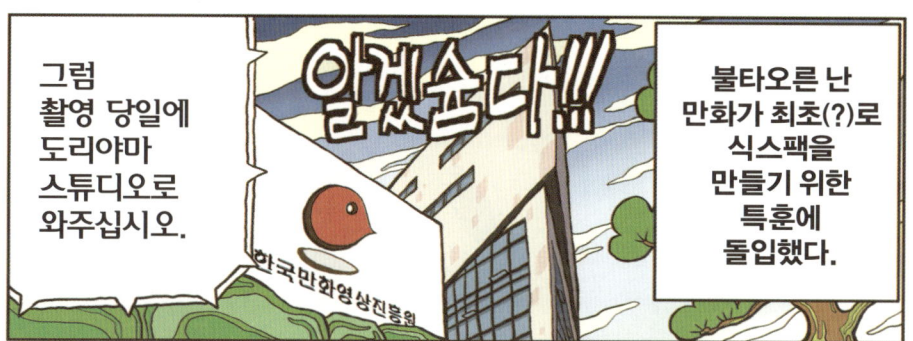
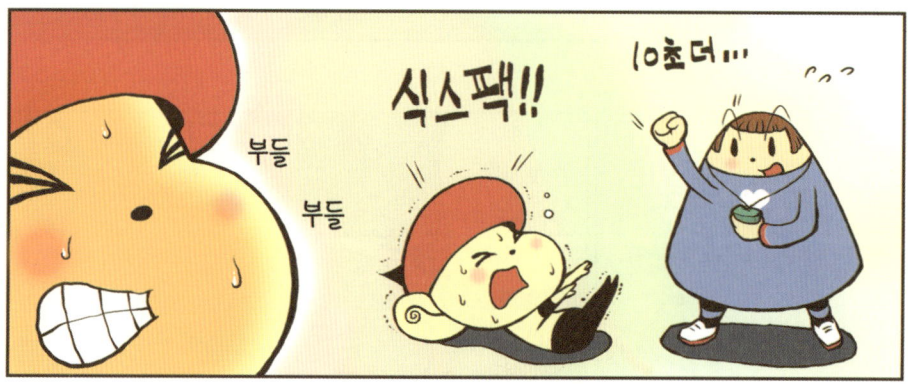
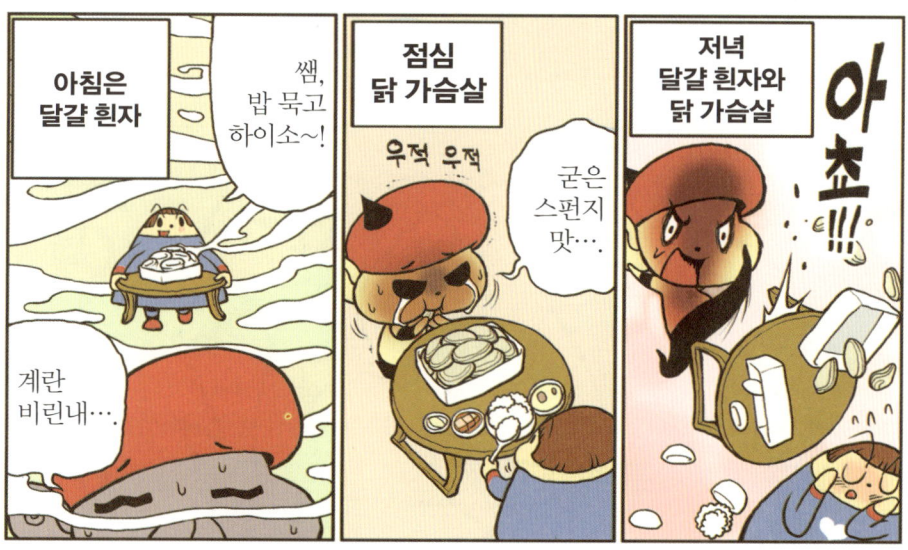

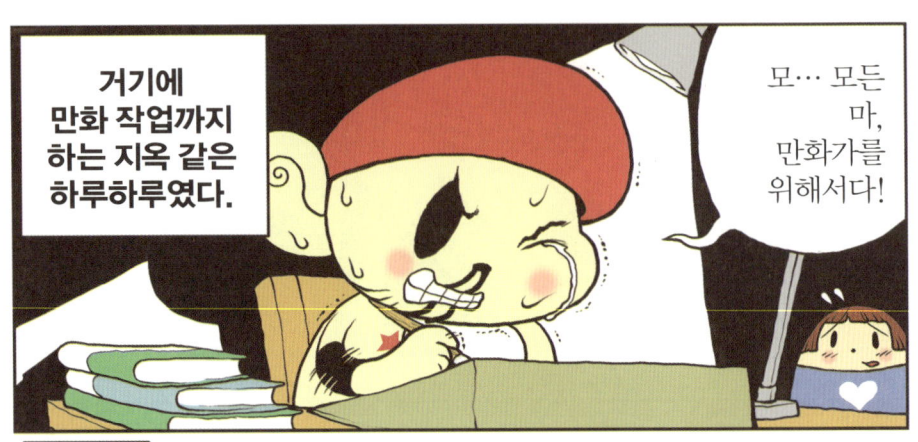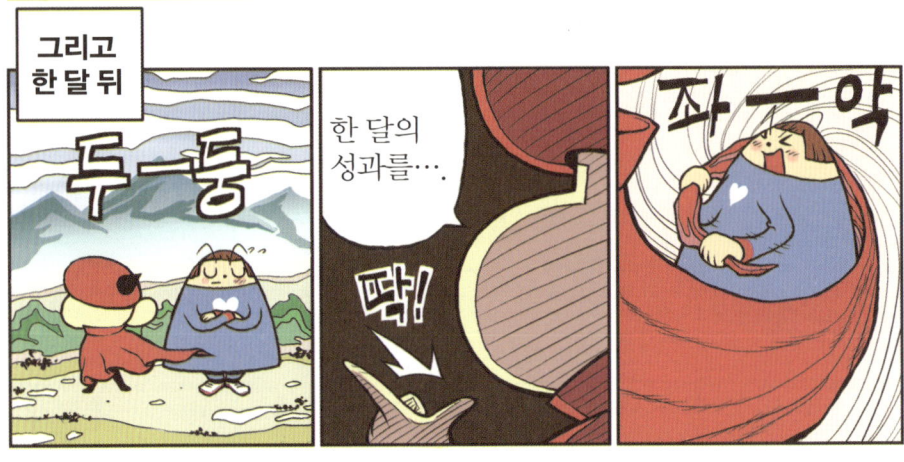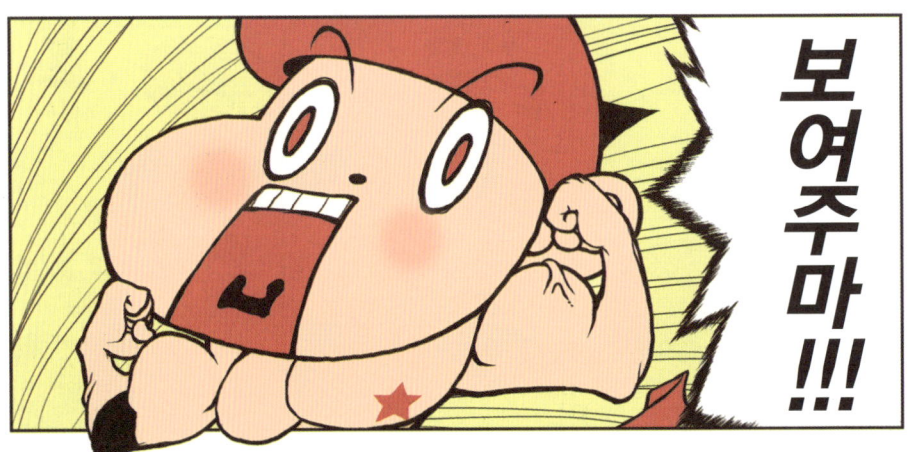

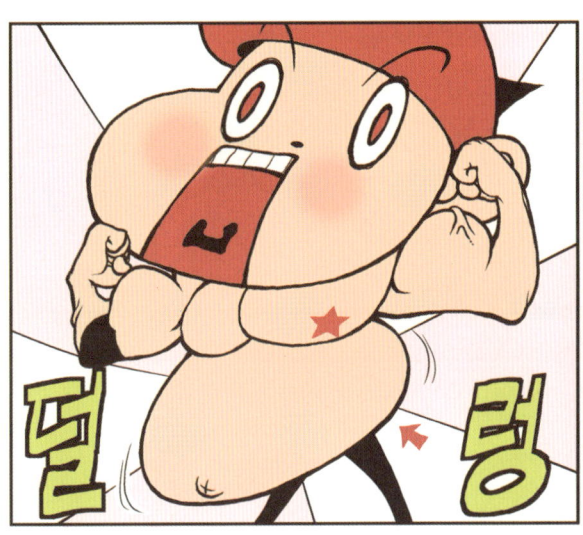
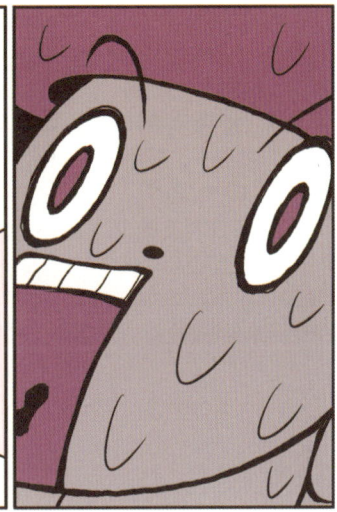
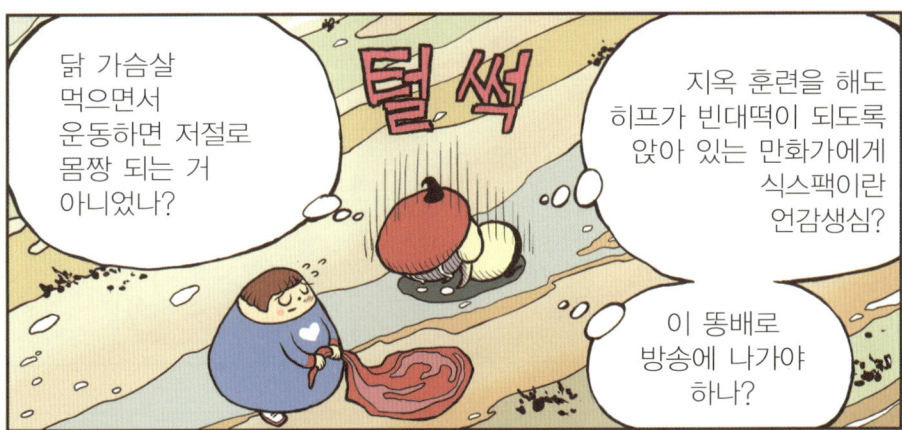
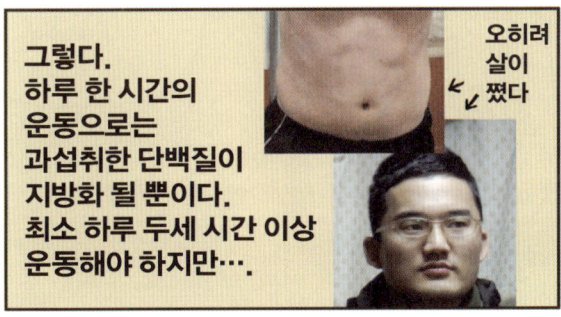
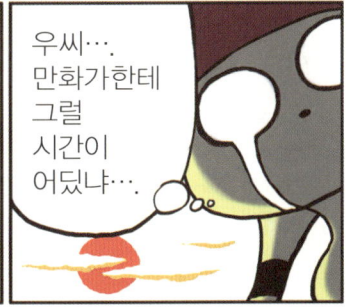

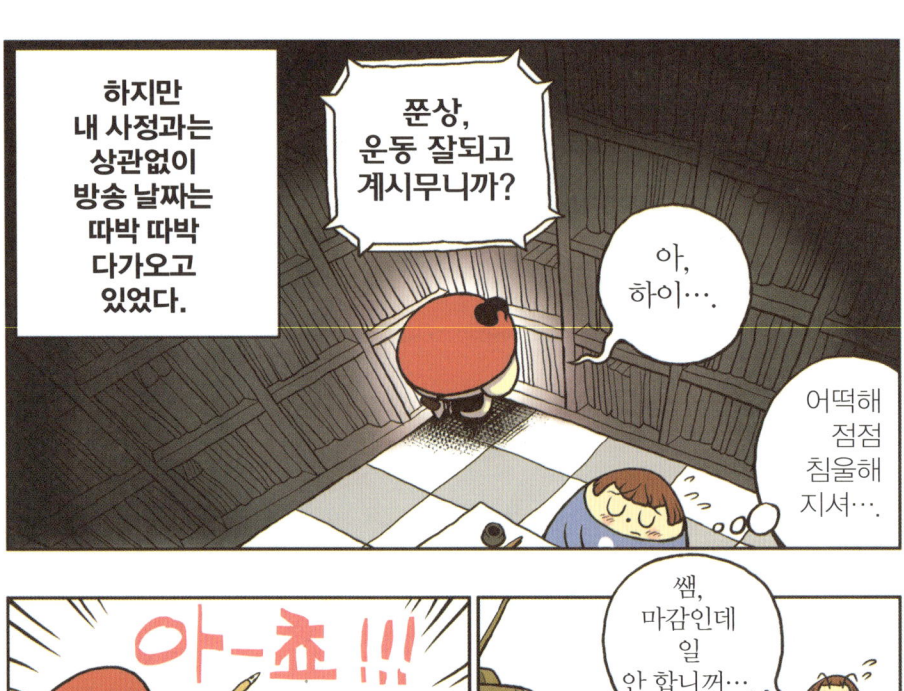
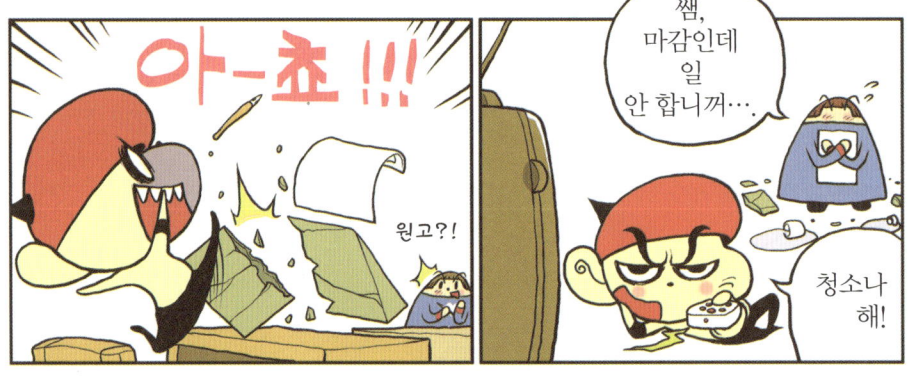
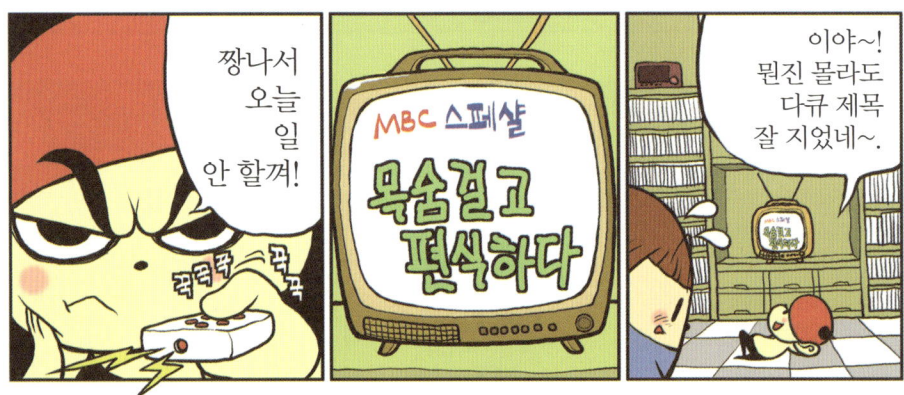

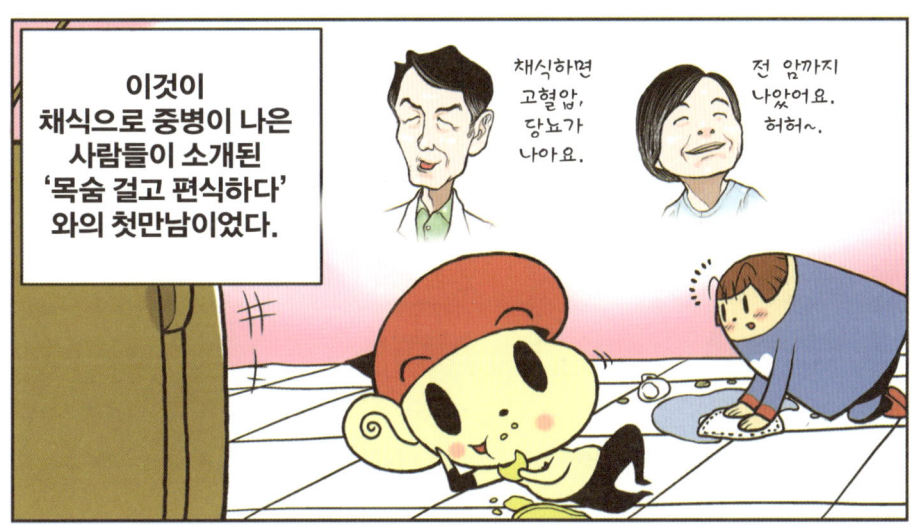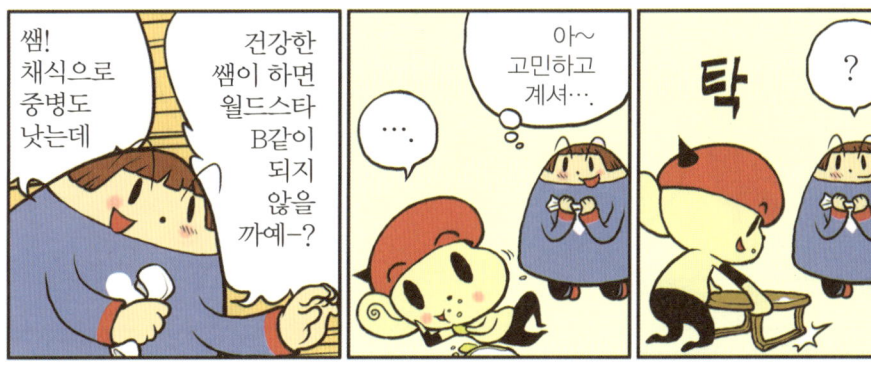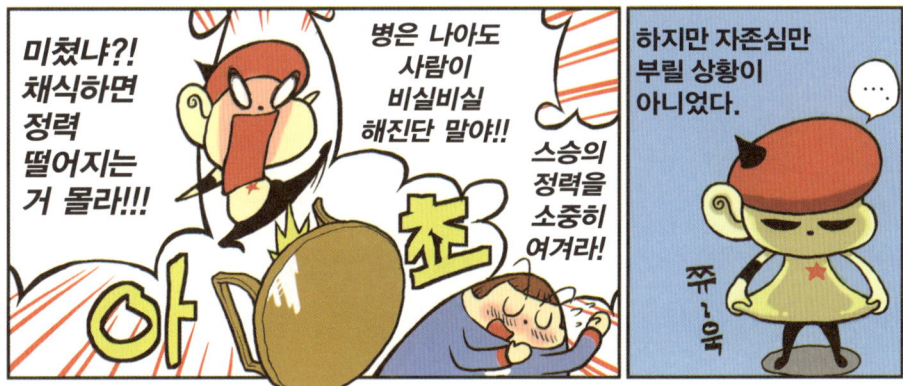

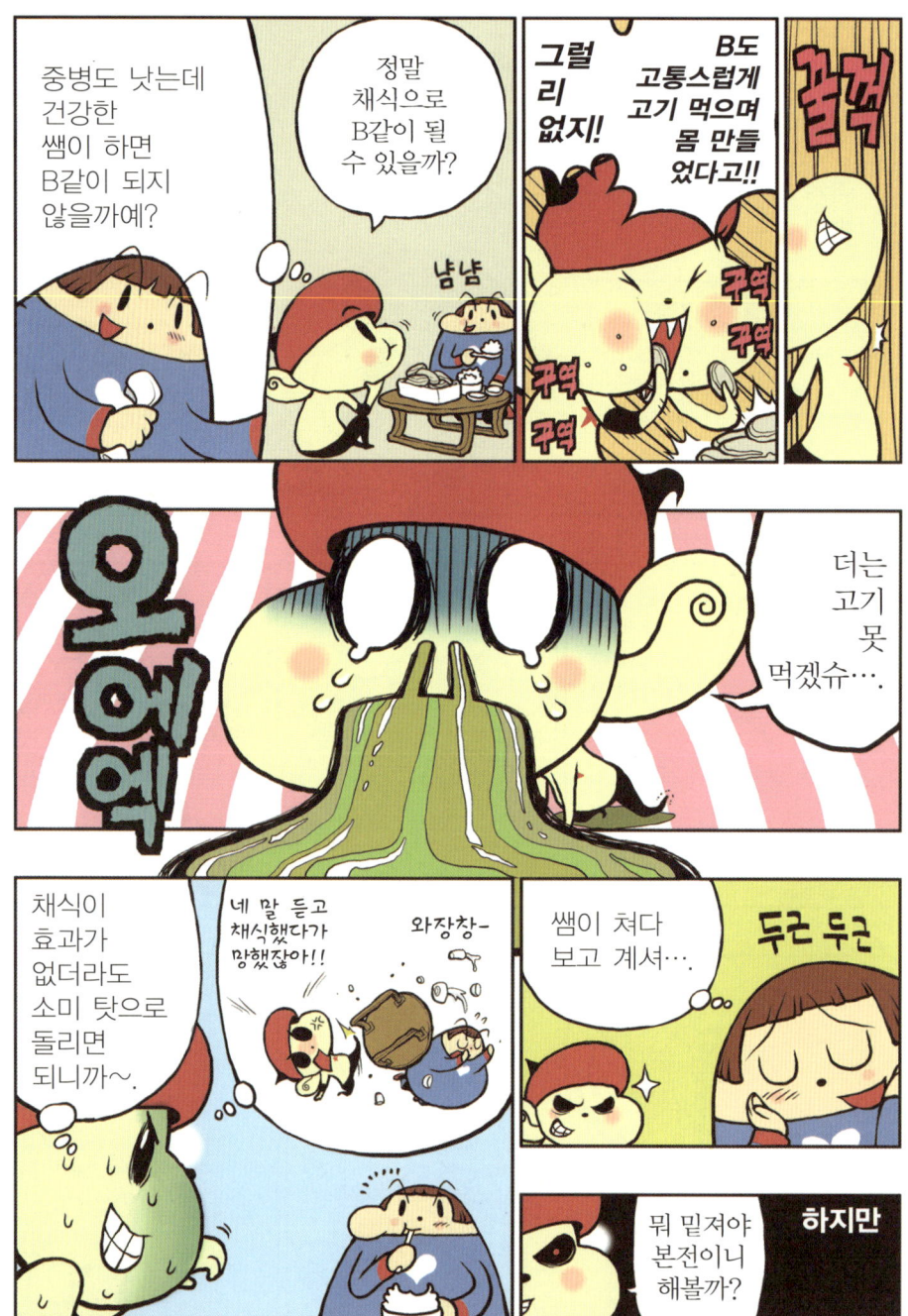

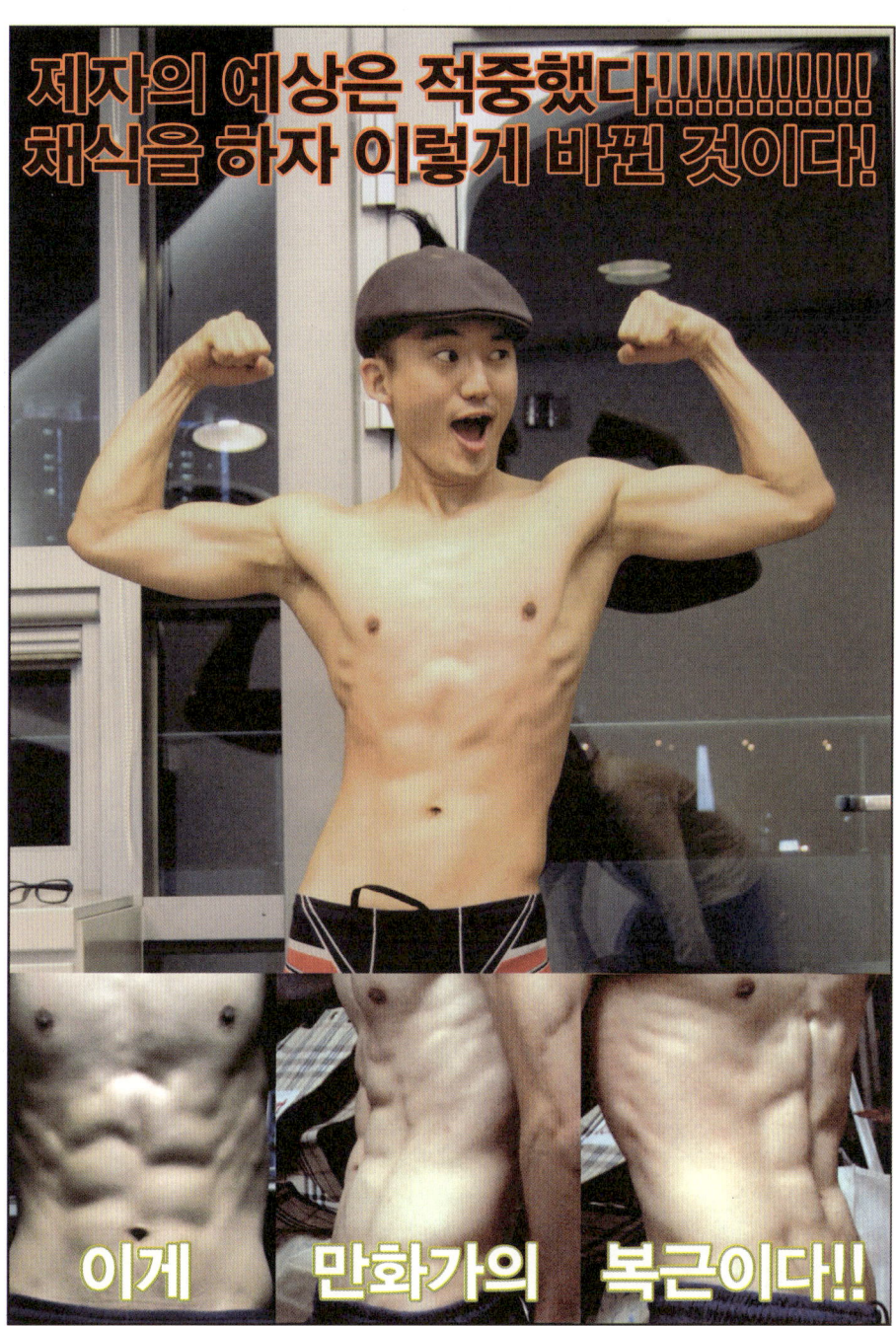

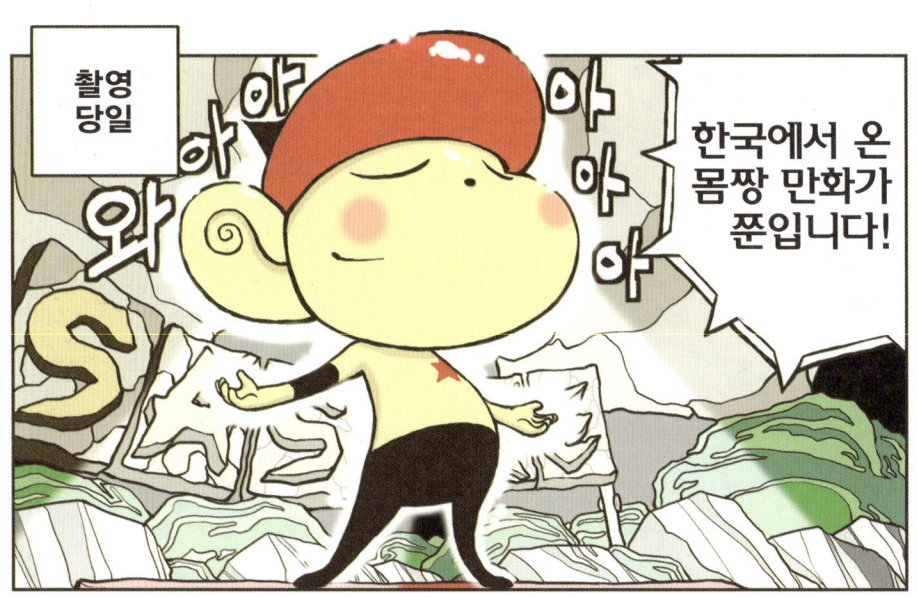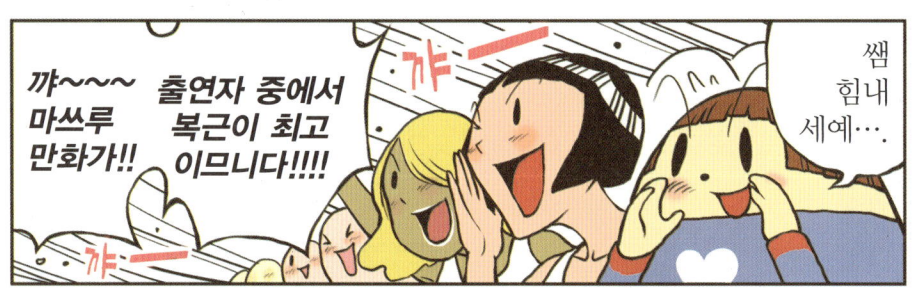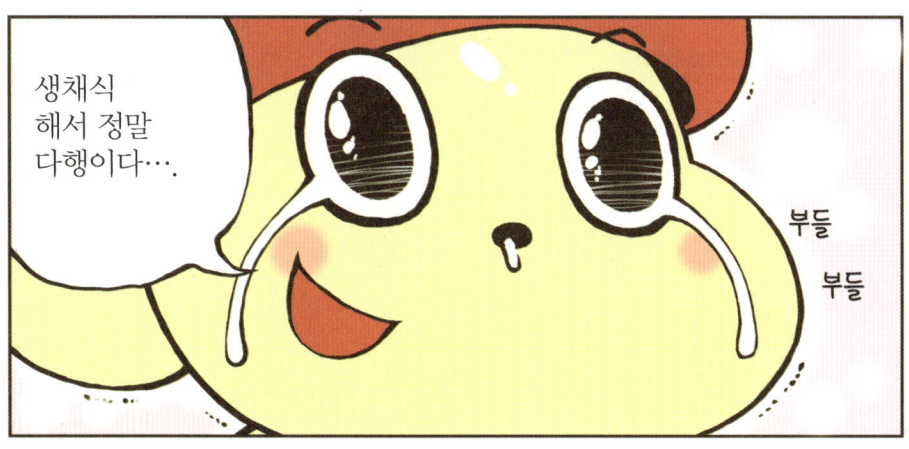

생채식이라는
신세계로 오신 것을
환영합니다

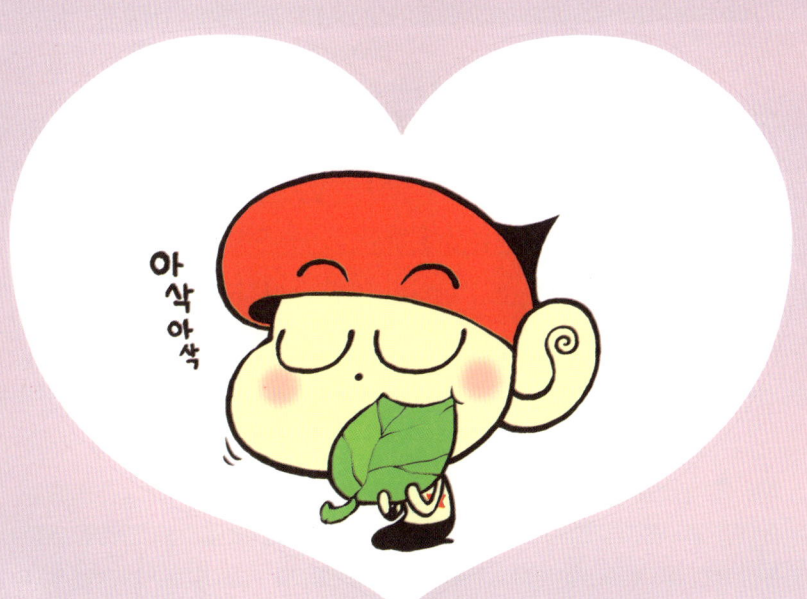

LOVE EARTH LOVE YOU

이론과 팁

한 끼로 몸짱이 되는 비밀

생채식의 기적

나는 매일 최소한 열네 시간을 앉아 있어야 하는 만화가이다. 만화가는 몸짱이라는 단어보다는 불규칙한 식사, 운동 부족, 스트레스와 더 친숙한 직업이다. 그래서 자기 관리가 더욱 중요한 직업이기도 하다. 그러나 마음처럼 쉽지 않은 것이 자기 관리다. 나 역시 30대에 들어서며 빛의 속도로 늘어나는 몸무게와 끝없이 싸워야 했다.

눈물을 흘리며 괴롭게 운동도 하고, 하루 세 끼를 계란 흰자와 닭 가슴살만 먹으며 버텨도 보았다. 그런 노력으로도 내가 세운 목표에는 도달할 수 없었다.

그러다 우연히 시작한 것이 하루 생채식 한 끼 식단이었다. 생채식을 만난 이후 난 한국 최고의 다이어트 클리닉 원장이 인정하는 완벽한 몸매의 소유자가 되었다. 몸이 바뀌는 기간 동안 책 두 권 분량의 작업을 해내면서 말이다.

배생다 매뉴얼을 실천한 1,000여 명의 사람들 역시 체중 감량과 지병 치료에 성공했다. 생채식을 시작한 대부분의 사람들이 한달에 4~5kg을 건강하게 감량했으며, 고도 비만에 시달리던 사람들은 8일 동안 7kg 감량의 기쁨을 맛보았다.

기적의 주인공, 현미

"현미는 몸에 꼭 필요한 영양소를 두루 적당하게 갖추고 있고, 사람에게 해가 되는 성분이 들어 있지 않고, 어른뿐만 아니라 어린아이도 먹을 수 있고, 건강할 때는 말할 것도 없고 병이 들었을 때 먹으면 병의 회복을 촉진시켜 준다. 그리고 현미를 금해야 하는 경우는 없다. 이렇게 보면 현미야말로 완전식품이라고 불러도 손색이 없다."

_황성수 지음, 《병 안 걸리는 식사법, 현미밥 채식》 중에서

현미는 배가 잘 꺼지지 않고 오래도록 포만감을 주는 음식이다. 현미밥은 넉넉히 배부르게 먹어도 실제로 섭취하는 칼로리의 양은 많지 않다. 따라서 살이 찐 사람이 현미를 먹으면 의식하지 못하는 사이에 서서히 살이 빠지게 된다.

현미는 혈당 조절에 효과가 있어 당뇨병에 도움을 주며, 섬유질이 들어 있어 변비 걱정도 덜어준다.

뇌혈관병, 심장혈관병, 신장혈관병, 망막혈관병 등의 주된 원인은 동맥 경화증이다. 동맥 경화증은 혈액 중에 콜레스테롤 함량이 높을 때 발생하는 병으로 동물성 식품을 즐겨 먹는 사람들에게 잘 생긴다.

그러나 현미를 식품으로 생활화하면 동맥 경화증 걱정은 접어도 된다. 현미에는 동맥 경화증을 일으키는 성분인 콜레스테롤이 전혀 없기 때문이다.

현미는 백미에 비해 영양이 월등하니 밥을 지어 먹어도 좋다. 하지만 대부분의 식품은 열을 가하면 영양이 파괴되고, 정도의 차이는 있지만 몸에 부담을 주는 음식으로 바뀐다. 특히 비타민과 효소 등은 열에 쉽게 파괴되기 때문에 생으로 먹는 것이 건강한 다이어트에 효과적이다.

현미의 파트너, 생채식

"우리 신체 구조의 모든 세포와 자연 상태의 음식에 있는 모든 세포들은 효소를 통해 생명을 얻는다. 효소는 섭씨 54도가 넘는 열에는 매우 민감하다. 섭씨 54도가 넘는 온도에서 요리되면 음식의 효소는 사형 선고를 당하게 되는데 그러면 죽은 음식만 남는다."

_하비 다이아몬드 지음, 《다이어트 불변의 법칙》 중에서

손자를 볼 나이에도 의사로서의 본업과 개인 텃밭까지 직접 가꾸는 황성수 박사, 90이 넘는 나이에도 왕성한 집필 활동을 한 자연주의자 헬렌 니어링 Helen Nearing, 100살이 가까운 나이에도 죽기 한 달 전까지 장작을 패며 일상에 전념한 헬렌 니어링의 남편 스콧 니어링 Scott Nearing, 116세가 넘은 나이에도 집필 활동을 펼친 작가 노만 워커 Norman Walker !

이들이 가진 공통점은 무엇일까? 이들은 수분이 많은 채소와 과일을 자연이 준 그대로 먹었다. 모든 식물, 채소, 과일, 견과류, 씨는 자연

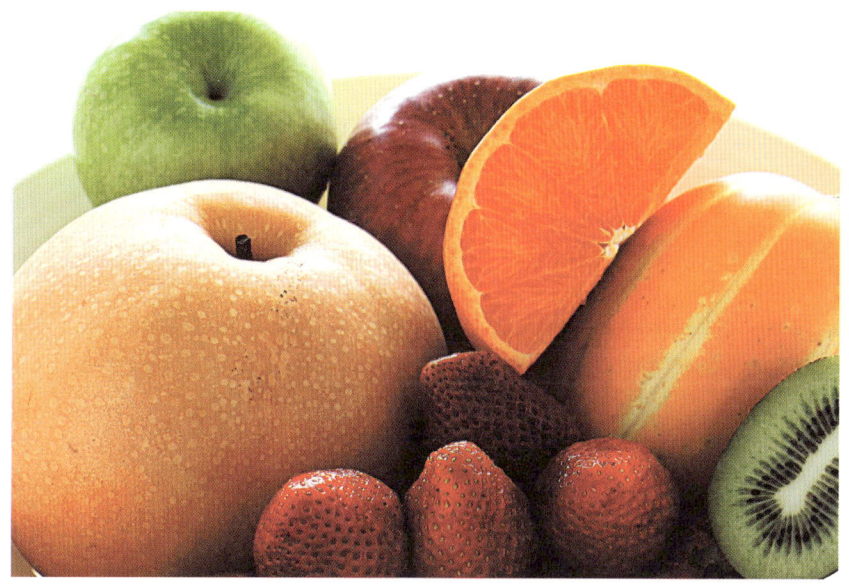

껍질째 먹는 과일

그대로의 상태에서 효소가 살아 있다. 효소는 모든 살아 있는 세포 안에 있는 생명의 원리이다.

우리는 거의 모든 재료를 튀기거나, 찌거나, 볶거나, 삶거나, 끓이거나, 굽는다. 재료를 익히거나 가공하면 몸에 좋은 과일과 채소도 그 영양소가 파괴되며 소화 흡수 증가 문제가 발생한다.

채소와 과일은 사람에게 꼭 필요한 비타민, 섬유질, 파이토케미컬, 칼슘을 포함한 미네랄 등으로 똘똘 뭉친 필수 영양소 덩어리다.

몸에서 지방을 빼는 것은 운동이 아닌 몸속의 정화와 해독이다. 몸을 깨끗이 만들기 위해서는 무엇보다 완전식품을 먹어야 한다. 가공하지 않은, 생명이 살아 있는 채소와 과일을 현미와 함께 먹는 생채식이 그 해답이다.

소화 기관의 부담을 덜어주며 면역력을 강화해 중병까지 고쳐주는 생채식.

에너지 효율이 일반식 보다 여섯 배나 좋아 과식으로 인한 비만을 예방하는 생채식.

전신을 정화시켜 몸 구석구석의 지방까지 제거해 주는 생채식.

당신이라면 어떻게 하겠는가? 난 생채식 매뉴얼을 따른 결과 스스로의 몸으로 극적인 변화를 이끌어냈고, 100살 때까지 현역 만화가로 활동하겠다는 목표를 120세로 늘렸다. 생채식을 통해 그것이 가능하다는 것을 확신했기 때문이다.

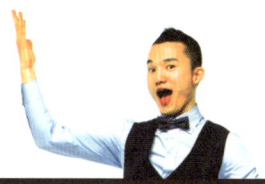

KEY POINT 씹을수록 건강해진다 **씹어 먹기의 매직**

저절로 잘 씹어 먹을 수밖에 없는 배생다의 장점들은 이미 많은 연구를 통해 입증되었다. 《씹을수록 건강해진다》의 저자 니시오카 하지메 교수는 까칠한 음식을 잘 씹어 먹을 때 우리 몸에 일어나는 변화를 여섯 가지로 정리하였다.

- 씹으면 뇌기능이 활성화된다.
- 잘 씹으면 면역력이 향상된다.
- 노인성 치매가 예방되고 젊어진다.
- 잘 씹기야말로 효과적인 다이어트다.
- 얼굴 근육이 발달해 표정이 풍부하고 매력적이 된다.
- 씹어 먹는 행위가 타액 분비를 촉진시켜 발암 물질, 식품 첨가물, 잔류 농약 등 인체 유해 물질의 독성을 80% 이상 소멸시킨다.

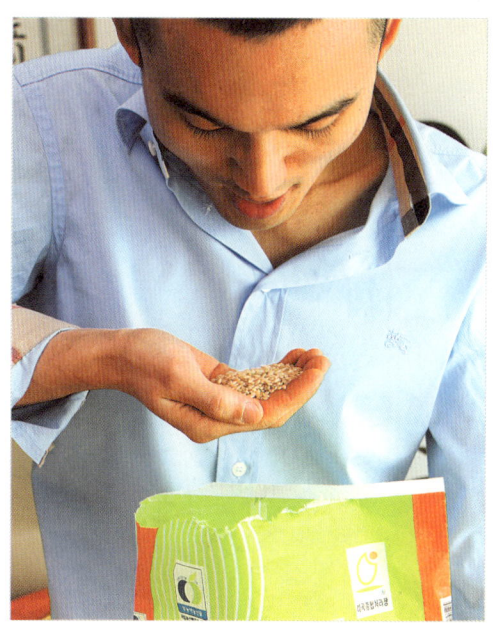

02 헬로우 화글뚱

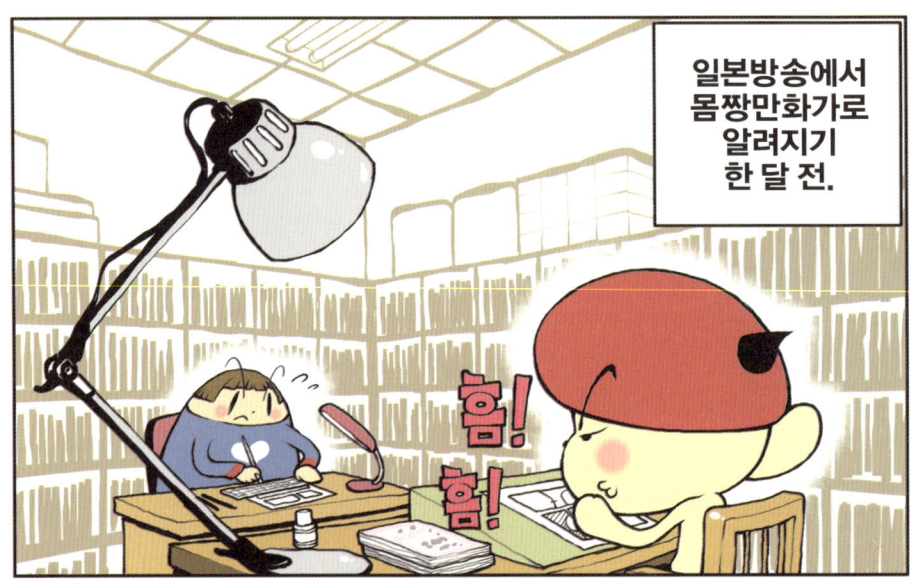

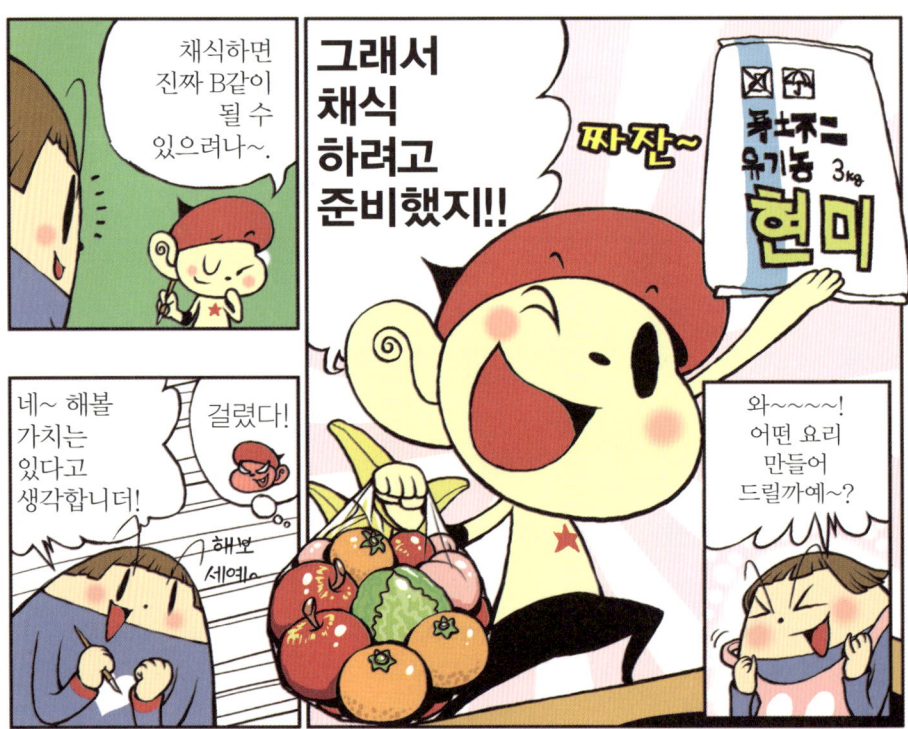

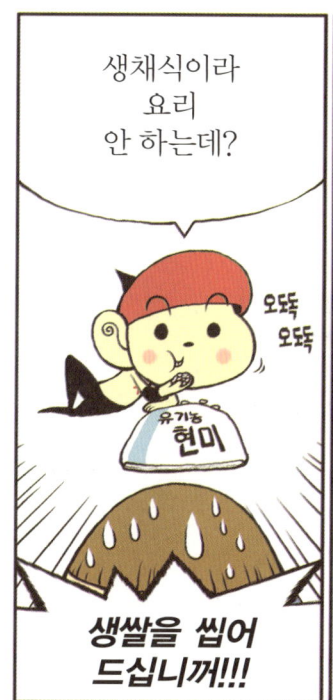
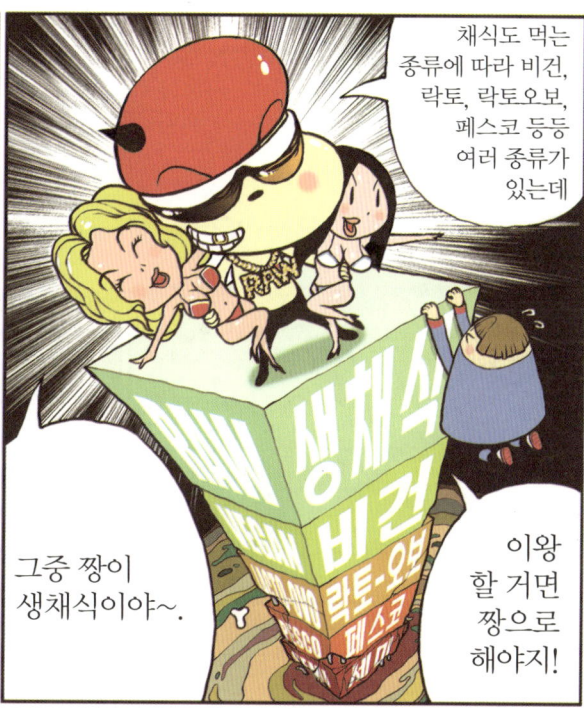
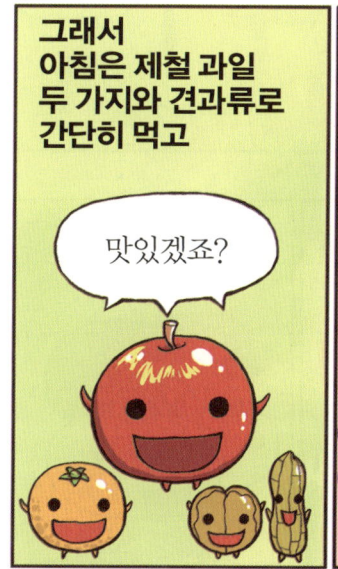
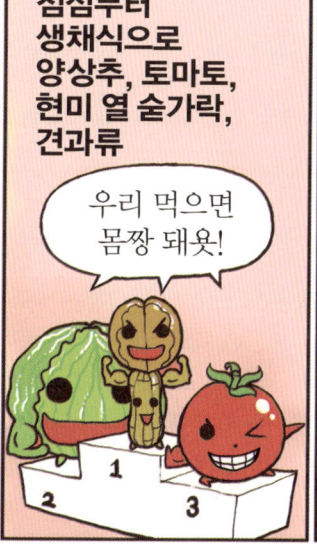
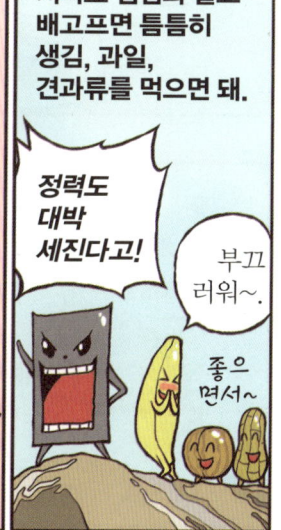

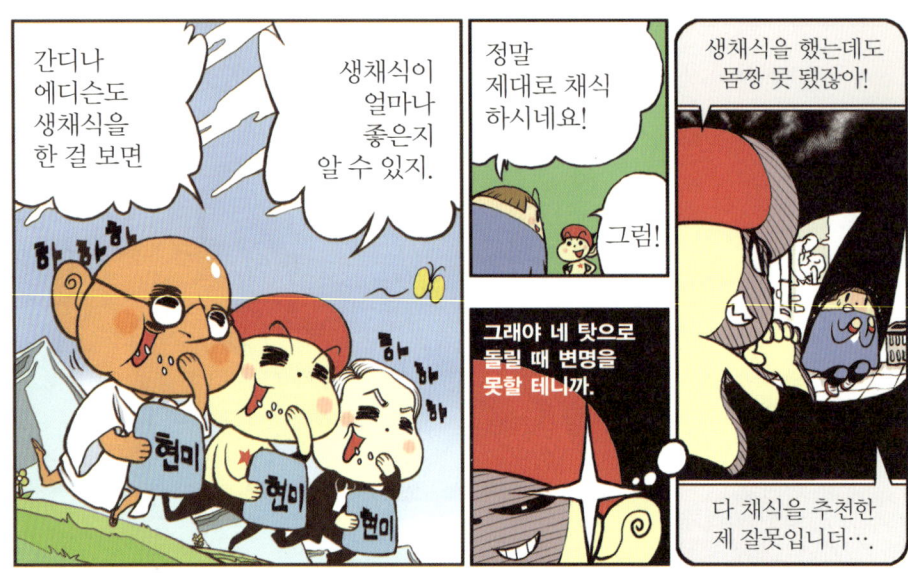

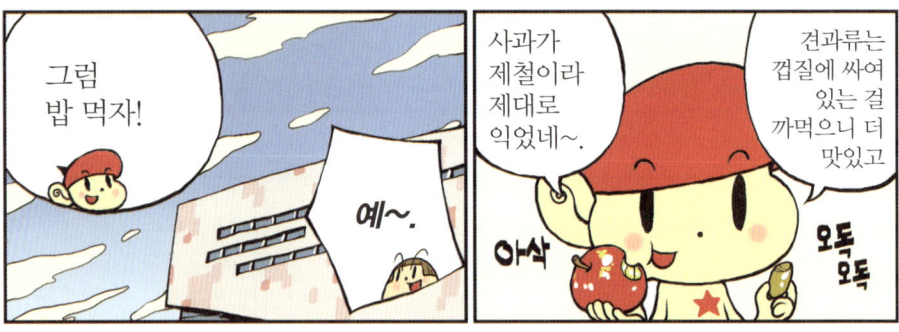

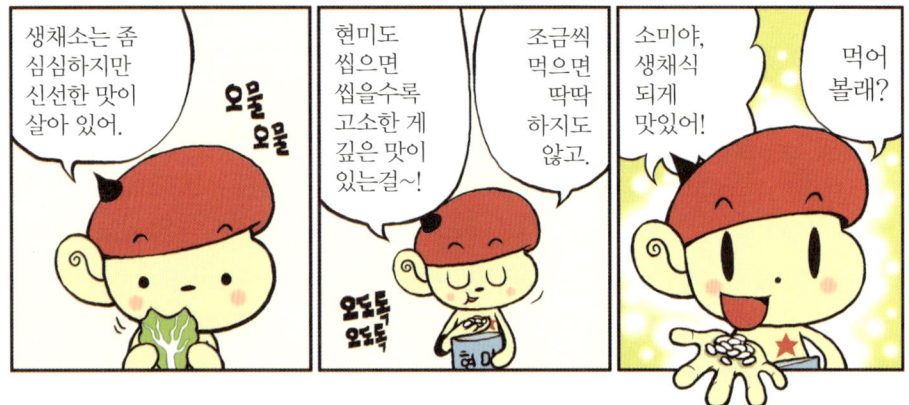

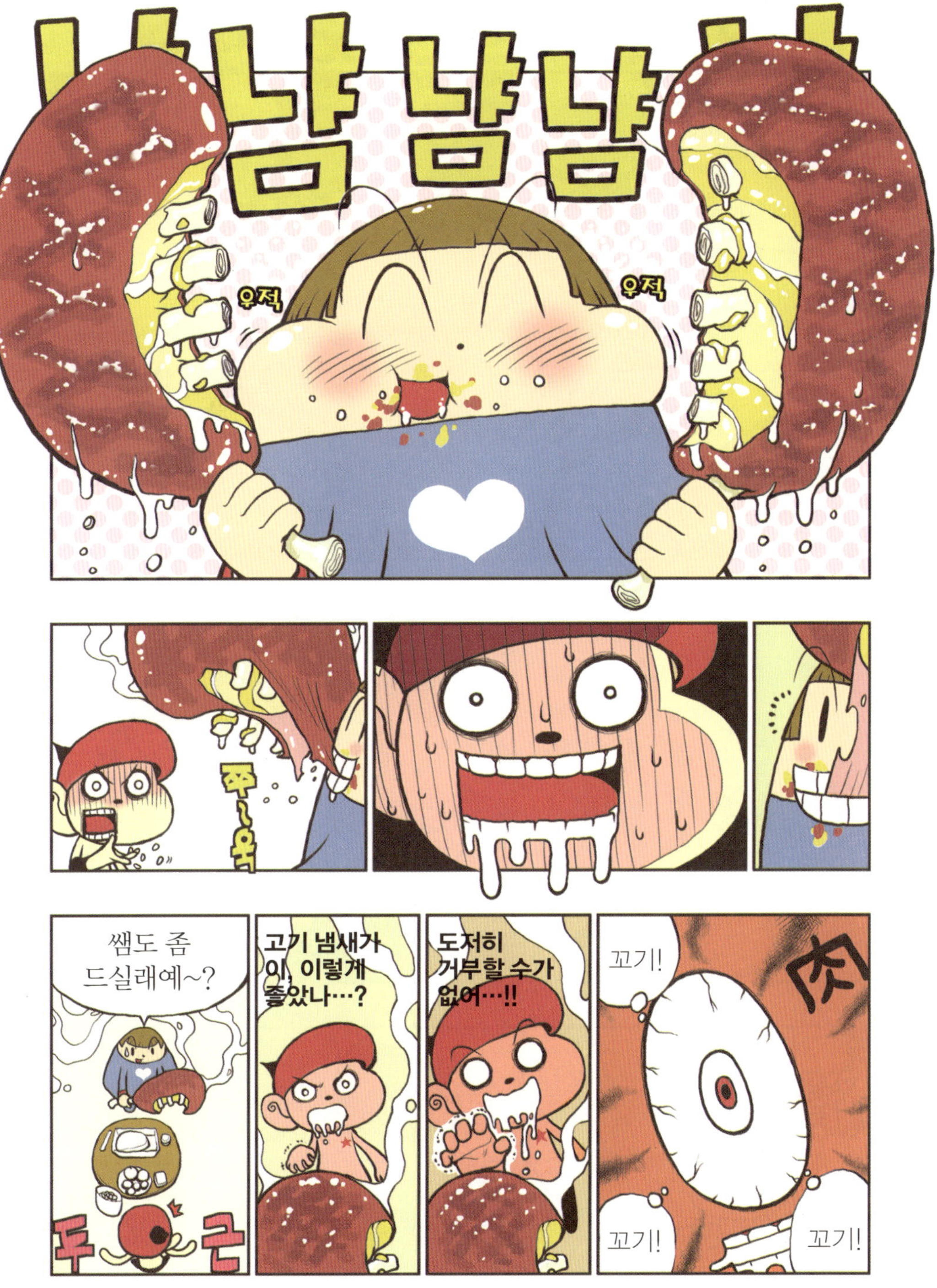

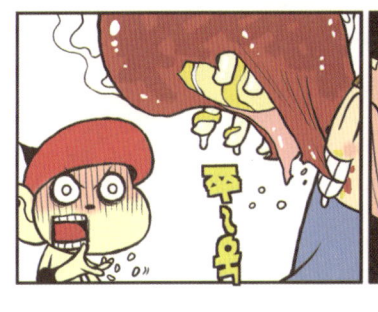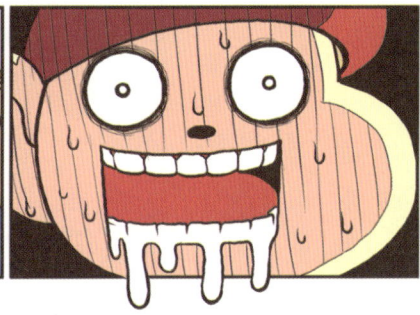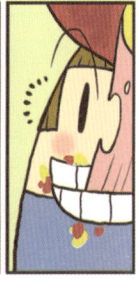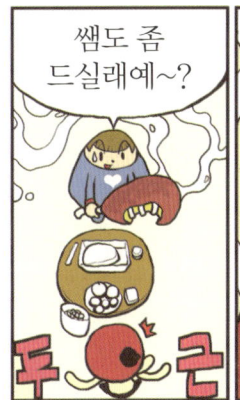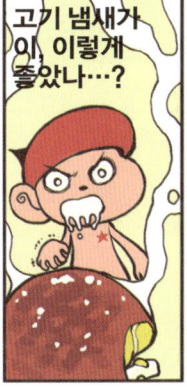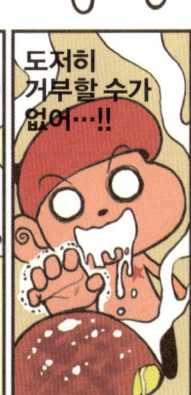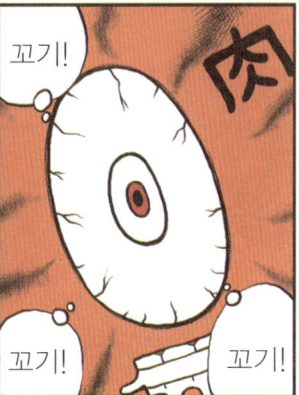

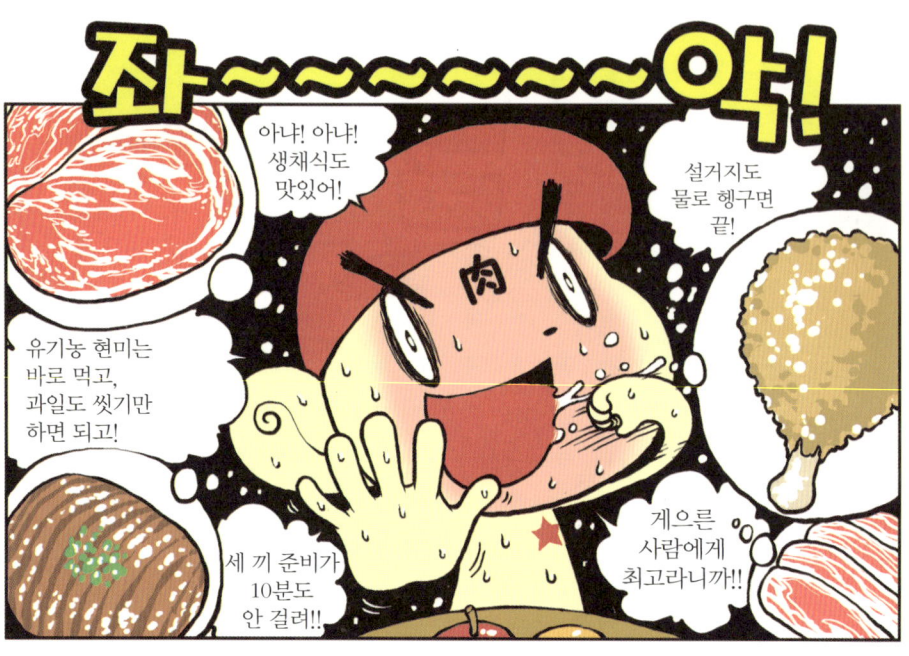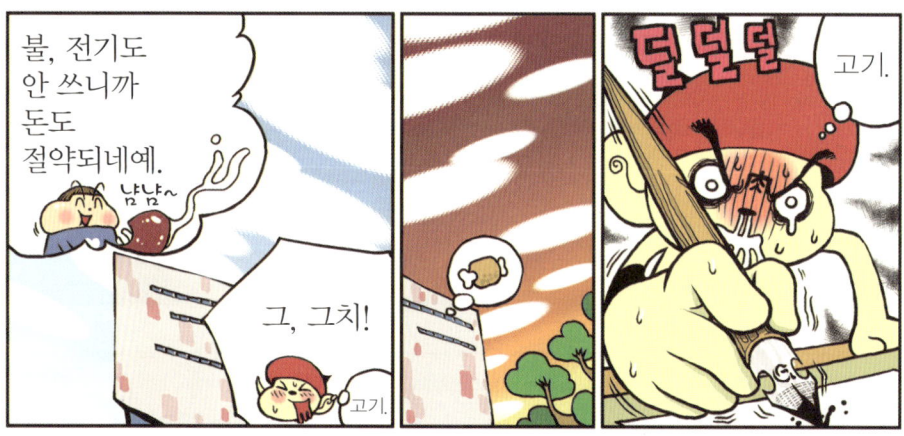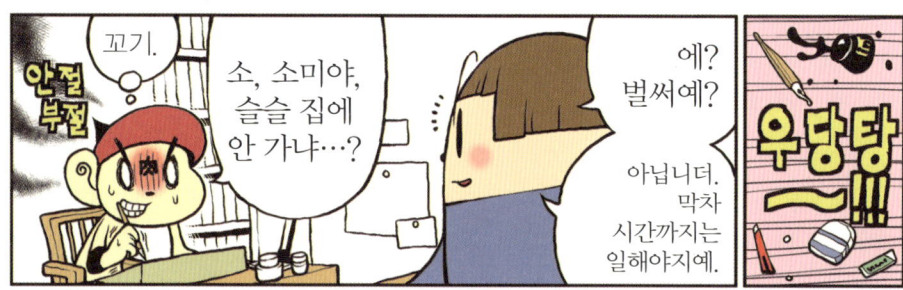

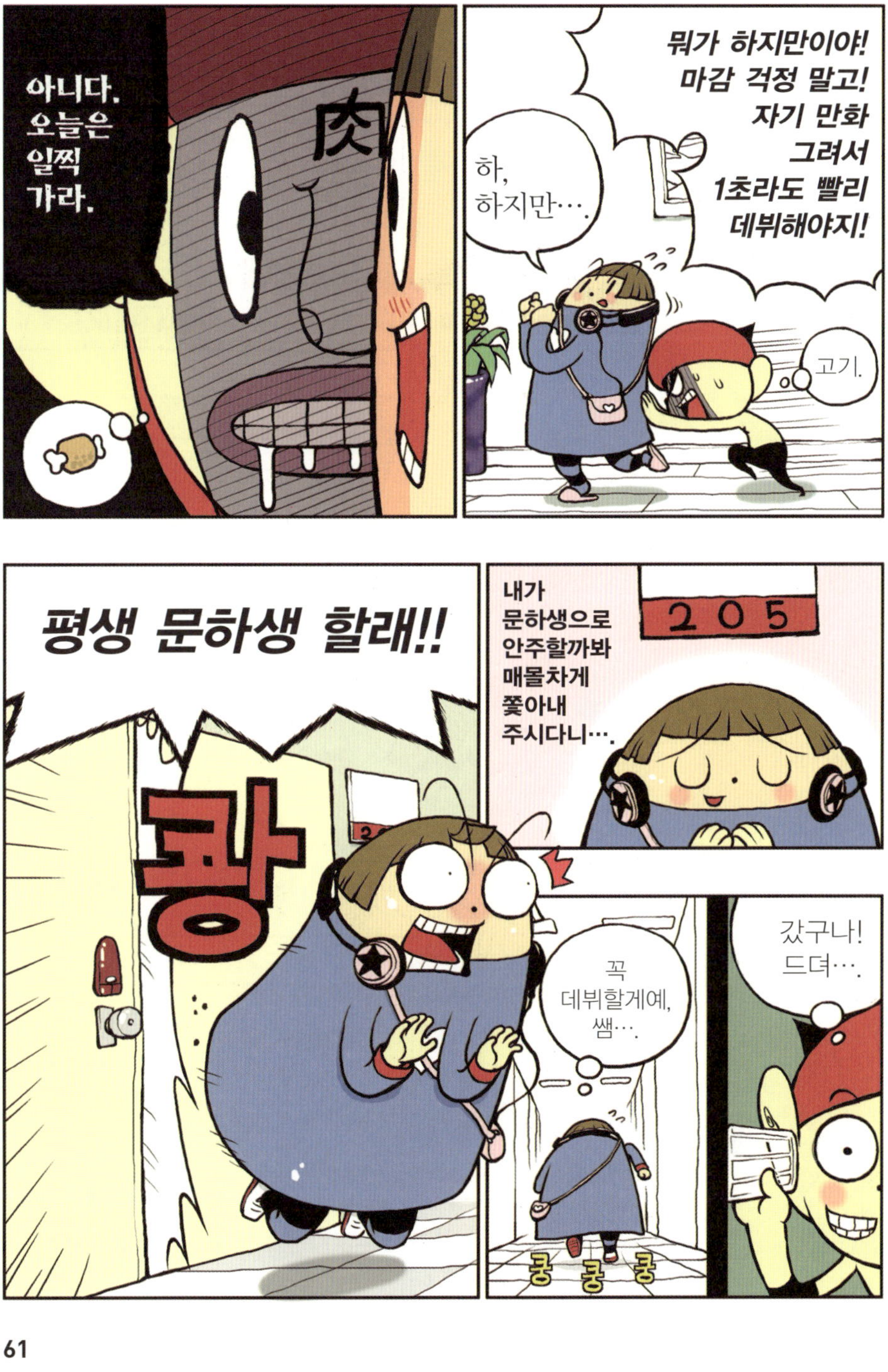

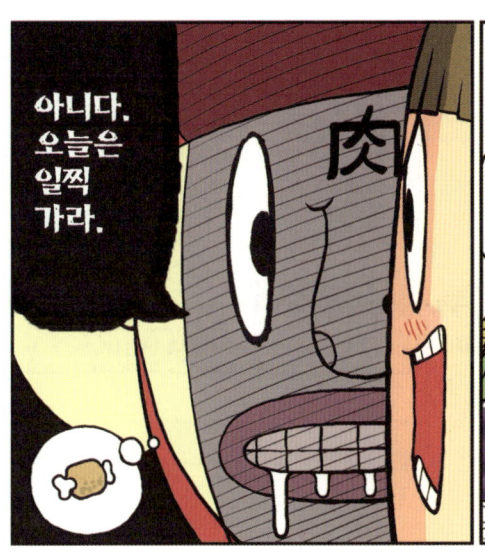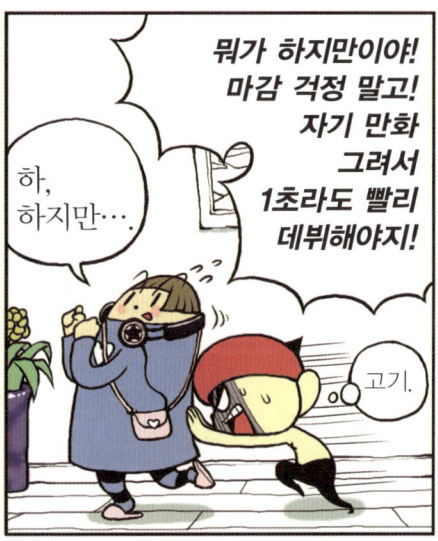

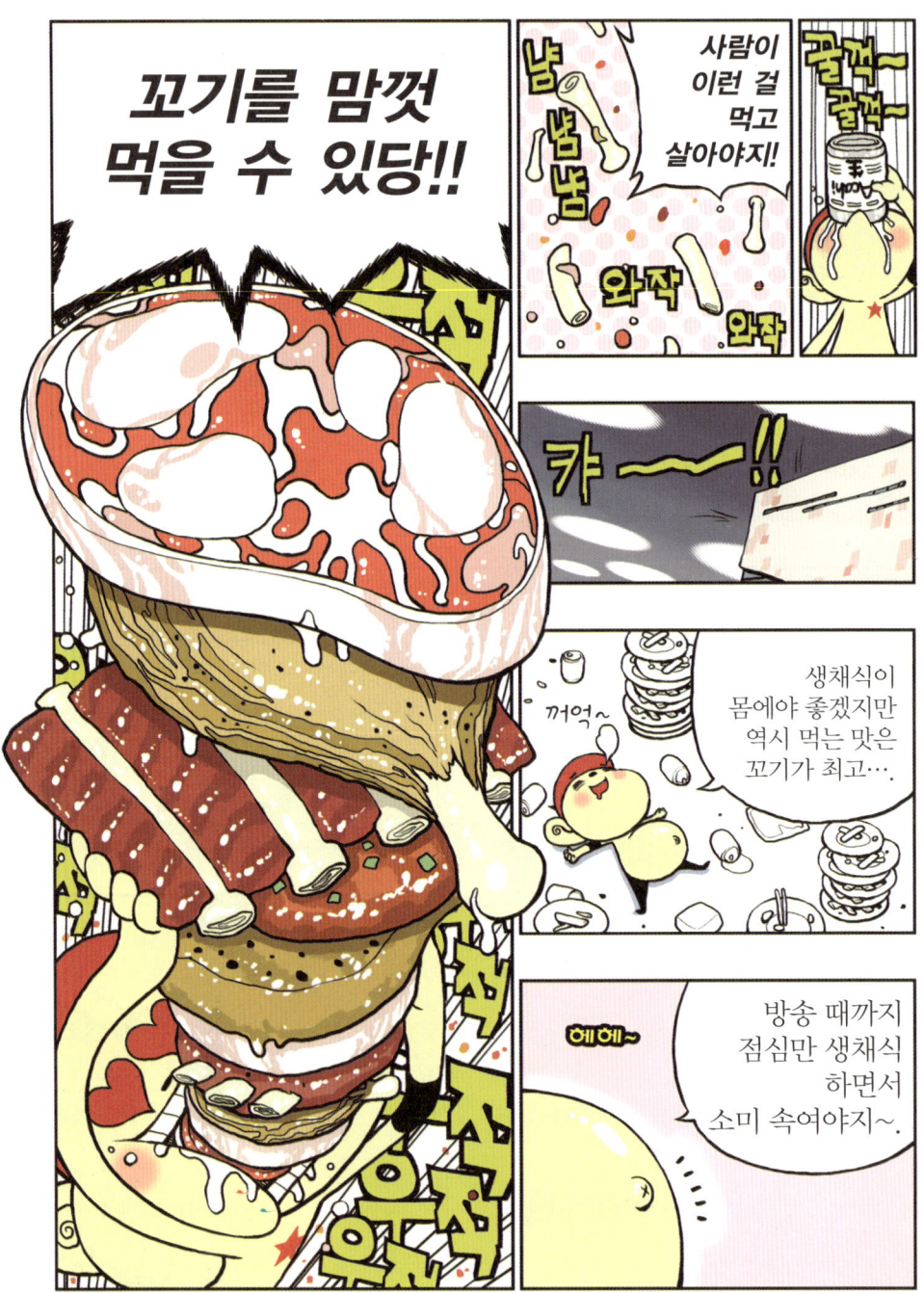

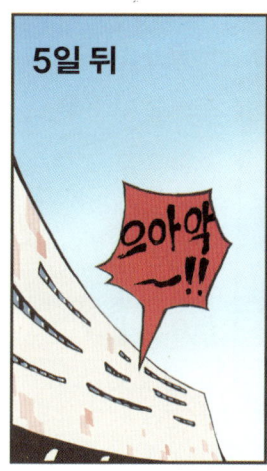
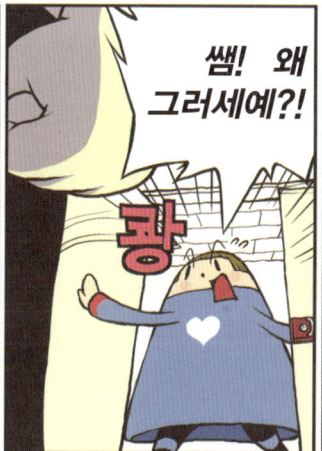
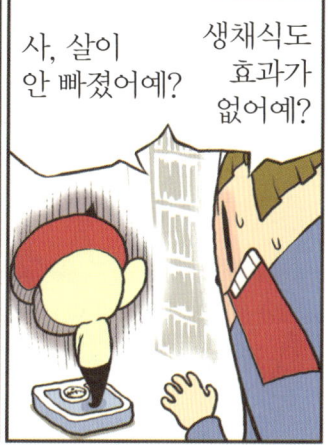
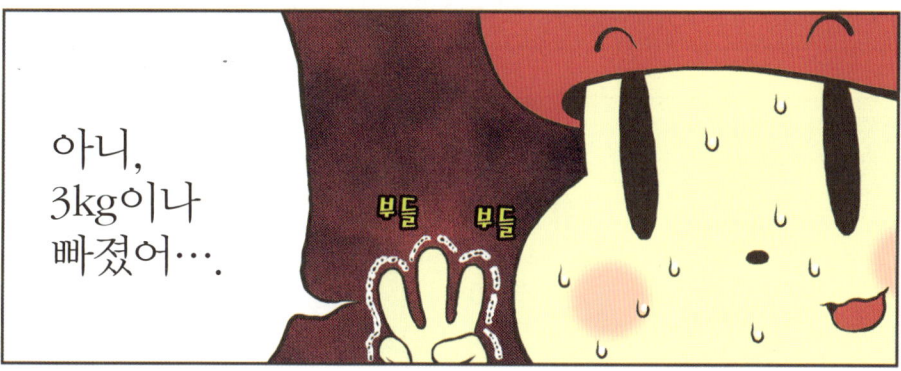
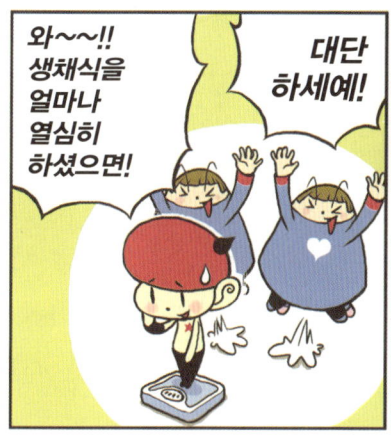
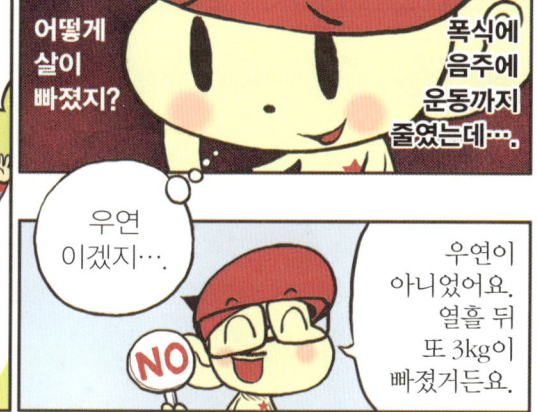

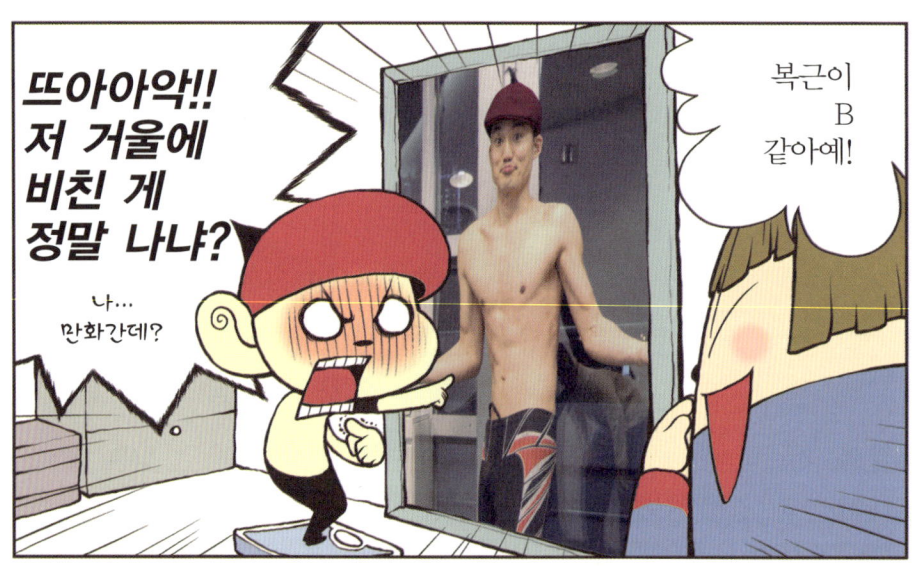
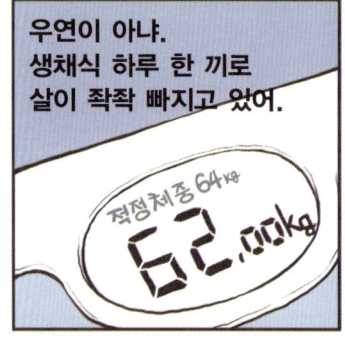
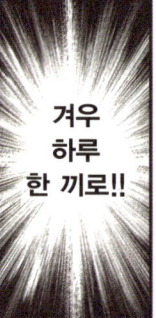
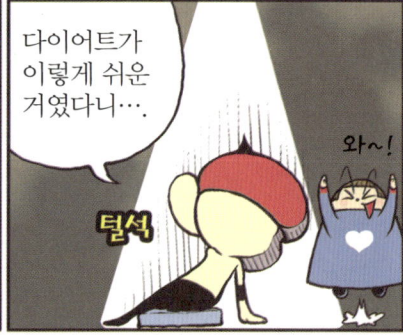
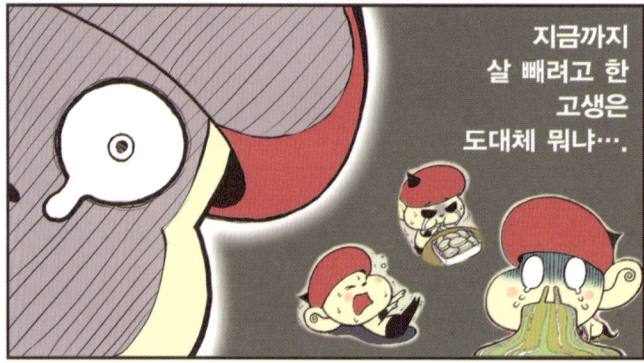
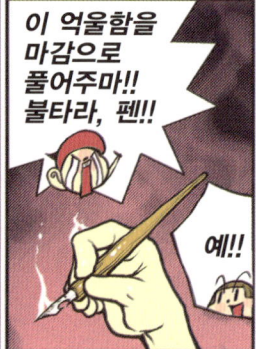

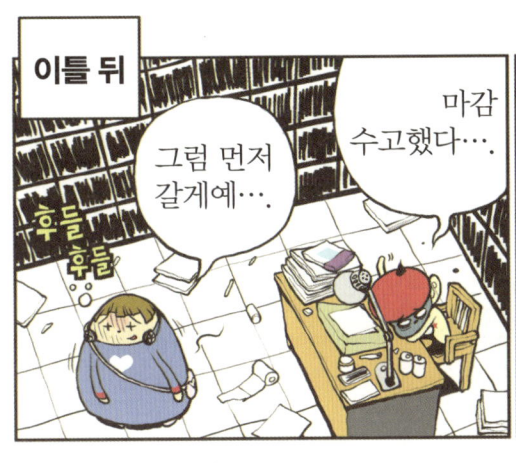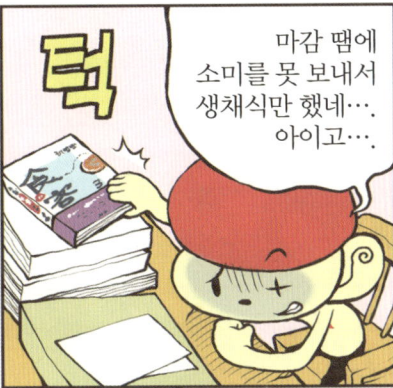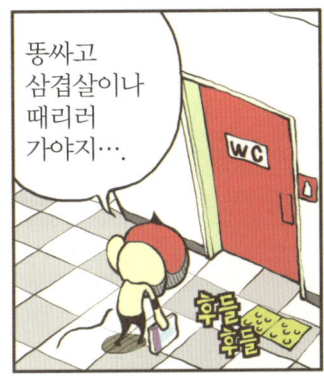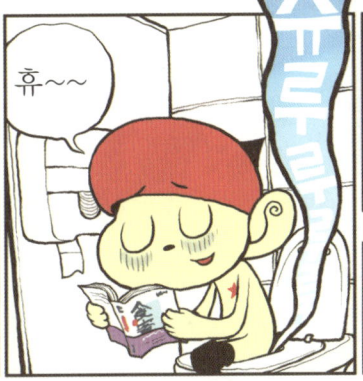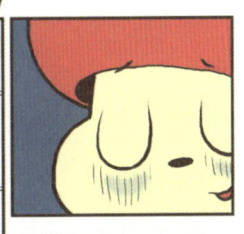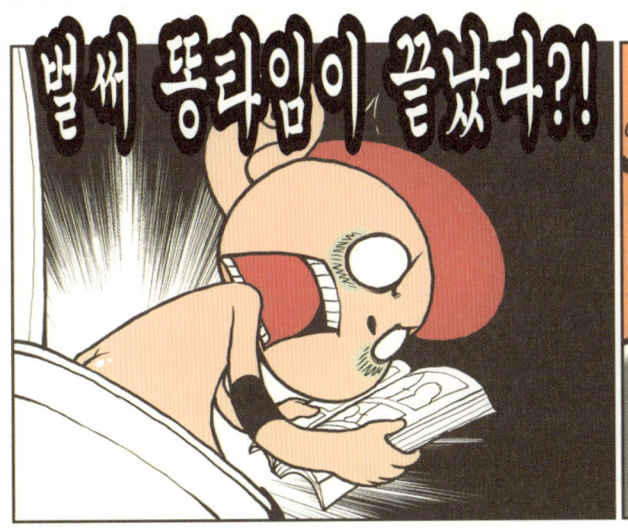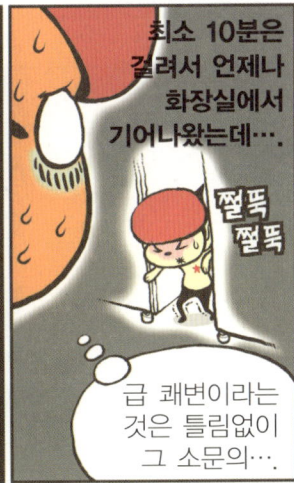

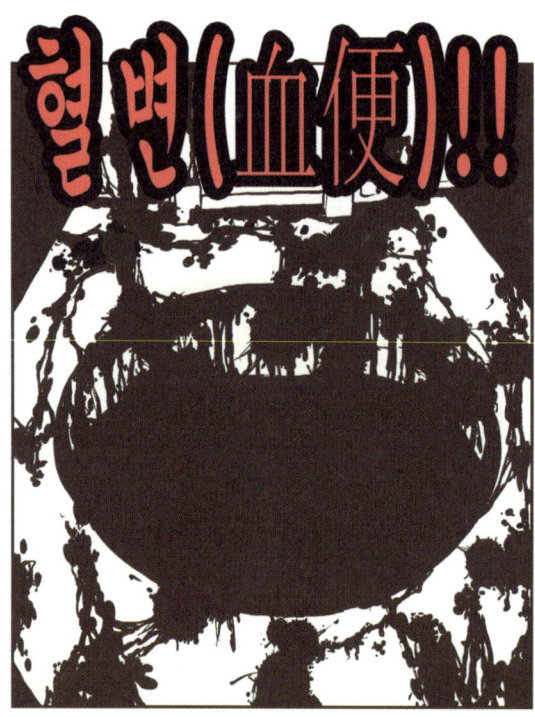
혈변(血便)!!

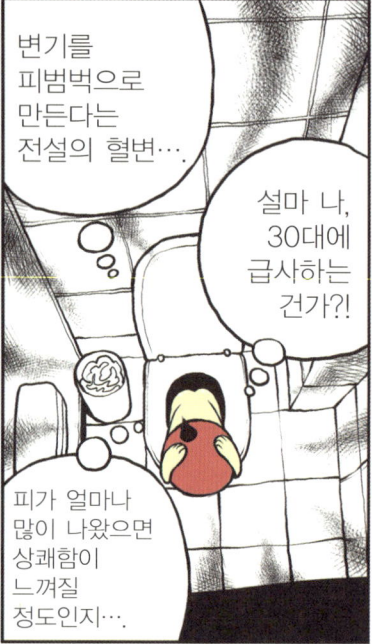

변기를 피범벅으로 만든다는 전설의 혈변…

설마 나, 30대에 급사하는 건가?!

피가 얼마나 많이 나왔으면 상쾌함이 느껴질 정도인지…

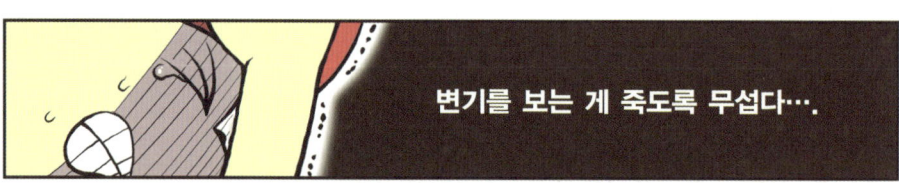

변기를 보는 게 죽도록 무섭다….

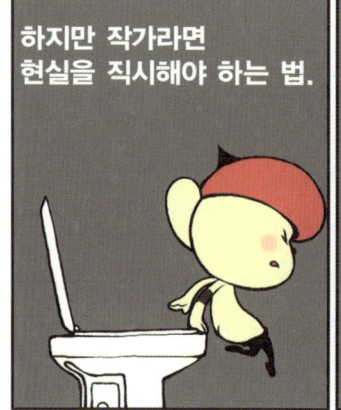

하지만 작가라면 현실을 직시해야 하는 법.

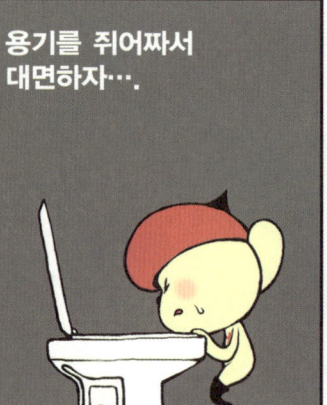

용기를 쥐어짜서 대면하자….

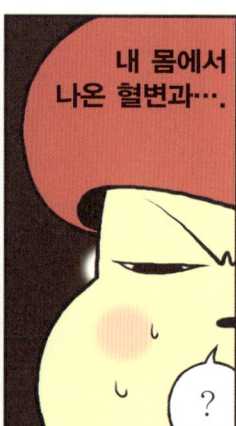

내 몸에서 나온 혈변과…

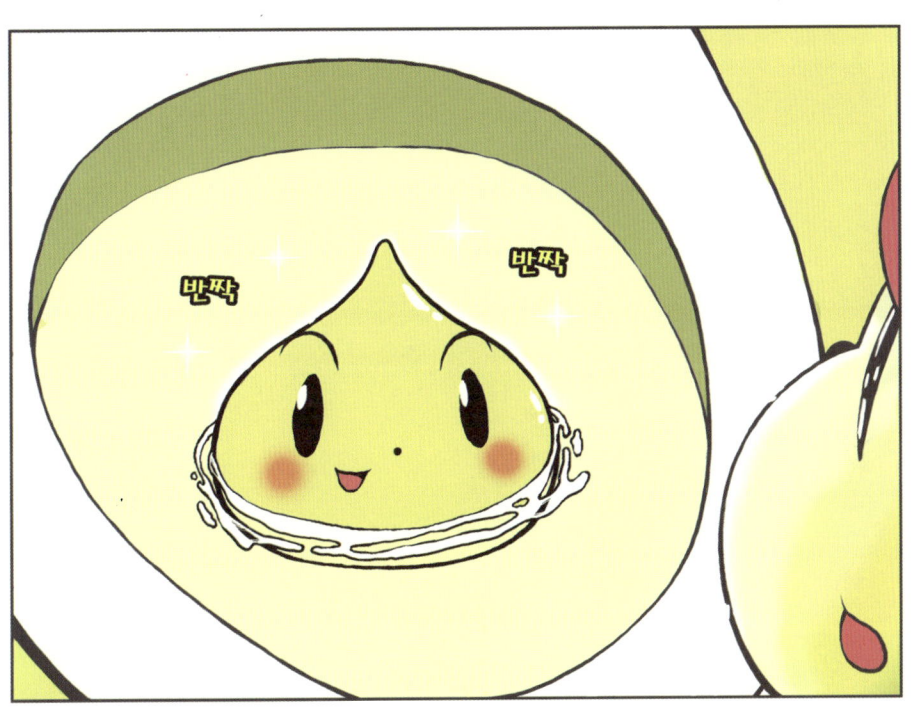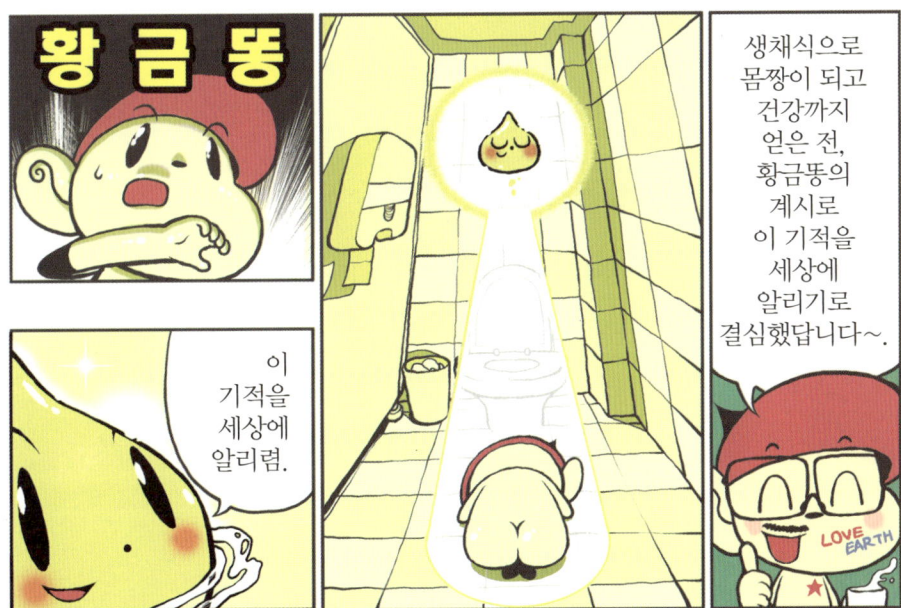

이론과 팁

지방이 당신을 날씬하게 만든다

살찌는 지방

당신을 살찌우는 것은 고기, 생선, 계란 속에 들어 있는 포화 지방산이다. 포화 지방산은 칼로리 비율에 있어 10%를 벗어나지 않도록 적게 섭취해야 질병을 예방할 수 있다.

콜레스테롤과 중성 지방이 함유된 계란과 우유는 과지방 식품으로 비만을 일으킨다. 육류는 콜레스테롤의 수치를 높이는 대표적인 식품이다. 초식 동물인 가축을 살찌우기 위해 사료 안에 포함된 사체와 호르몬제는 그 가축을 먹는 사람에게도 영양을 미친다.

"(가축 도살 과정에서) 우리는 고기에 묻은 똥을 잘라내곤 했다. 그 다음에 고기를 물로 씻어냈다. 이제는 소비자가 그 고기에 묻은 똥을 먹어 치운다."

_데이비드 카니(미 농무부 식육 검사관)

"식용으로 쓰기 위해 도축된 동물에서 발견된 독성 잔여 약물 클렌부테롤(암시장에서 거래되는 마약)은 스테로이드 같은 약으로 송아지 고기 업계에서 송아지의 성장을 빨리 촉진시키기 위해 불법적으로 사용한다."

_게일 A. 아이스니츠 지음, 《도살장》 중에서

"애완동물을 사랑하는 사람들은 사람이 개와 고양이를 먹는 행위에 경악한다. 그들은 개와 고양이가 인간이 먹는 식품의 범주에 들지 않는다는 사실에 행복해한다. 하지만 그렇게 안심해도 될 상황일까? 인간에게 버림받은 개와 고양이들이 동물 보호소 수의사들의 손에 해마다 수천 마리씩 죽어가고, 그 몸은 잘려져 사료 재생 공장으로 넘어간다. 미국에서 사용하는 (가축용)사료 중 상당 부분이 바로 그런 애완동물의 사체다."

_존 로빈스

미국의사협회AAA는 2005년 미국 내 9개 도시에서 5,287명이 어떤 항생제에도 죽지 않는 신종 박테리아 슈퍼버그superbug, NDM-1에 감염됐으며, 미 전체 감염자 수가 94,360명에 이른다고 설명했다. 미 의학협회는 슈퍼버그 감염자 가운데 988명이 사망했다며 이를 전체 인구 비율로 환산할 경우 매년 18,650명이 목숨을 잃고 있다고 덧붙였다. 이 공포의 원인은 위생과는 거리가 먼, 오염된 고기를 생산하는 공장식 축산업이다.

동물을 살찌우는 성장 호르몬은 그 가축을 먹는 사람에게도 영향을 미친다. 이런 호르몬은 지극히 소량만 섭취해도 우리 몸에 변화를 준다. 식욕이 증가하고 신진대사가 느려져 몸속에 쌓인 지방을 태우는 기능까지 저하된다.

살 빼는 지방

"지방?! 지금도 충분히 많아!"하며 질색하지 말길 바란다. 당신 옆구리에 붙어 있는 지방은 동물성 지방이고, 배생다가 추천하는 지방은 식물성 지방이다. 동물성 지방은 수많은 질병의 원인이 되지만 식물성 지방은 우리 몸에 에너지를 공급하는 꼭 필요한 영양소이다. 식물성 지방은 심장병과 뇌졸중, 고혈압을 예방해주고, 우리 몸속에서 알레르기와 폐경기 증후군, 관절염, 피부 트러블과 싸워주는 든든한 아군이다.

생채식을 시작한 사람들 대부분은 피부색이 맑아지는 것을 느낀다. 현미와 생견과류에서 얻을 수 있는 좋은 지방을 먹었기 때문이다. 땅콩, 호두 같은 생견과류들이 '먹는 화장품'으로 불리는 이유가 여기에 있다. 생견과류에는 머리가 좋아진다는 오메가3와 오메가6 지방산도 듬뿍 들어 있다.

현미도 오메가3 불포화 지방산으로 똘똘 뭉친 식품이다. 사람의 몸은 오메가3 불포화 지방산을 이용해 몸에 필요한 EPA와 DHA를 만들어낸다.

선천적으로 콜레스테롤이 높은 경우만 아니라면, 일체의 동물성 식품을 끊고 현미밥과 채소 반찬, 과일, 견과류를 섭취할 때 3개월 이내에 콜레스테롤 수치를 크게 낮추는, 놀라운 경험을 할 수 있다.

KEY POINT 이것만은 피하자! **생채식의 나쁜 식습관**

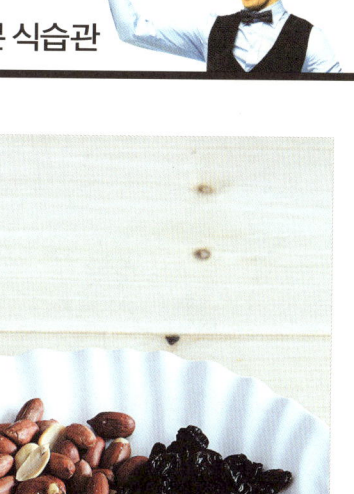

껍질 벗겨 과일 먹기
과일의 영양소는 껍질에 모두 있다고 해도 지나치지 않다. 덜 부드럽다는 이유로 살 빼주는 복합 영양소인 껍질은 다 버리고 살찌우는 과육만 먹으니, 먹어도 먹어도 허전하고 결국 폭식으로 이어진다.

견과류를 과당, 소금 범벅으로 볶아 먹기
견과류를 먹고 살이 쪘다면, 분명 볶아 먹거나 소금과 설탕으로 범벅된 견과류를 먹었기 때문이다. 생견과류만 먹으면 살도 빠지고 피부 미인으로 거듭날 수 있다.

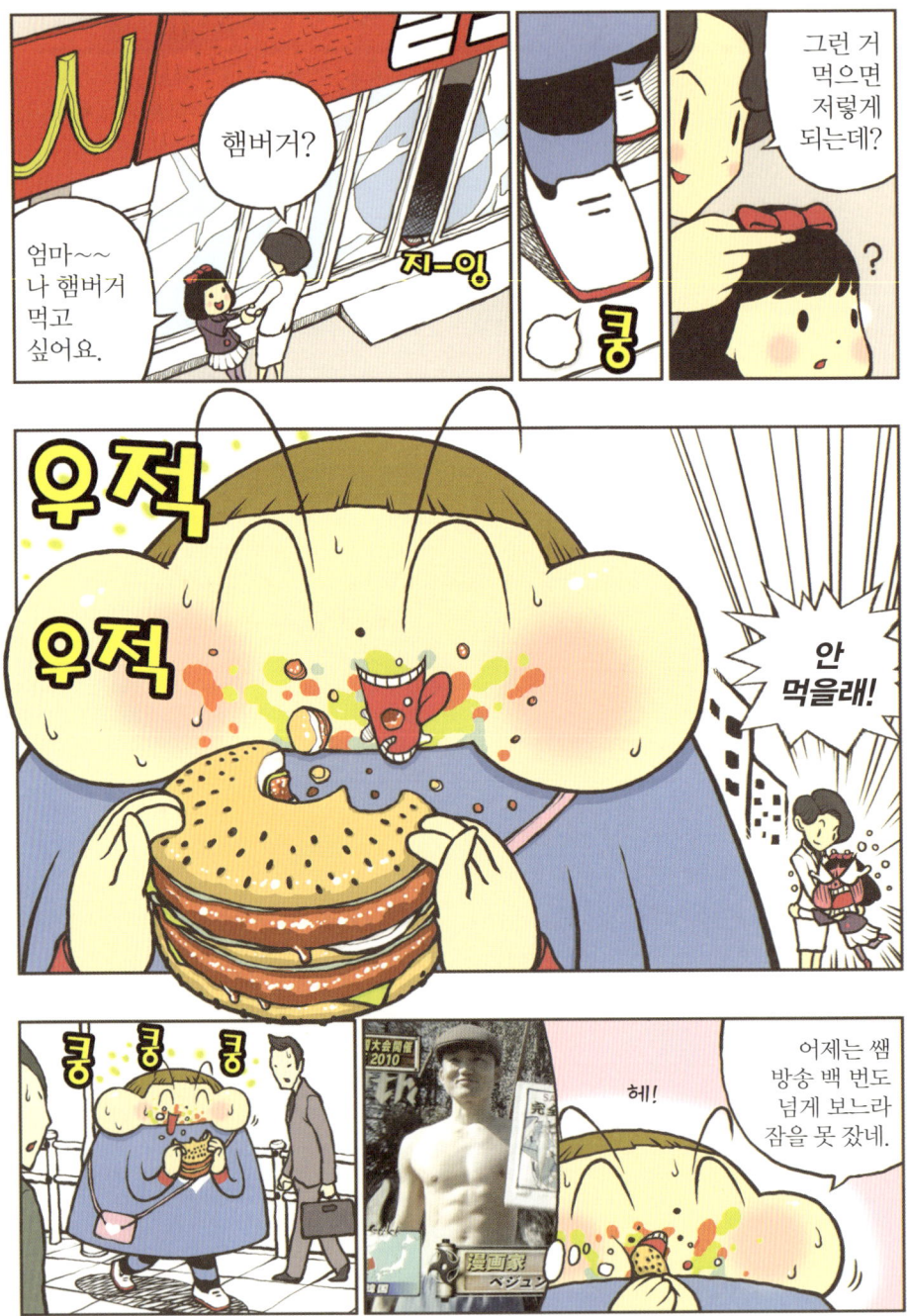

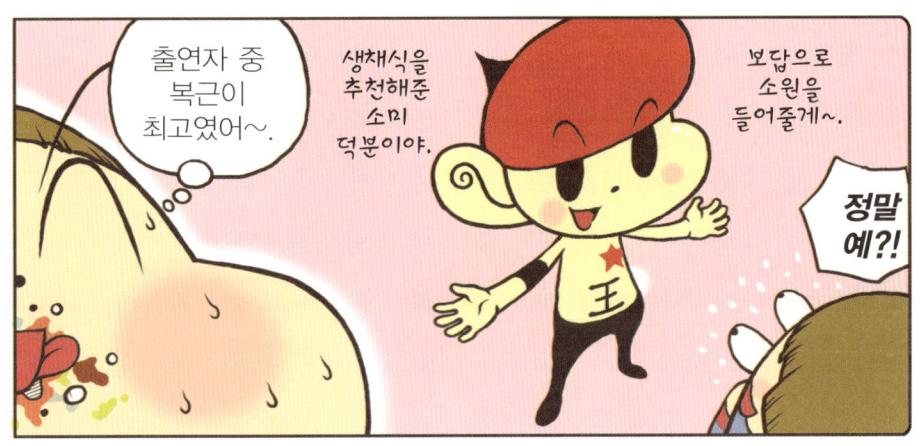

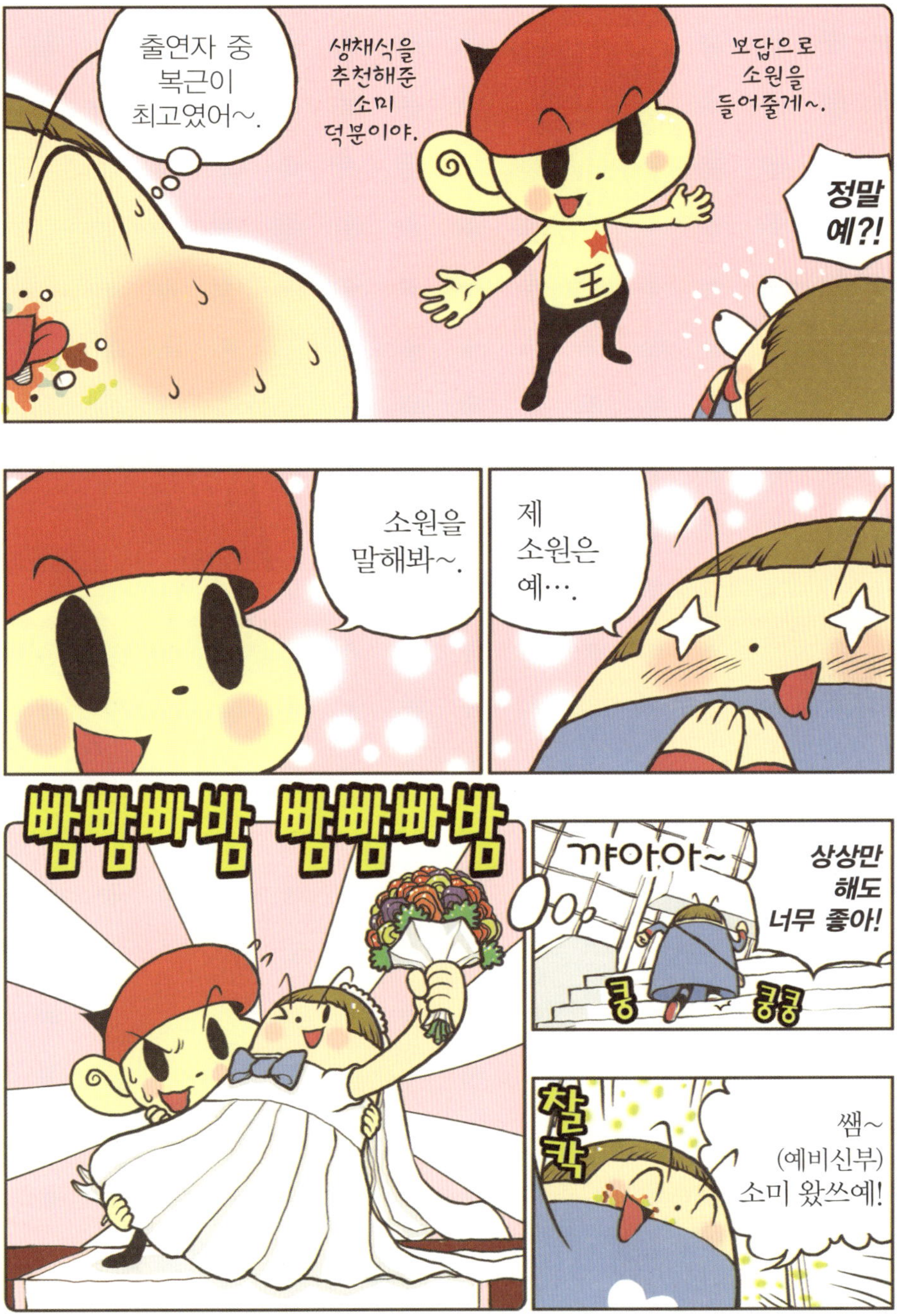

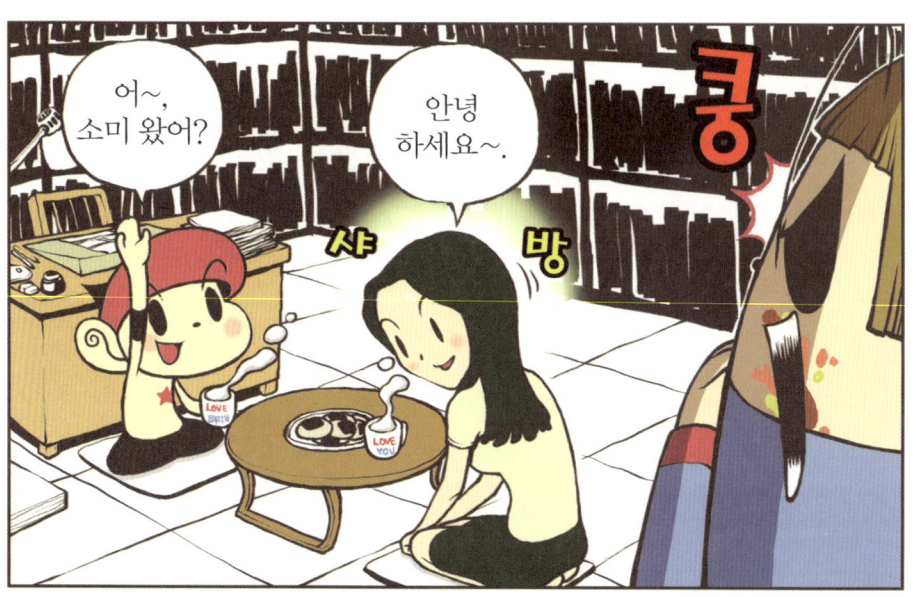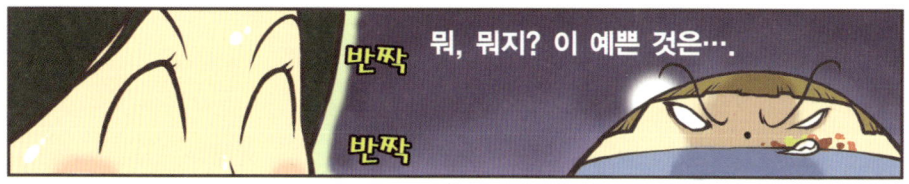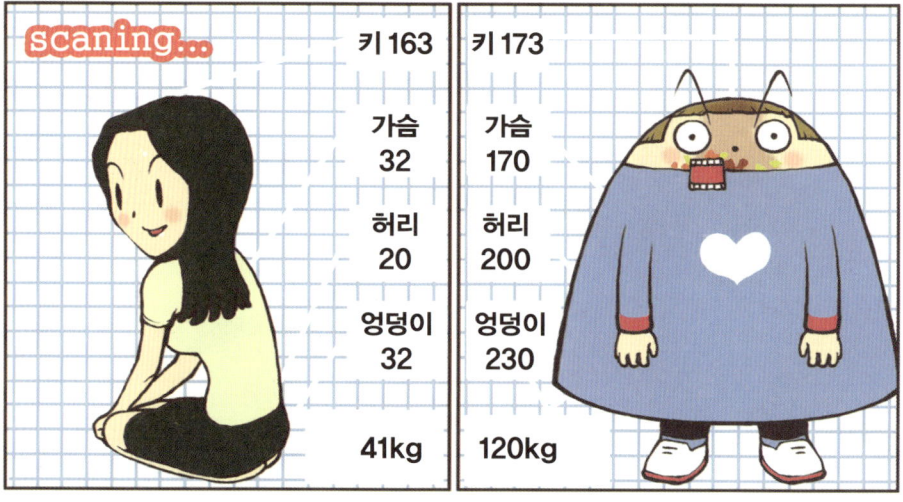

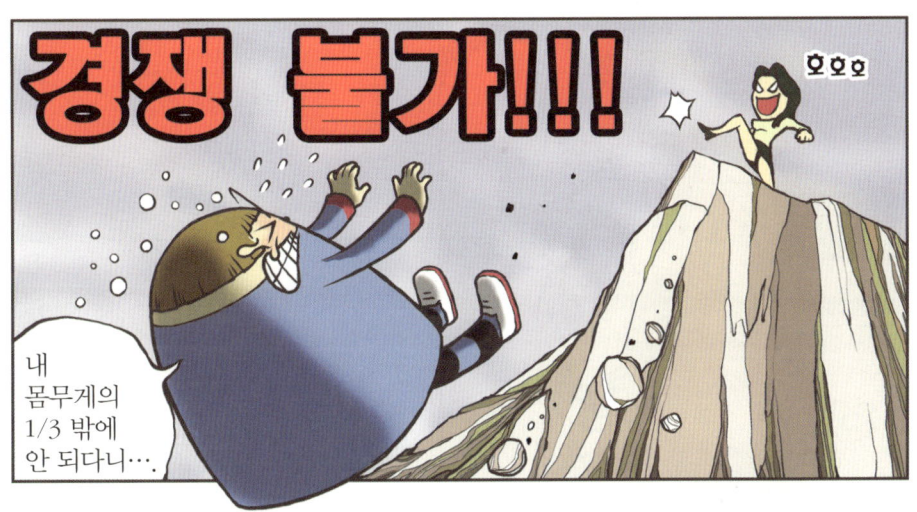
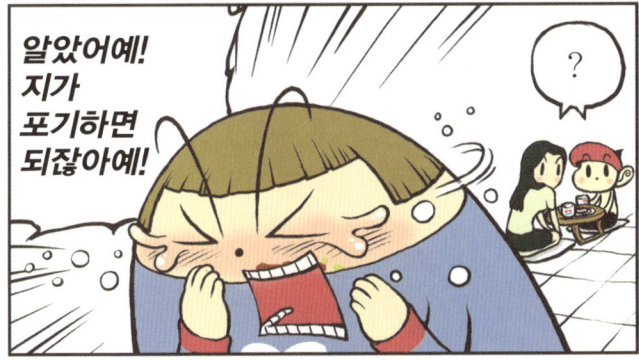
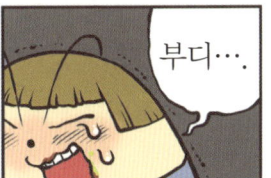
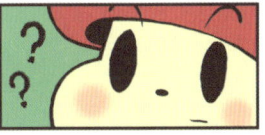
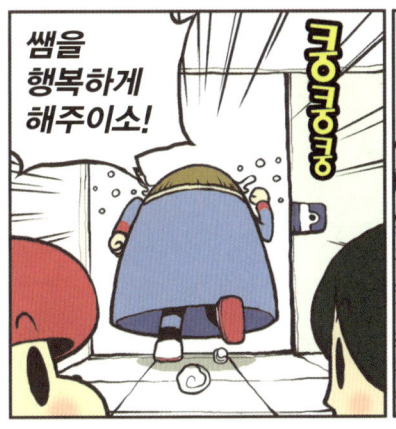
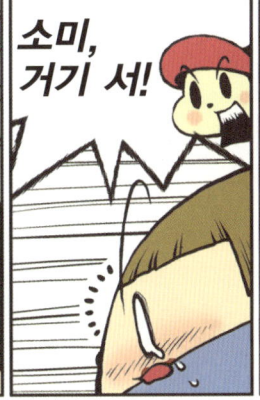
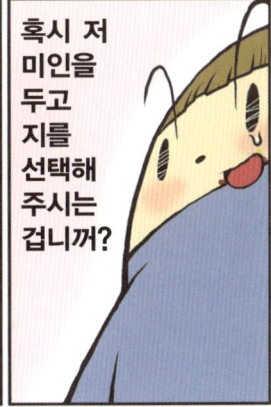

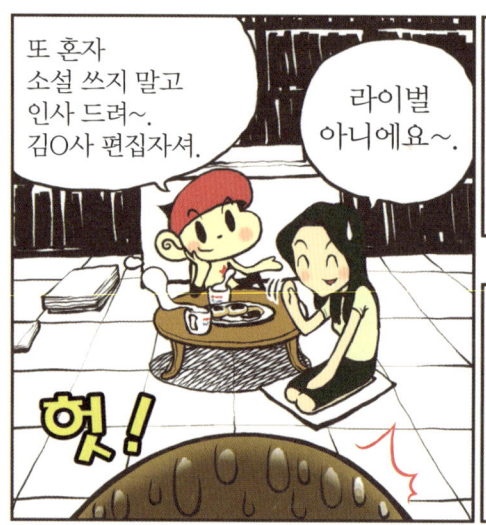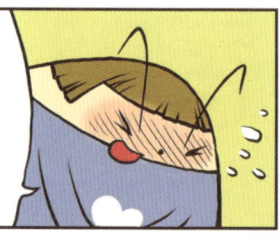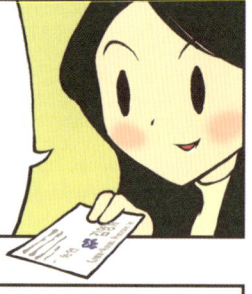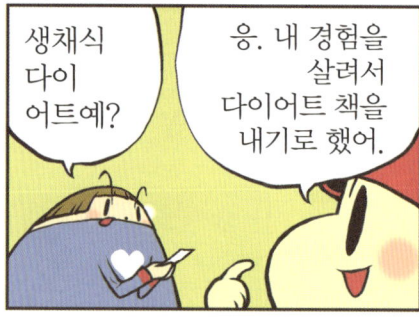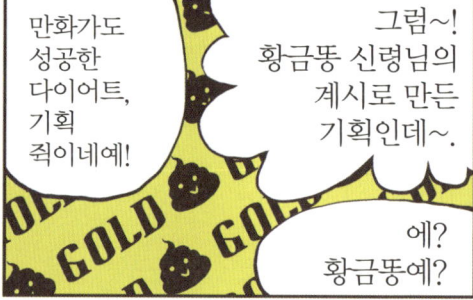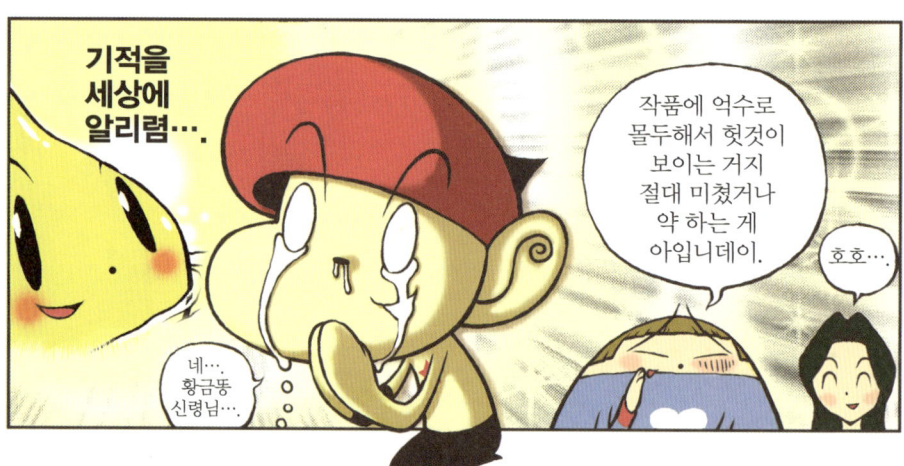

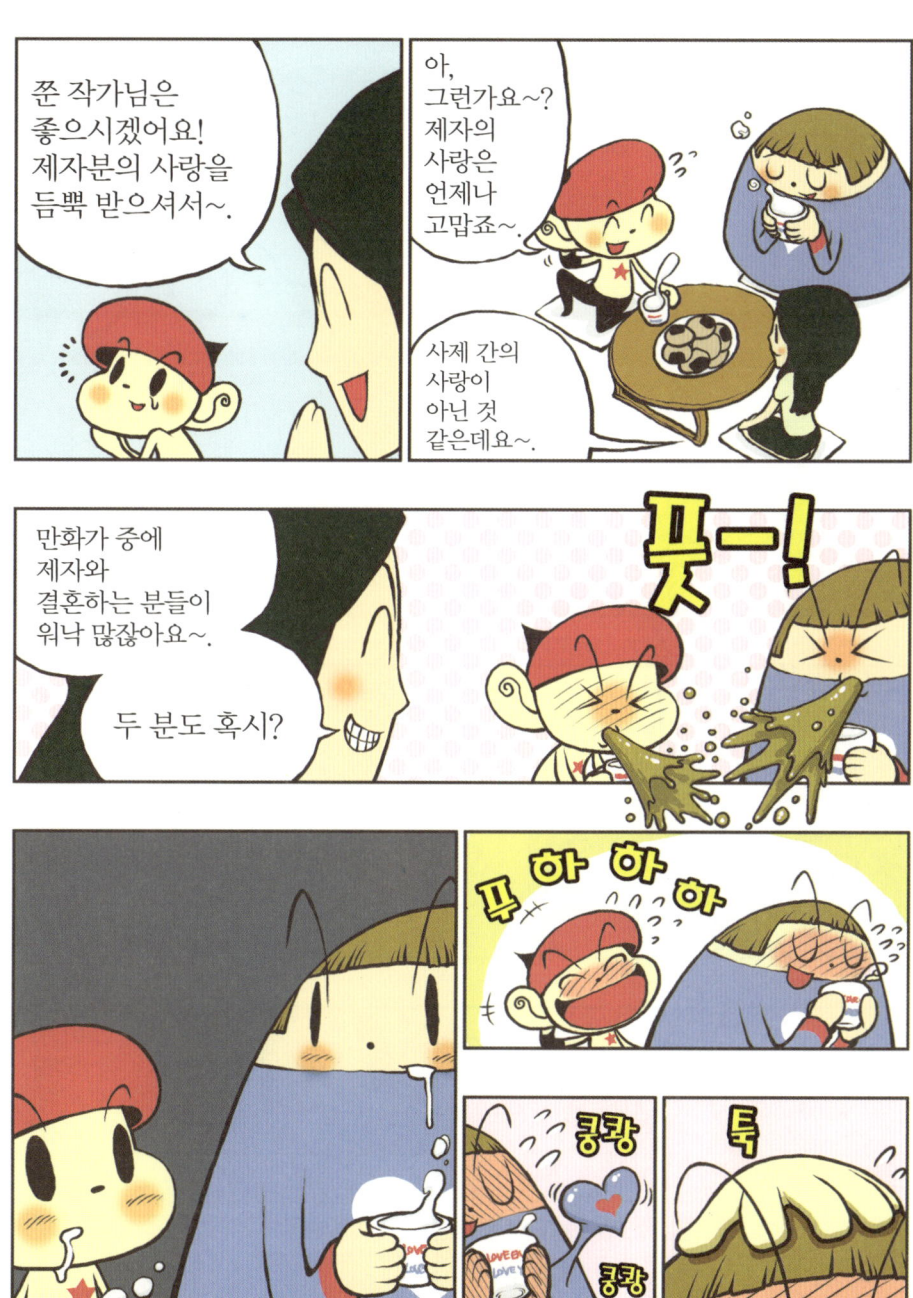

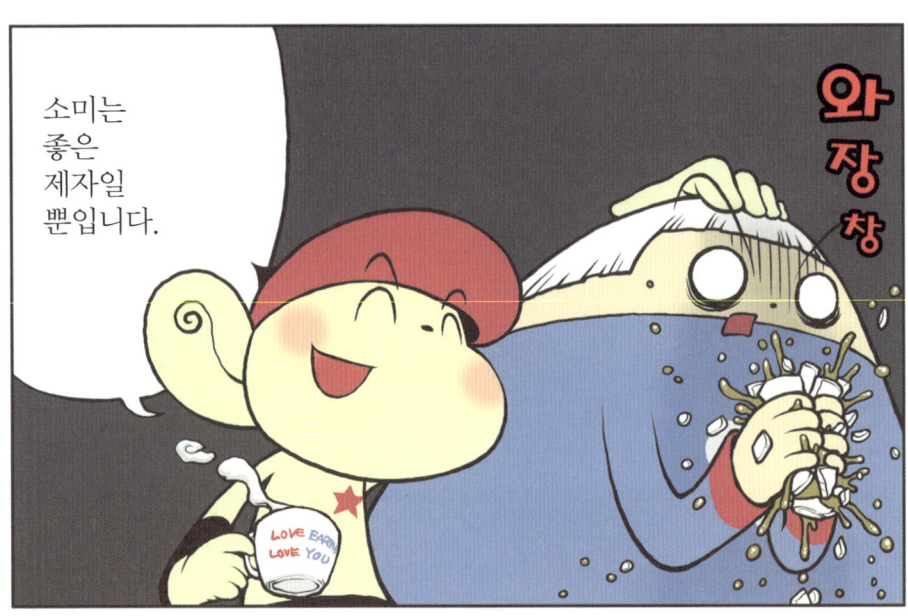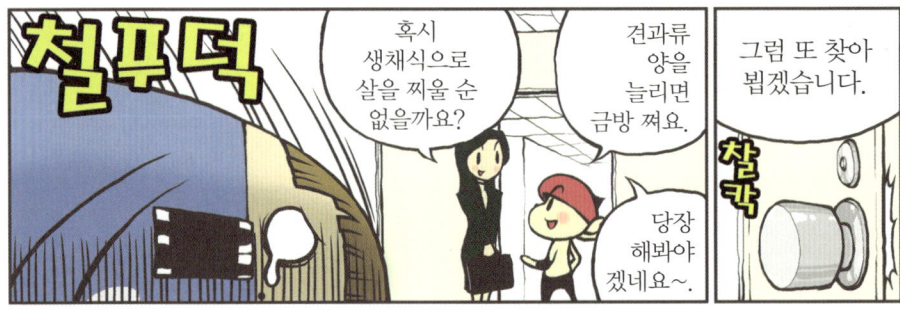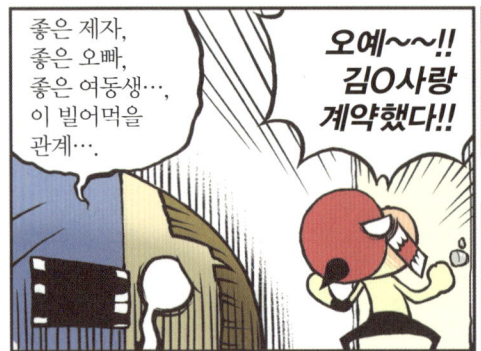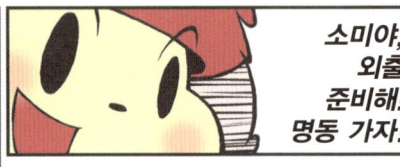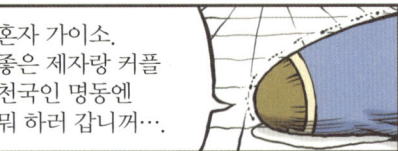

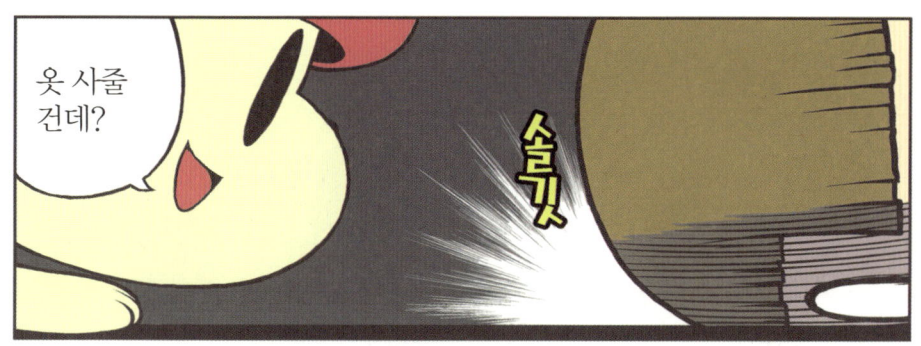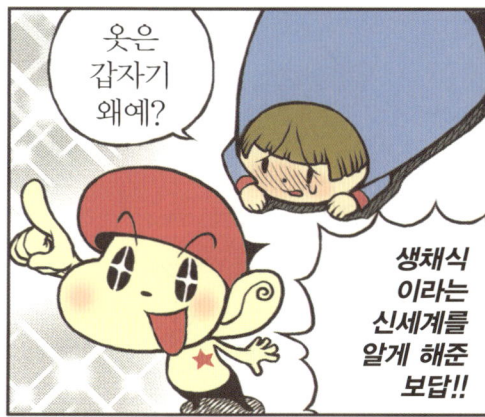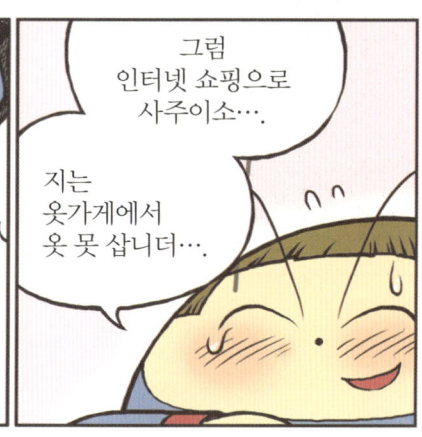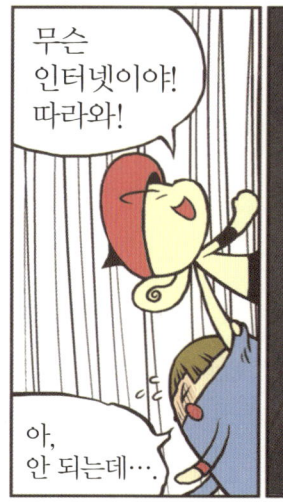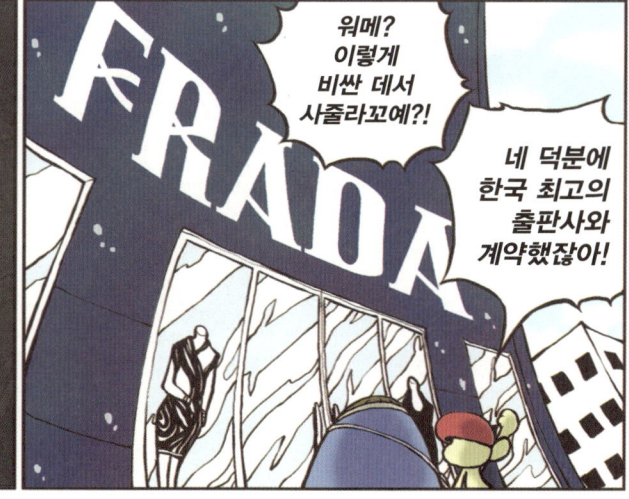

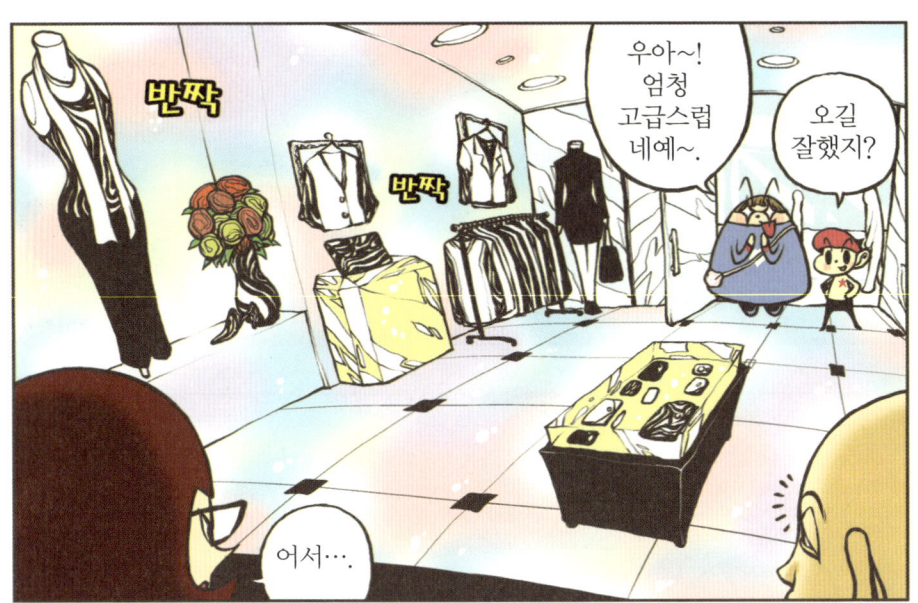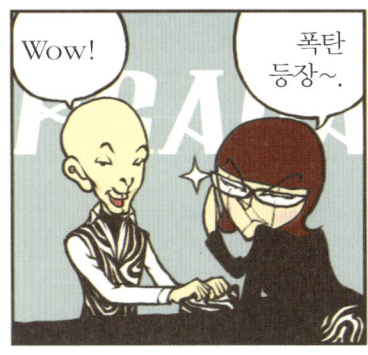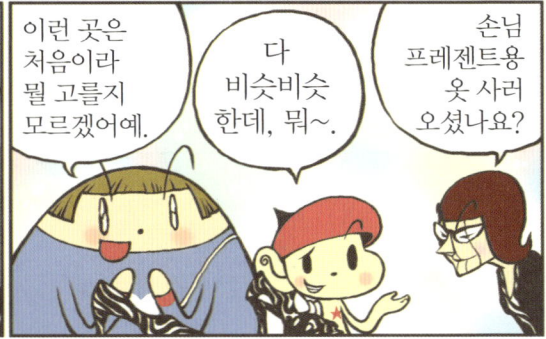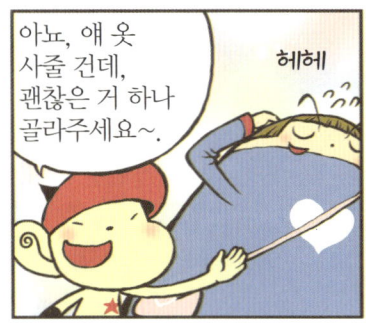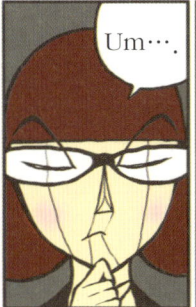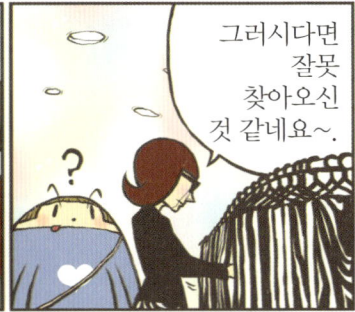

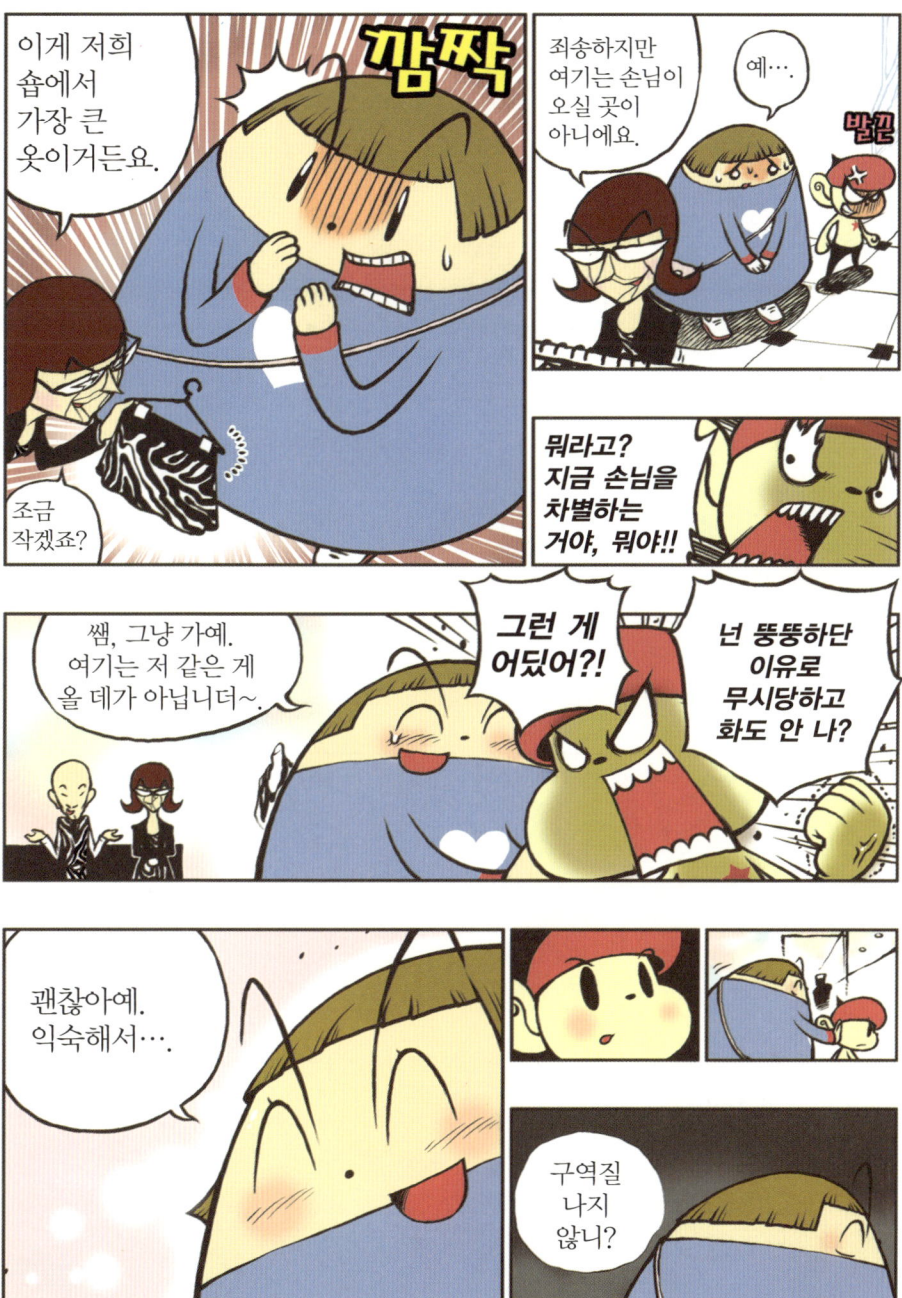

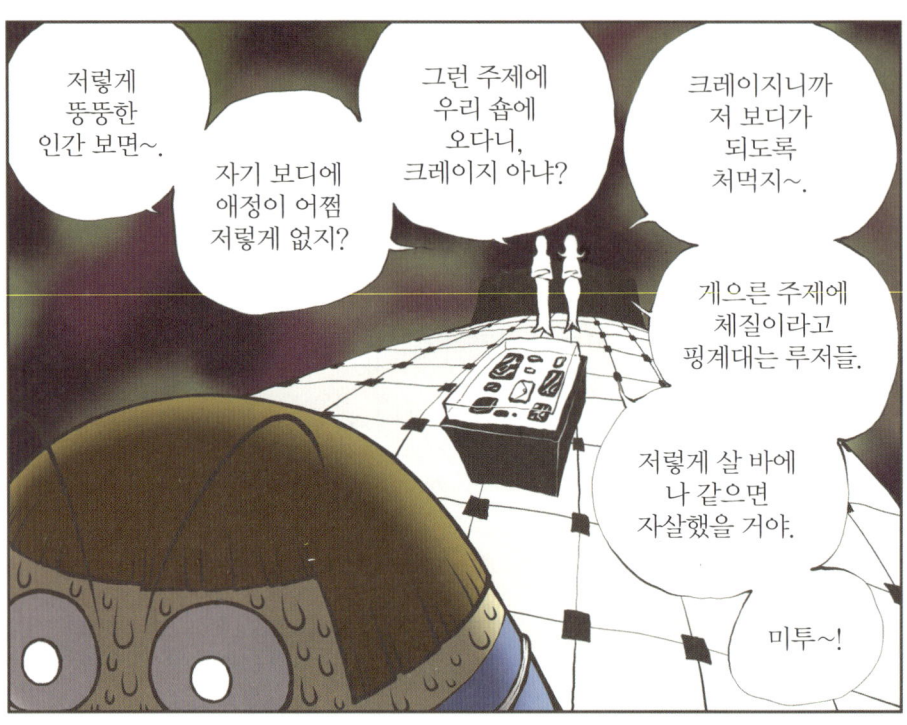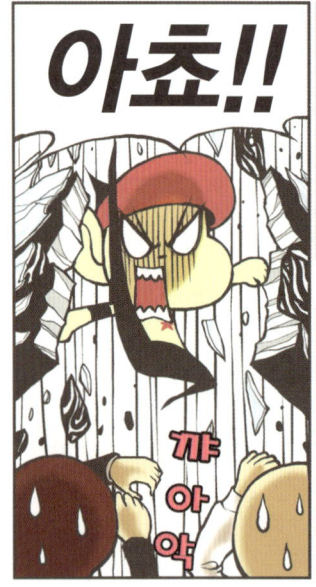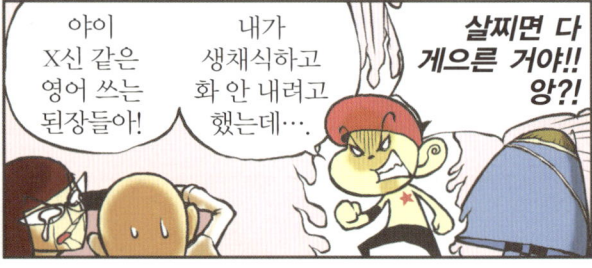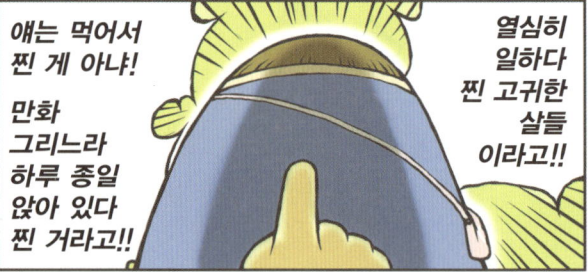

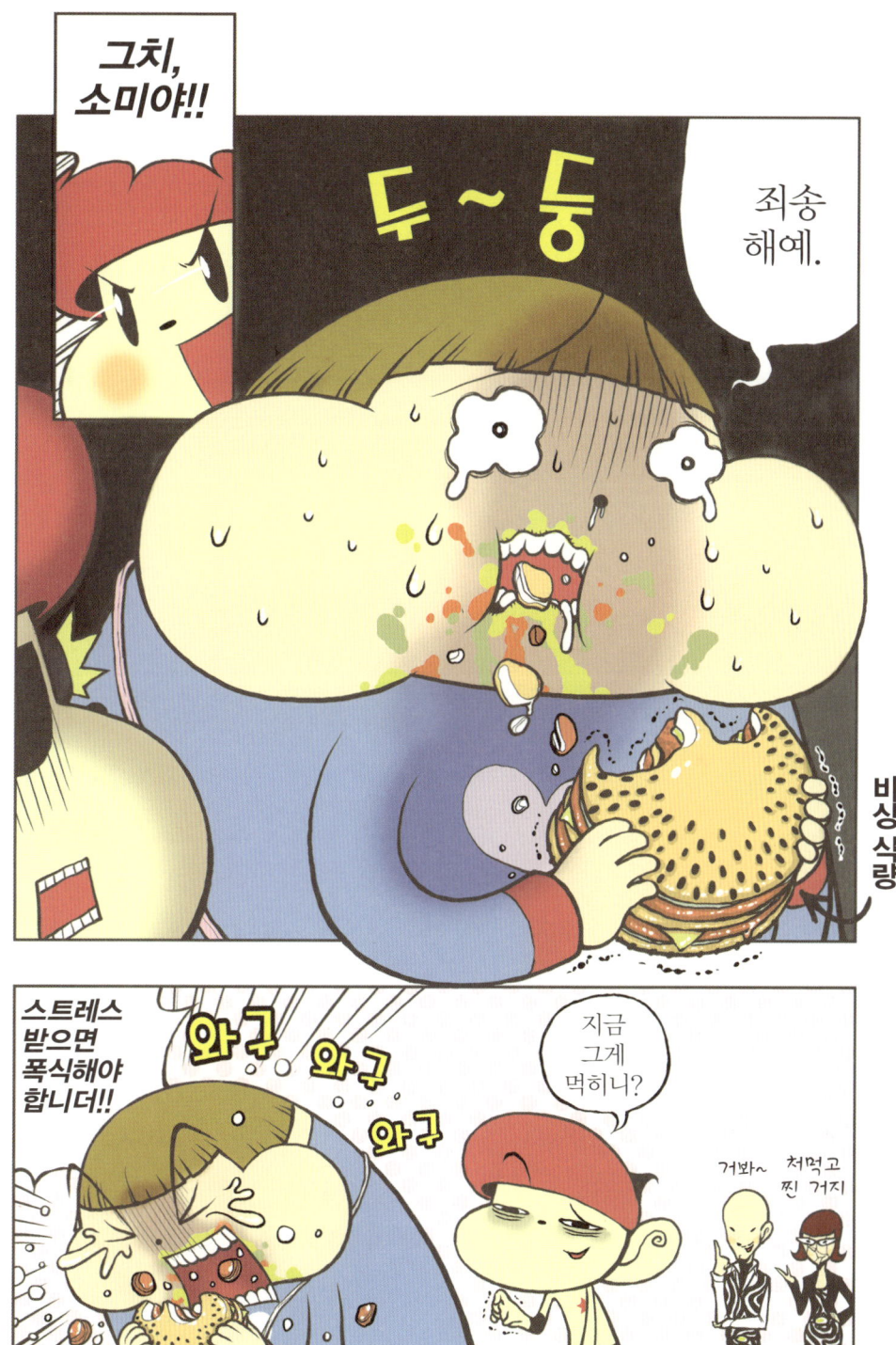

이론과 팁

과연 생채식이 내 몸에 맞을까?

명현 현상

큰 결심을 하고 생채식 첫 끼니를 무사히 마쳤다. 신기하게 식곤증도 없고, 몸이 벌써 상쾌해진 것 같다. 만성 변비 환자였는데 화장실 급행 경고가 뱃속에서부터 울려 퍼진다. 그리고 폭풍 설사를 아낌없이 쏟아낸다. 그것도 하루 몇 번씩 계속된다. 얼굴에 뽀루지가 생기고, 입천장도 살짝 헌다. 하루에 1kg 가까이 살이 빠지는 것은 좋은데, 혹시 몸이 축나는 것은 아닌지 불안하다. 그리고 그때쯤 어림 반 푼어치도 없는 생각이 든다.

"생채식이 내 몸에 안 맞는 것은 아닐까?"

그러나 지구에서 가장 깨끗한 식단인 생채식이 안 맞는 사람은 이 세상에 존재하지 않는다. 그동안 먹었던 음식들이 당신과 잘 맞았다면 당신은 질병과 비만으로 고생하지 않았어야 했다. 생채식을 시작하고 나타나는 증상들은 당신의 몸이 정화되고 있다는 생생한 증거다.

생채식은 우리 몸의 독소를 해독, 정화시키는 과정에서 숙변을 설사의 형태로 배출시킨다. 독소를 피부로도 배출시키기 때문에 뽀루지가 생기기도 한다. 독소는 호흡을 통해서도 빠져나가므로 입천장이 살짝 허는 경우도 있다. 이 모든 과정은 당신이 몸속에 쌓아둔 독소가 정화되는 명현 현상이다.

▪ 내 몸의 정화 ▪

황성주 박사는 식물에 함유된 엽록소가 깨끗한 혈액을 만들 뿐 아니라 손상된 세포를 재생시키고, 암 세포나 바이러스의 발생을 억제하며 해독과 항알레르기 작용에도 탁월하다고 밝혔다.

특히 열을 가하지 않아 효소가 파괴되지 않은, 효소가 살아 있는 생식을 하면 풍부한 식품 내 효소가 체내 대사를 원활히 한다고 말한다. 유독 물질이나 노폐물이 생성되지 않도록 하며, 불필요한 물질들을 배출시키는 역할까지 하게 된다는 것이다.

황성주 박사의 말처럼 생채식은 우리 몸의 독소를 해독하고 정화시킨다. 짧으면 몇 주, 길면 두 달까지 명현 현상이 이어진 다음에 우리는 생채식의 진정한 가치를 확인하게 된다. 건강의 상징인 황금 변을 보고, 화장품을 바르지 않아도 번쩍번쩍 발광하는 피부를 확인할 수 있으며, 몸속에 숨겨졌던 각들과 비로소 만난다.

제 기능을 찾은 똑똑한 몸은 나에게 좋지 않은 음식을 거부하는 힘도 가지게 한다. 생채식을 했을 때 가볍던 몸 상태가 일반식을 했을 때 얼마나 부담스럽게 다가오는지 직접 느낄 수 있을 것이다.

　드디어 비참한 음식의 노예에서 해방이다. 생채식을 시작하고 벌어질 명현 현상 앞에서 당신이 해야 할 일은 자연에 대한 의심이 아닌, 몸이 원치 않는 음식만 먹고 살아온 과거의 반성이다.

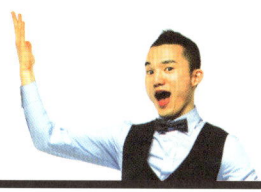

POWER TIP 변화된 내 몸을 느껴라 **명현 현상 네 가지**

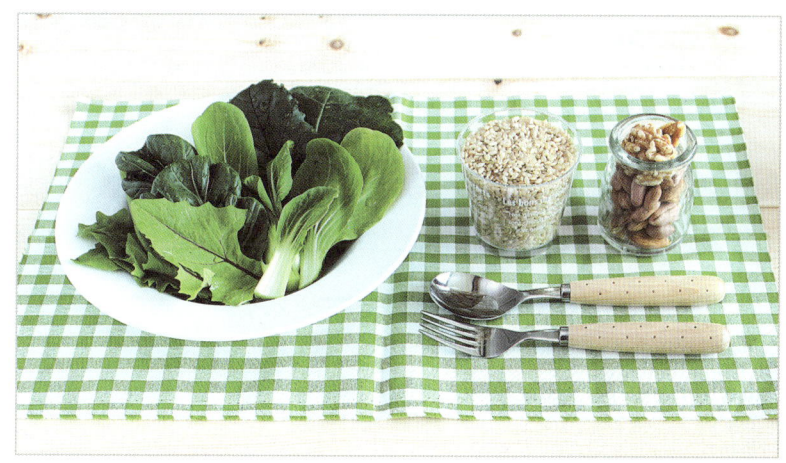

몸을 변화시키는 생채식 식단

이완 반응
이완 반응은 체질을 바꾸는 개선 반응으로 멍한 느낌이나 권태감을 동반한다. 졸리거나 어지러운 증상도 올 수 있는데 1주일 정도면 없어진다.

과민 반응
만성병 환자에게 흔히 볼 수 있는 반응으로 몸이 가진 자연의 기운을 회복하는 과정이다. 발열, 통증, 변비, 설사를 동반하지만 2주일 정도 지나면 대개 가라앉는다.

배설 반응
몸의 독소를 배출하는 과정에서 일어나는 해독 과정으로 여드름, 가려움, 습진, 발진이 일어날 수 있다.

회복 반응
피를 맑게 하는 과정에서 소화불량, 발열, 가슴 답답함, 구토증이 일어날 수 있다.

* 류병호 지음, 《웰빙 생활 생식》 참고

04 비만이 유죄인 사회 2

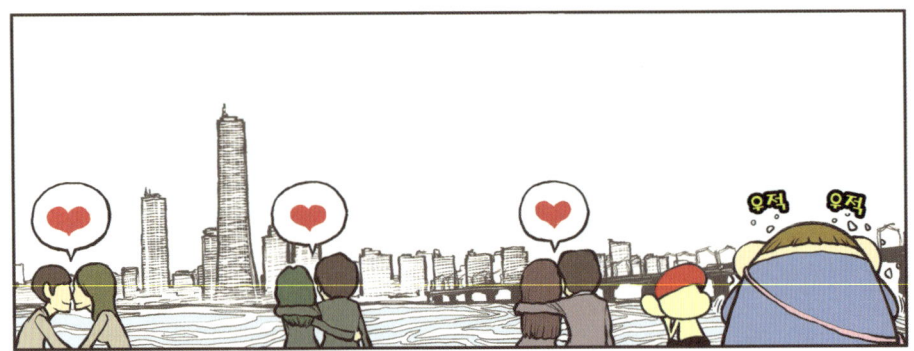

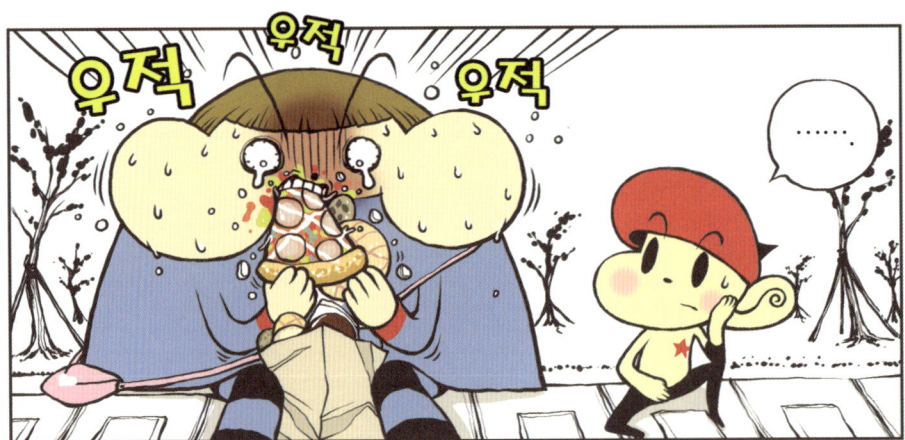

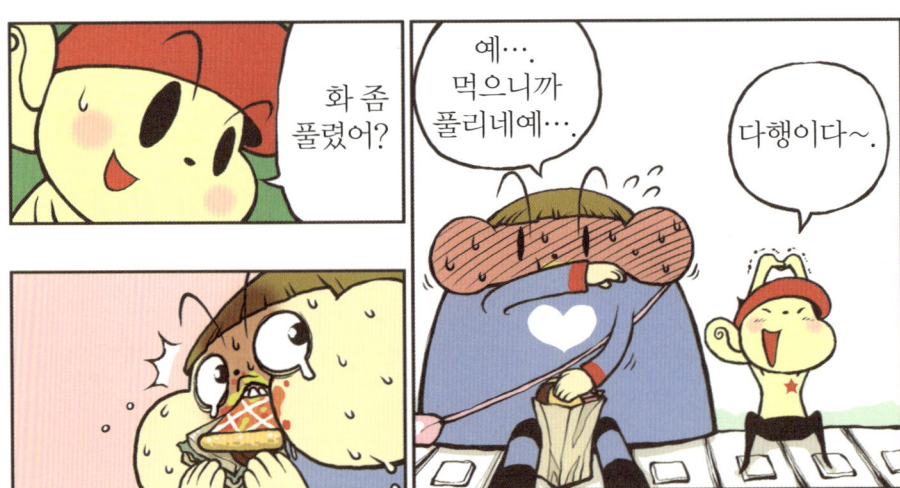

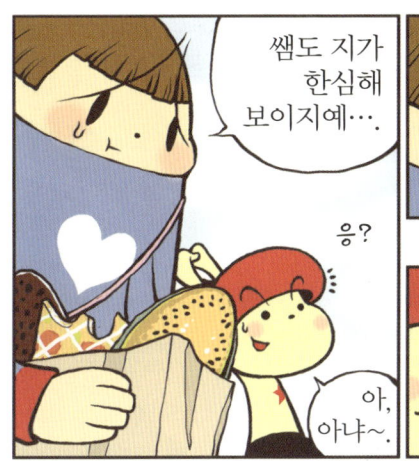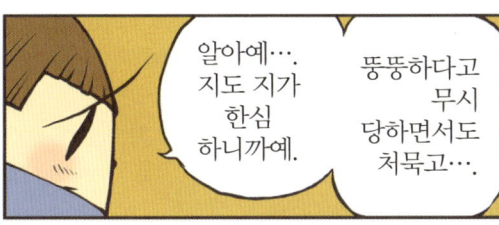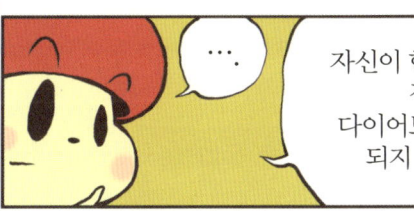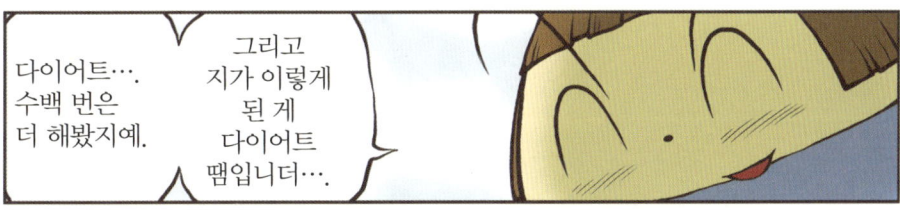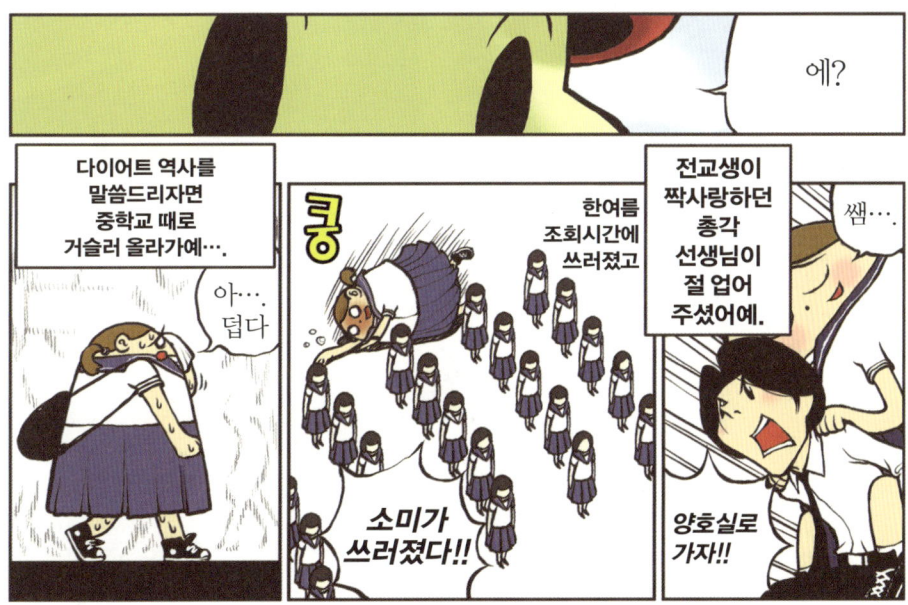

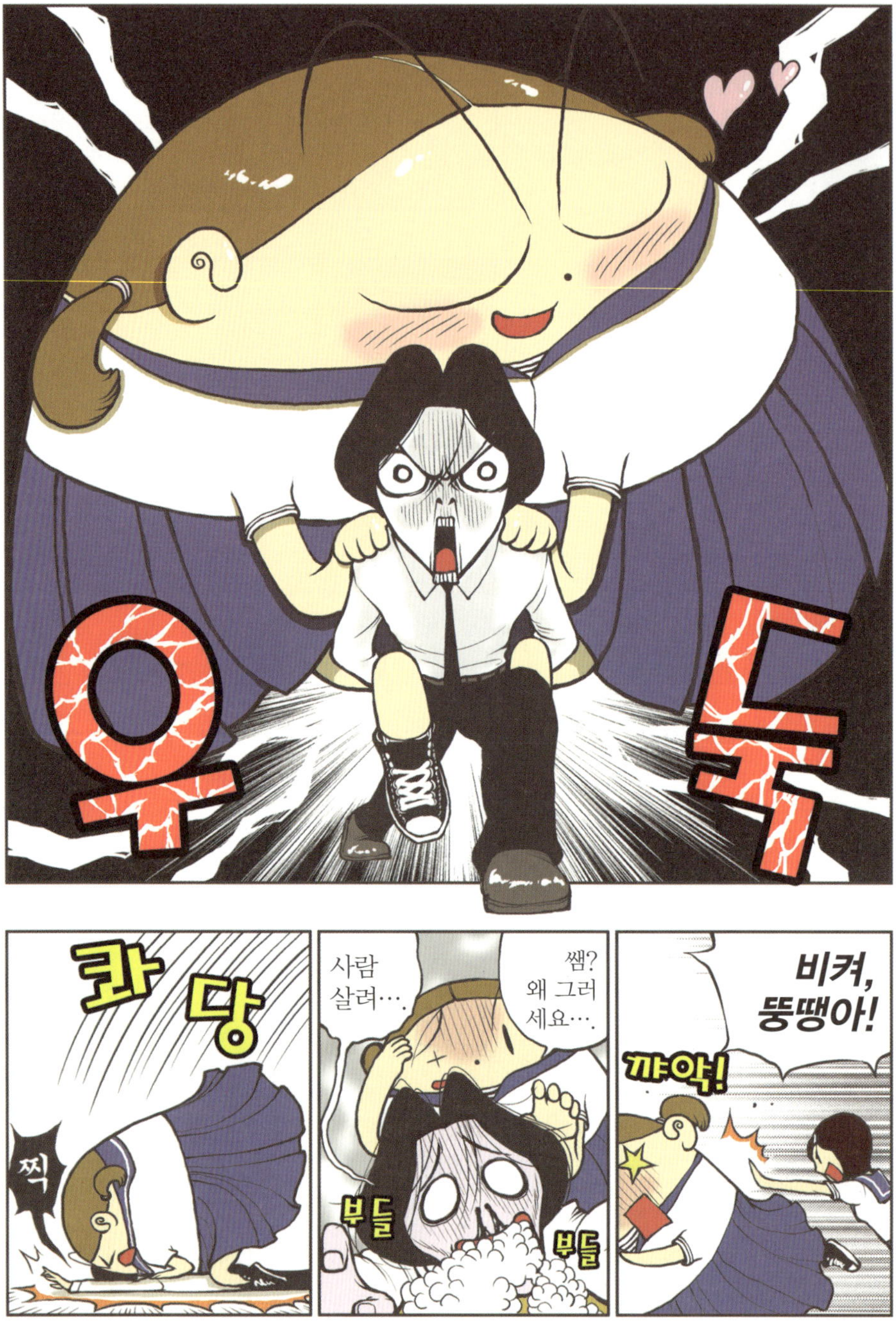

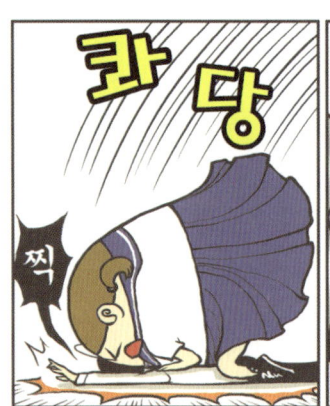
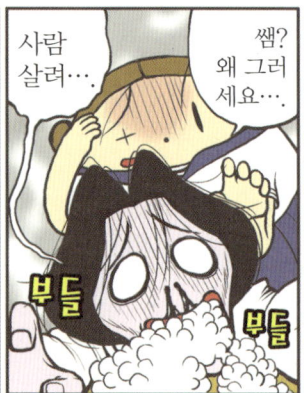
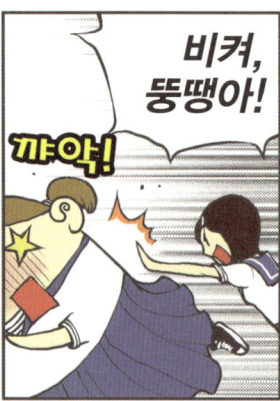

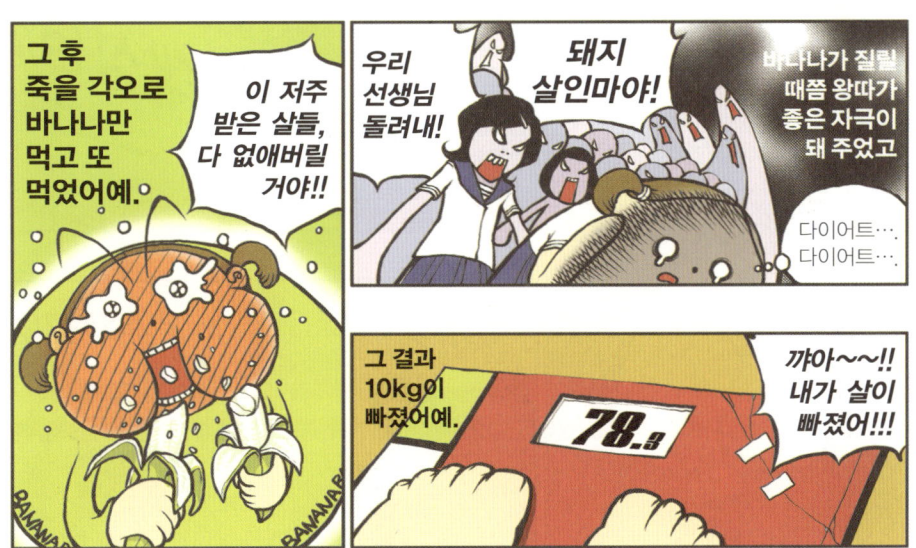

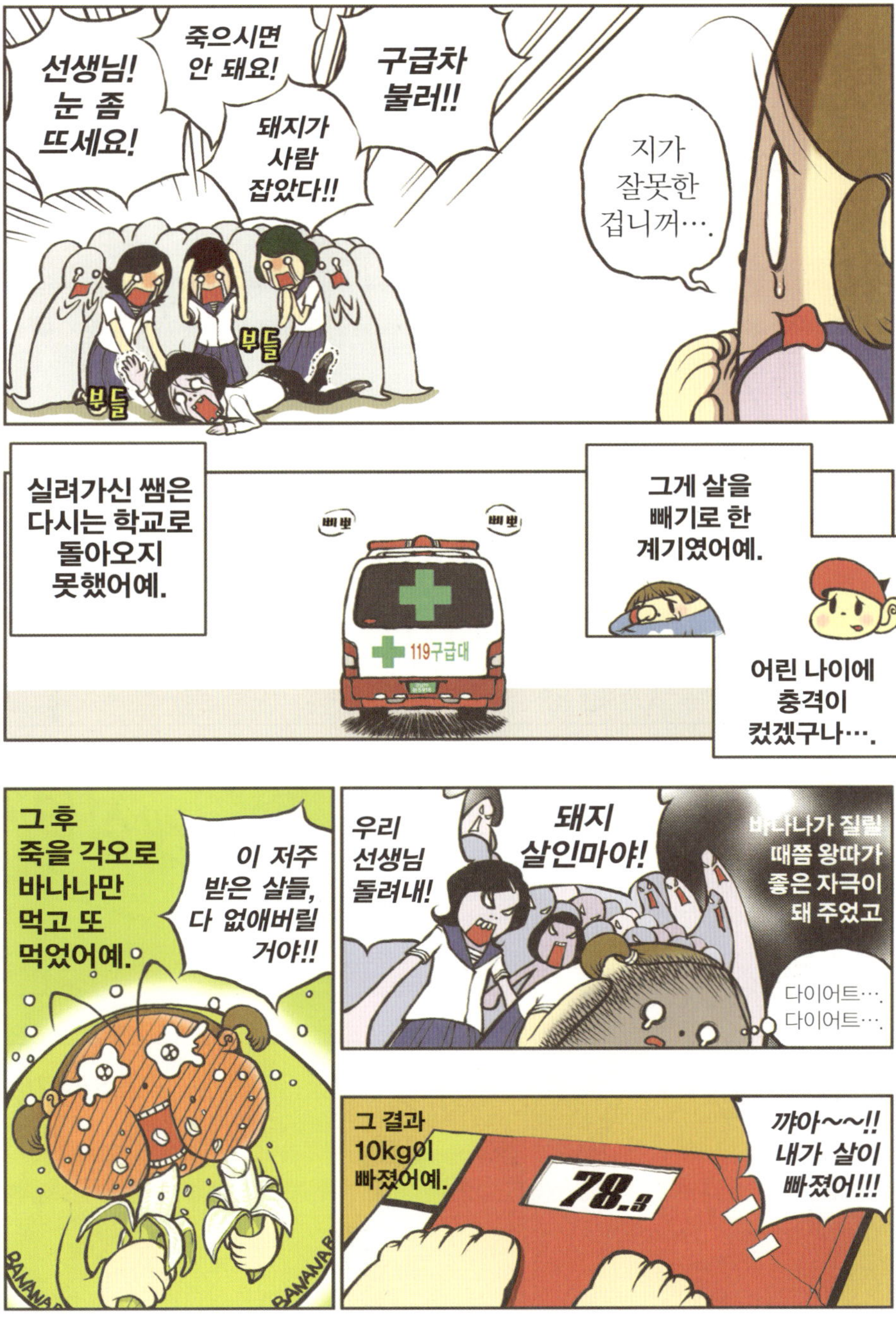

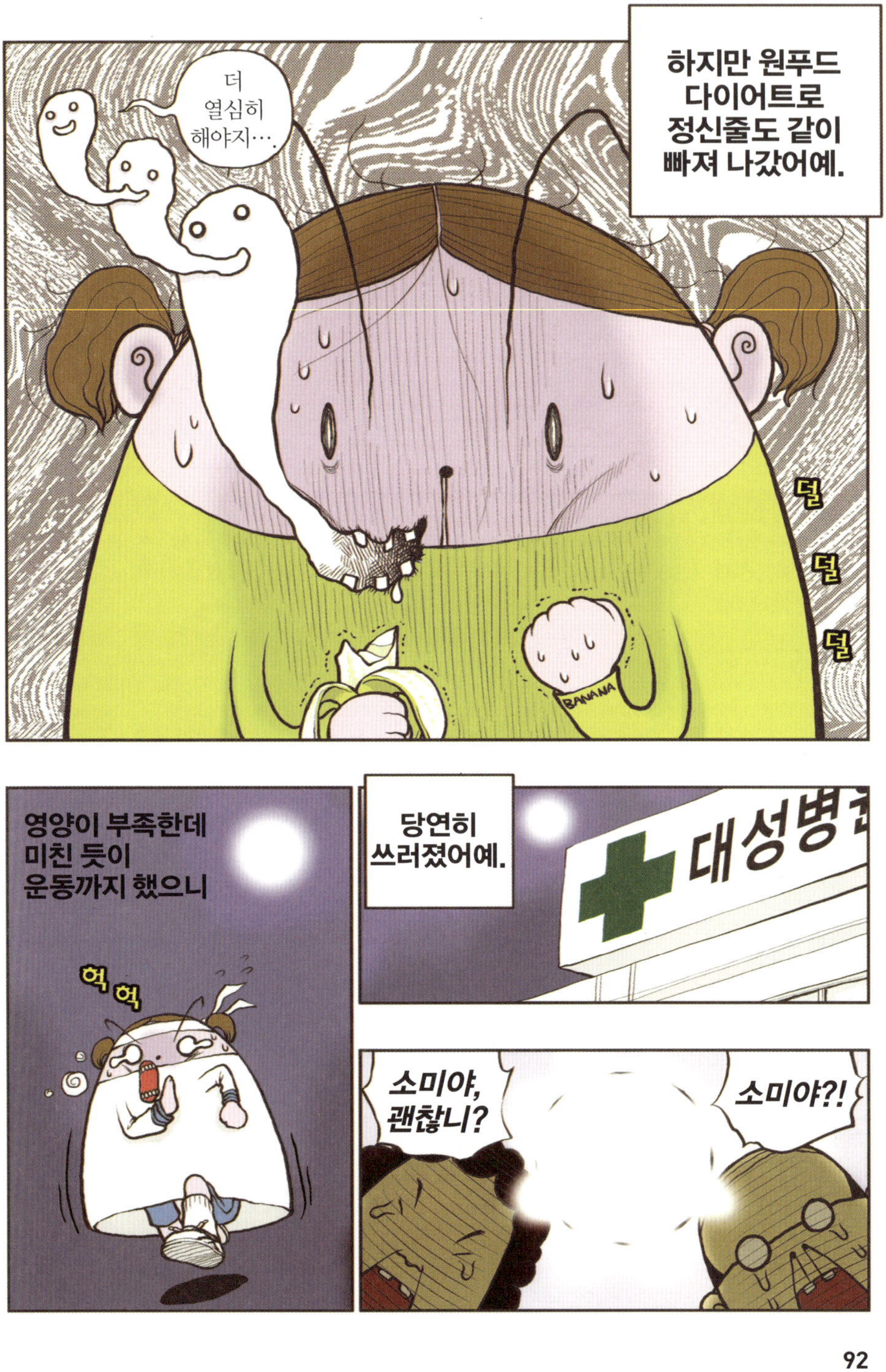

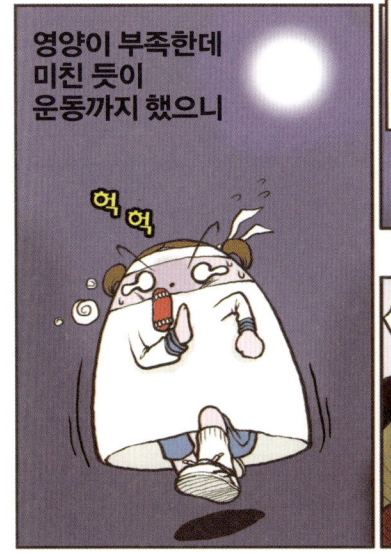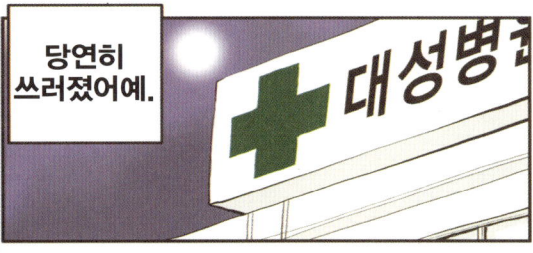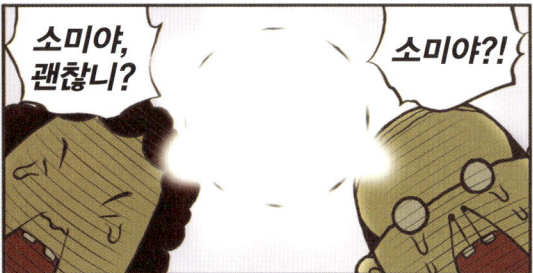

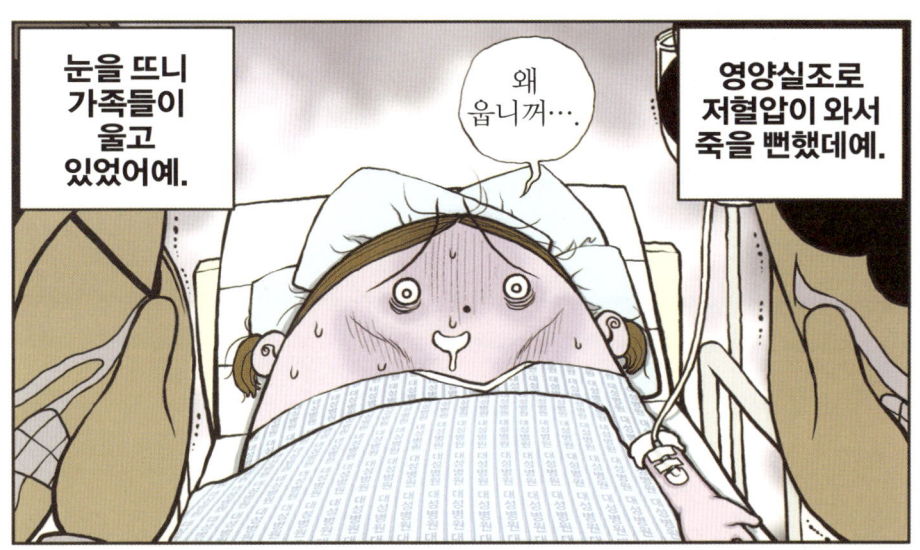
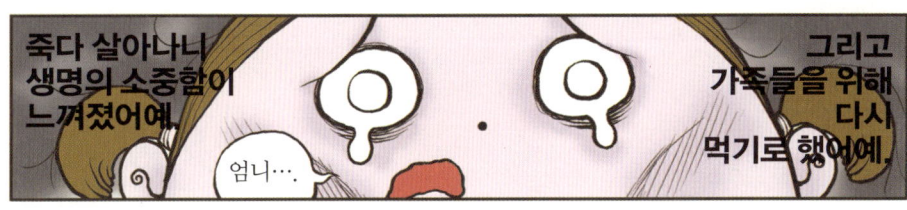
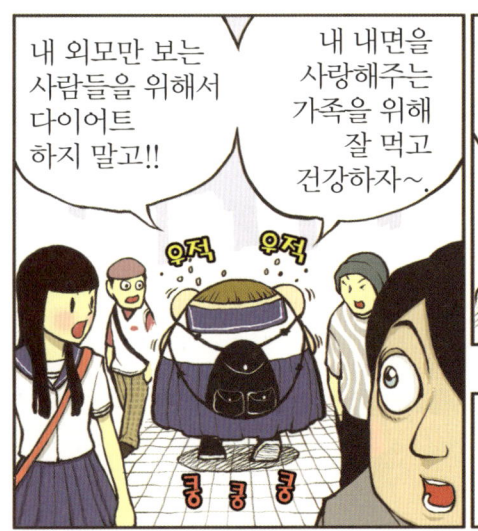
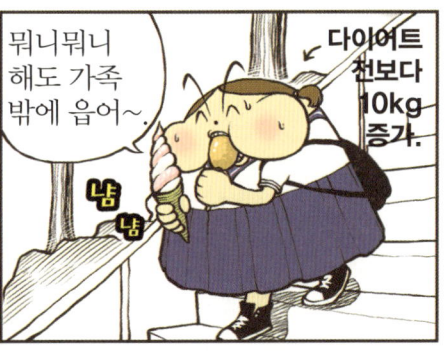
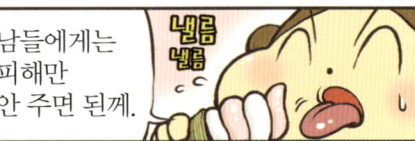

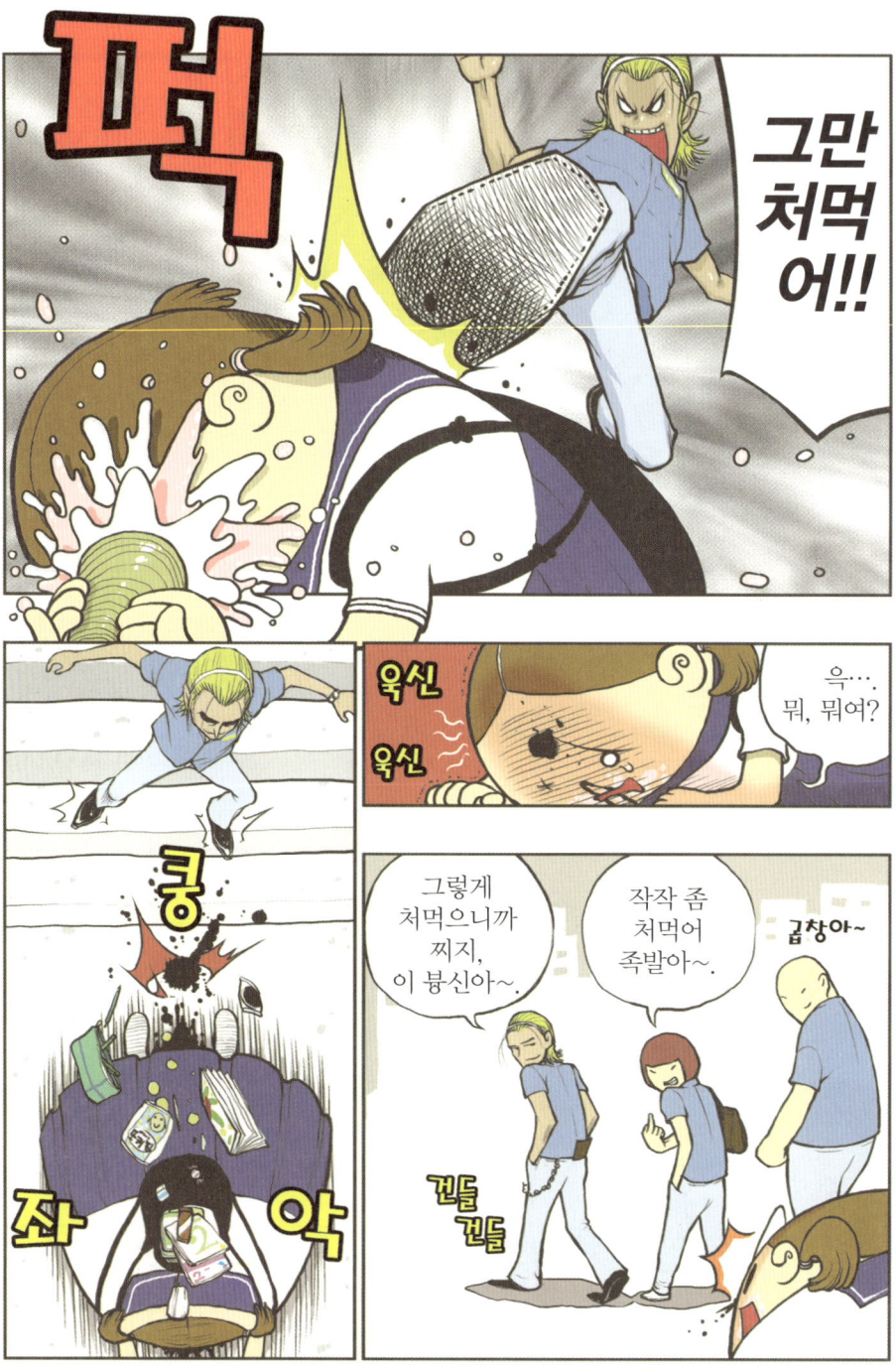

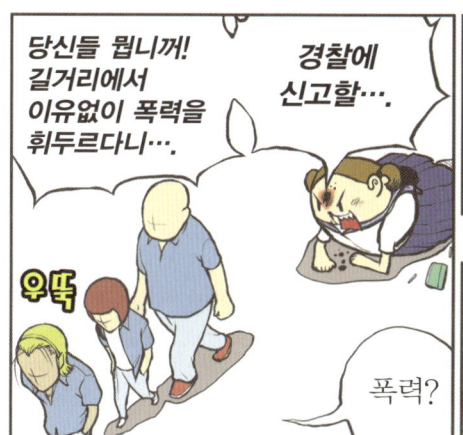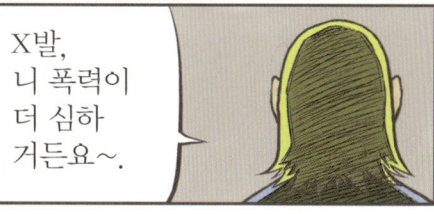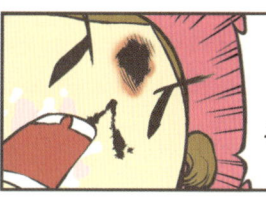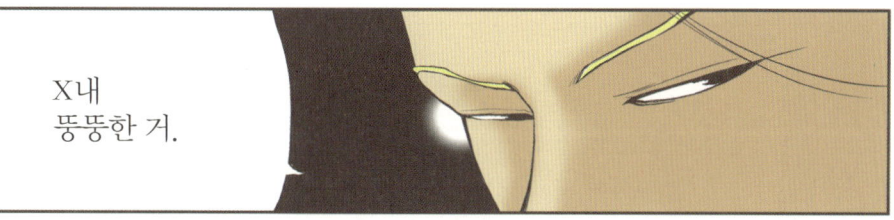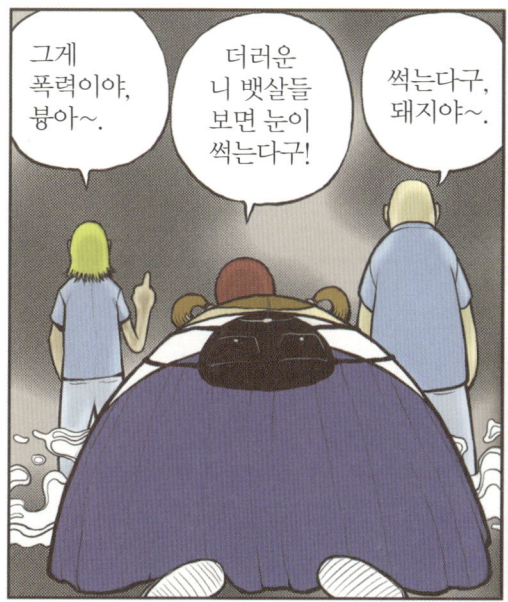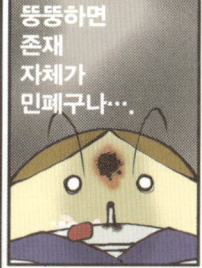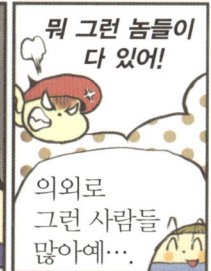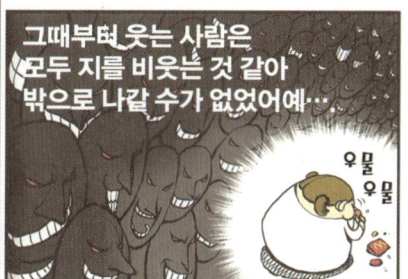

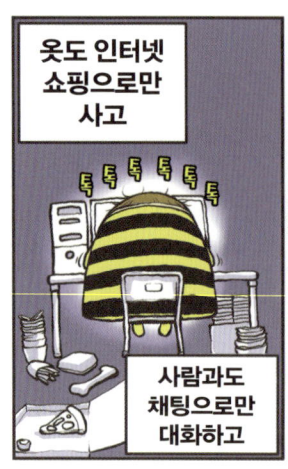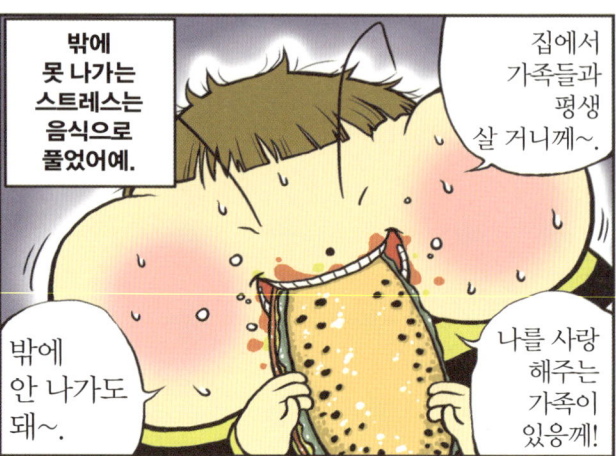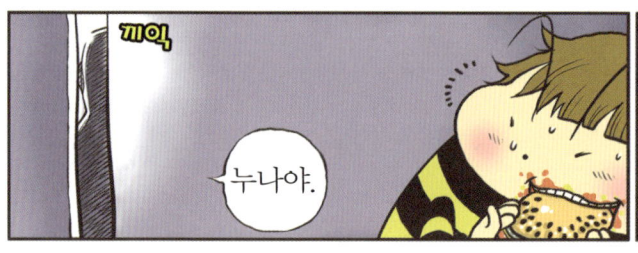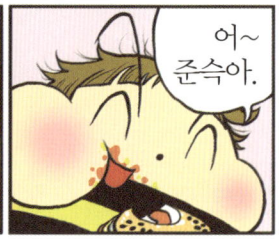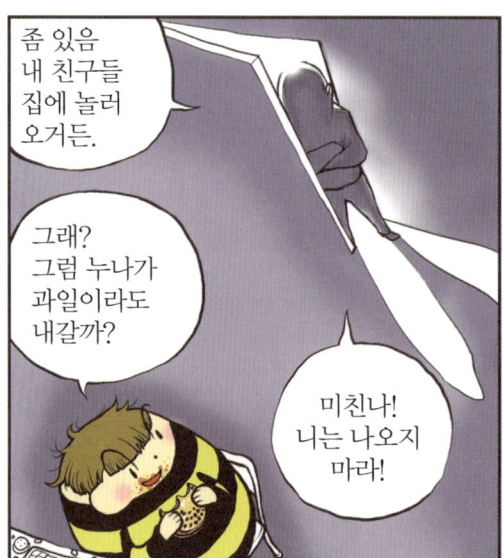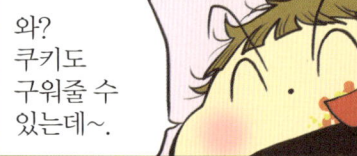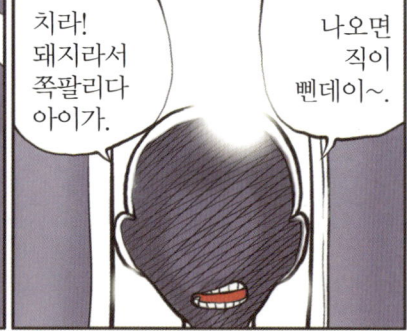

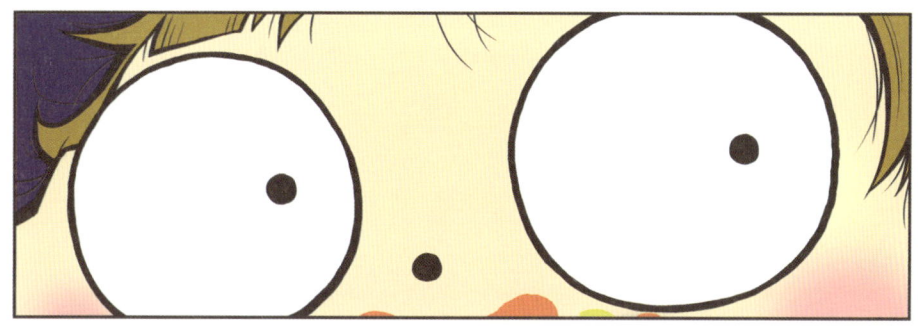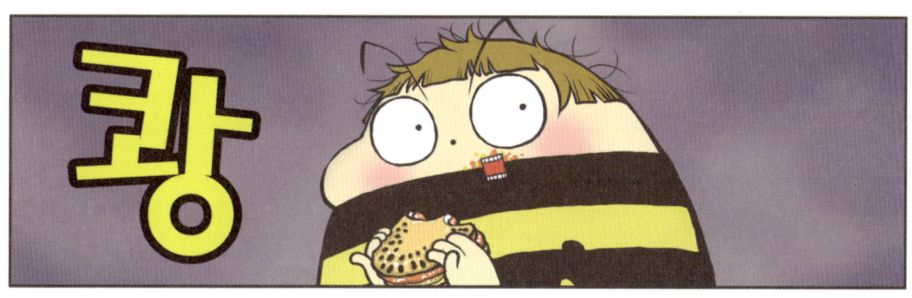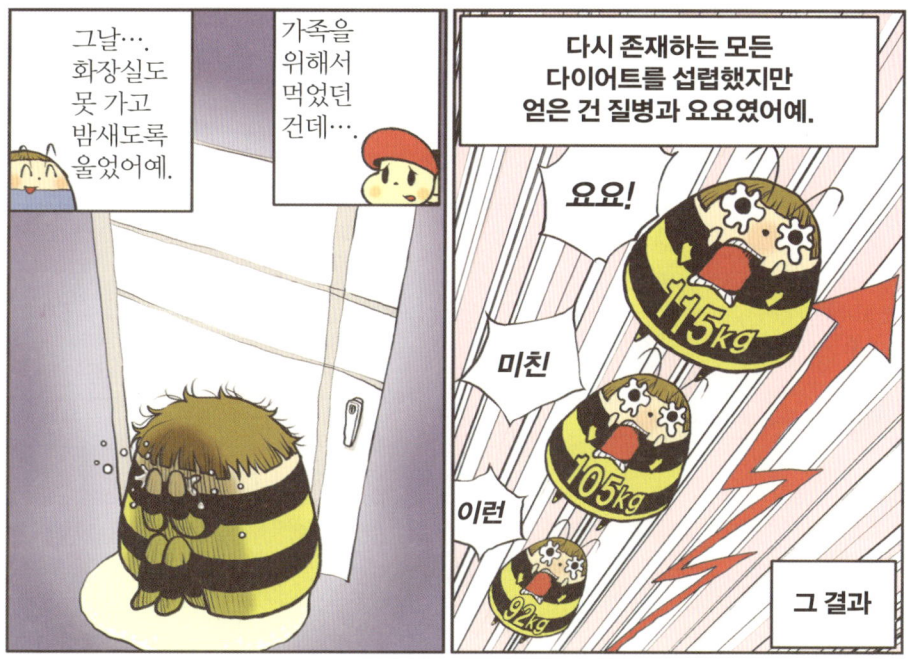

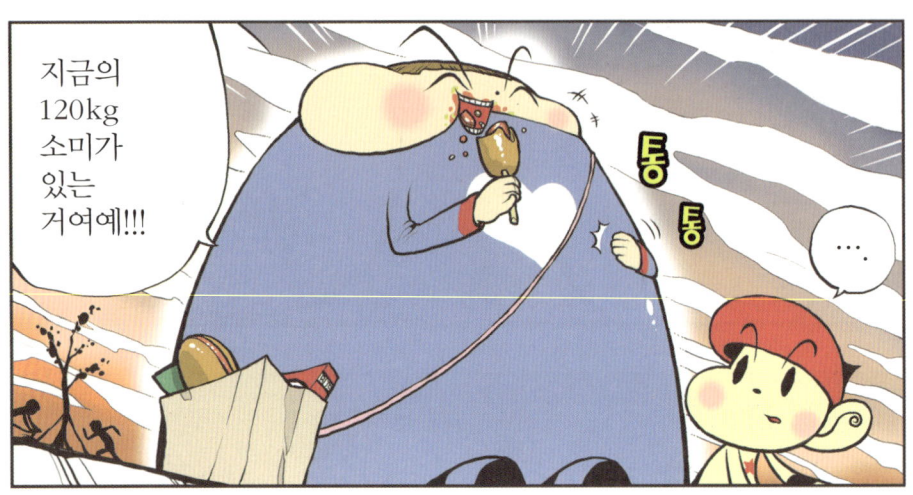
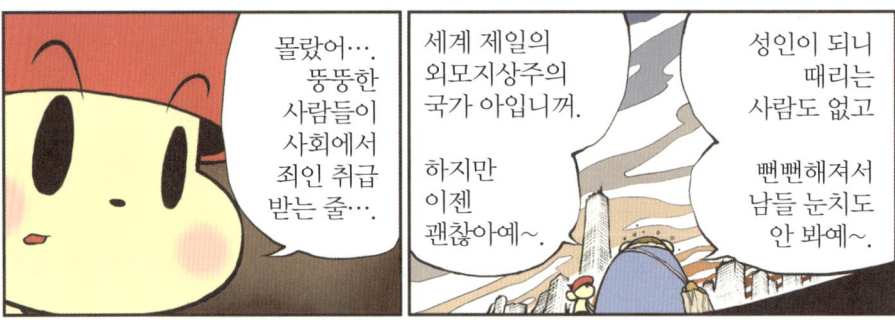
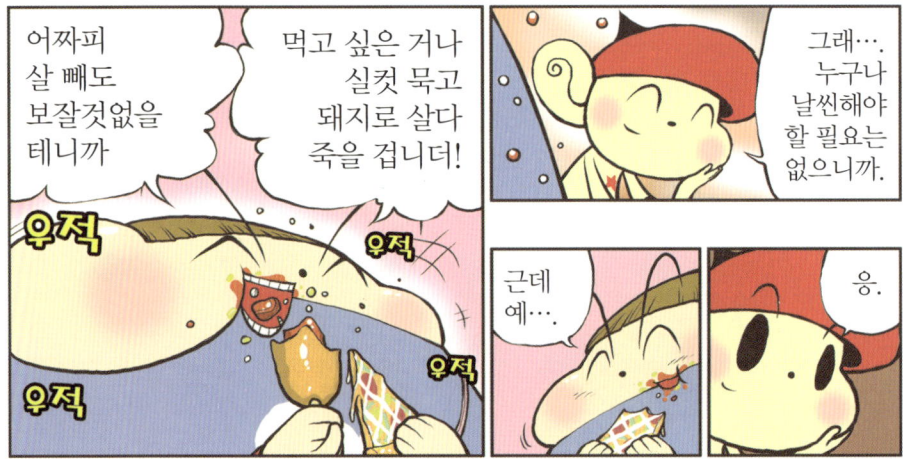

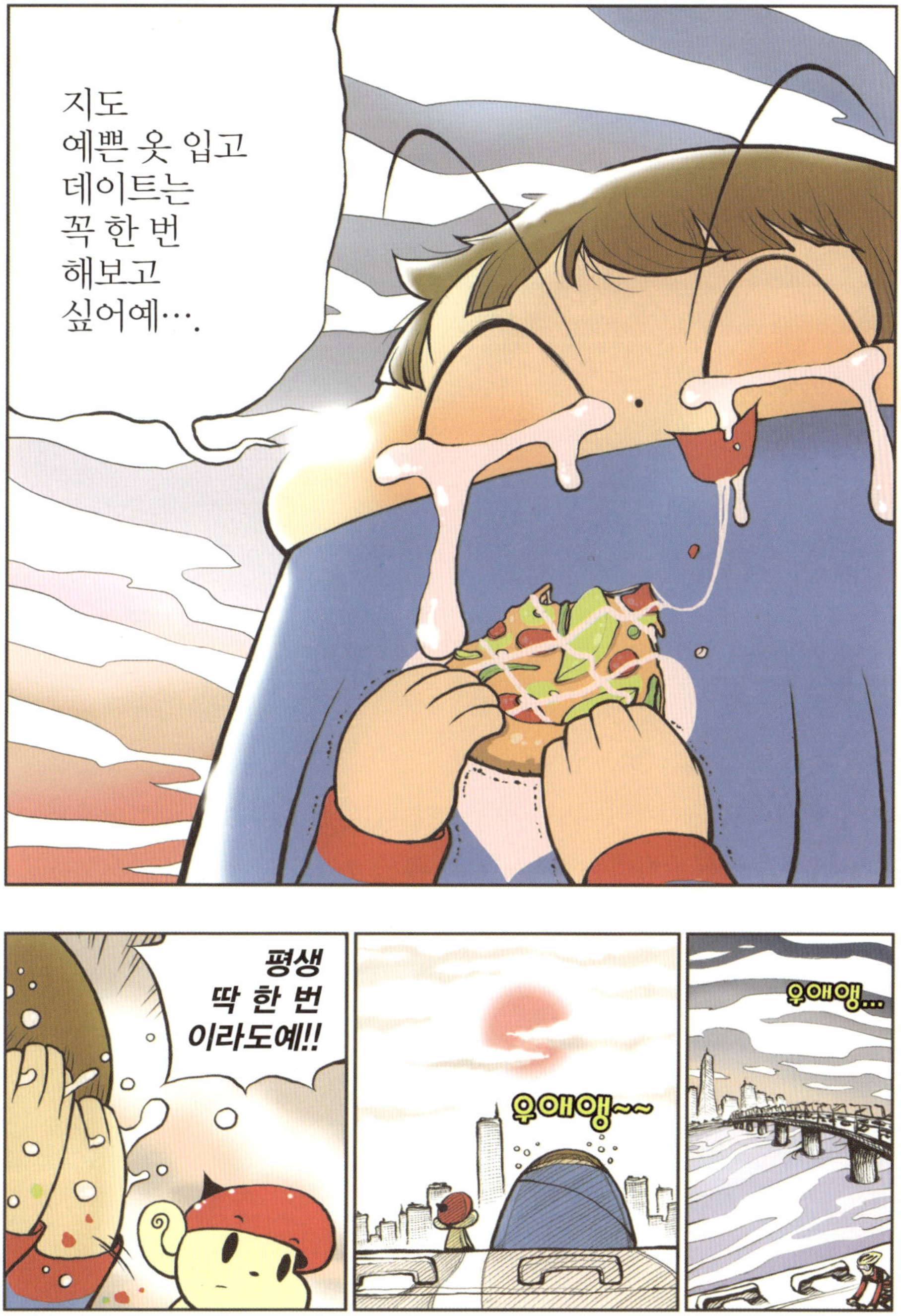

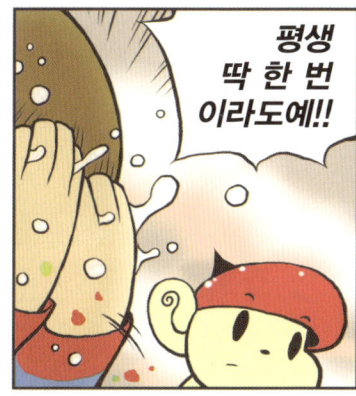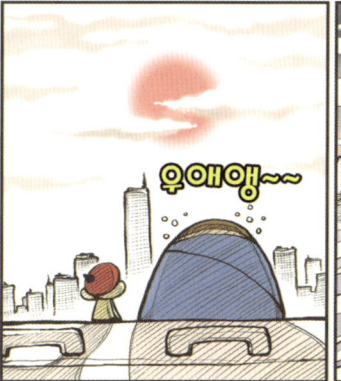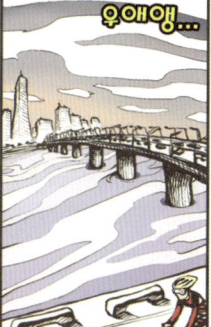

이론과 팁
배생다 초간단 정복 노하우

▪생현미 정복하기▪

생현미 먹기. 아마 시작하기도 전에 배생다를 못하겠다고 생각하는 가장 큰 이유일 것이다.

우리는 영양가 100%인 현미의 껍질을 벗겨 영양가를 5%만 남긴 백미의 맛에 길들여져 있다. 현미밥도 껄끄러워서 못 먹는데 생현미를 어떻게 먹느냐며 손사래를 치는 사람도 많이 보았다.

그러나 현미는 조금씩 천천히 씹다보면 숨은 진가가 드러난다. 현미는 고소한 풍미를 가지고 있고 씹으면 씹을수록 그 맛이 진해진다. 그래도 영 자신 없는 사람이 있다면 현미 적응 3단계를 추천한다.

먼저, 1단계는 '현미 스무디'이다. 현미에 도전하면서 몸의 변화를 느낄 수 있는 가장 기초 단계이다. 현미에 마, 견과류, 두유를 섞어서 블렌더로 살짝 갈아준 뒤 씹어 먹는 것이다.

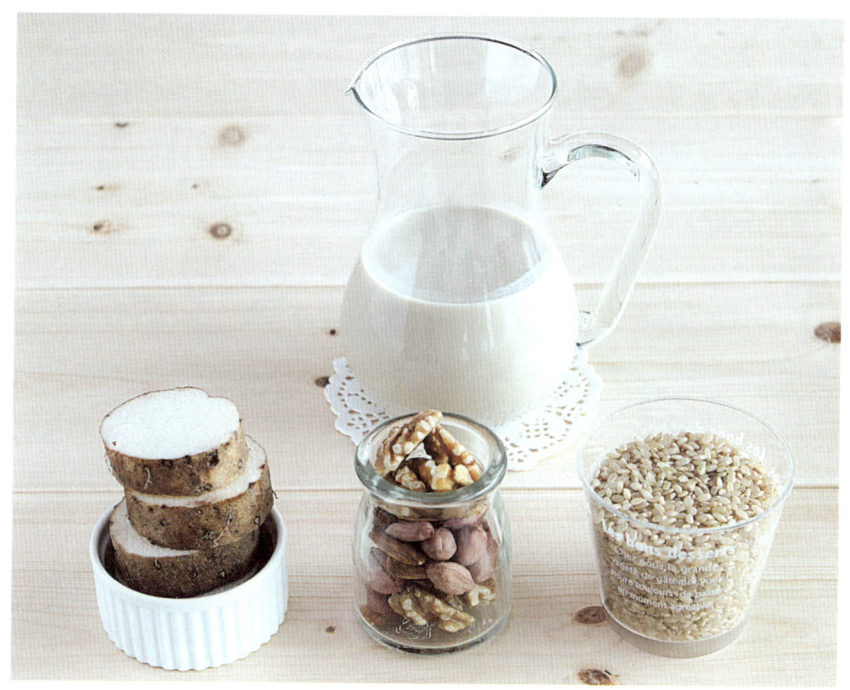

현미 스무디와 재료

그냥 들이켜서는 현미의 맛에 적응할 기회를 놓치고 만다. 반드시 씹어 먹어야 한다.

그 다음은 갈 때 생기는 영양 파괴도 놓치지 않는 현미 적응 2단계, '생현미 불려 먹기'이다.

현미를 물에 담가 자기 전에 냉장고에 넣어둔다. 일어나서 촉촉해진 현미를 씹어 먹는다. 생채식 초보자라도 현미에 대한 거부감만 없다면 '스무디'를 건너뛰고 '불려 먹기'부터 들어가는 것이 좋다.

불리기를 깜빡했다면 현미를 물에 씻어 물을 완전히 따라낸 뒤 한 시간 정도 두면, 꼬들꼬들 바작바작한 식감으로 바뀐 현미를 먹을 수 있다.

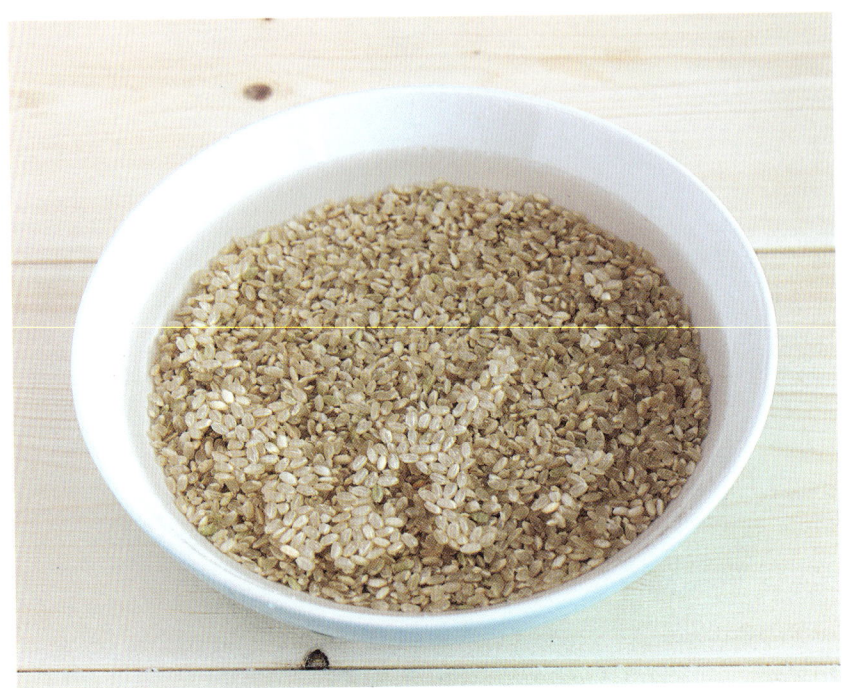

현미 불리기

　이런 수련의 과정을 한 달만 버티면, 현미 먹기의 마지막 단계인 '유기농 현미 봉지 뜯어 바로 먹기'에 도달할 수 있다. 지금까지 말랑하고 살찌는 일반식에 익숙해져 퇴화됐던 치아가 튼튼해져 마치 과자처럼 현미가 씹힐 것이다. 그리고 진정한 현미의 고소함을 맛보게 된다.
　하지만 고수가 된 뒤에도 자만하지 말고, 현미를 반 숟가락씩 입에 넣고 천천히 씹는다는 기본은 지켜야 한다. 소중한 치아를 위해 방심은 언제나 금물! 여기에 다양함을 더하고 싶다면 생김에 싸서, 견과류를 섞어서, 혹은 간 참깨를 섞어서 더욱 맛있고 편하게 먹을 수 있다.

생채소 정복하기

생채소를 먹는 방법에도 요령이 있다. 바로 그린 스무디이다. 생채소가 익숙하지 않은 사람에게 권하는 강추 메뉴다. 그린 스무디는 많은 양의 채소와 과일을 섭취하면서 무난하게 배생다를 시작할 수 있는 안전한 방법이다. 단, 채소에 풍부하게 함유된 비타민은 물과 공기에 노출되는 순간 파괴되기 시작하므로 스무디로 만들자마자 씹으며 마셔야 한다.

그러나 그린 스무디는 생채소에 익숙하지 않은 사람을 위한 요령일 뿐이다. 생채소는 있는 그대로 그냥 씹어 먹는 것이 가장 좋다. 하지만 그린 스무디로 시작해도 곧 혀가 맑아져 생채소의 깊은 맛을 느끼게 될 테니, 조바심 낼 필요는 없다.

주의사항은 광합성을 해서 태양 에너지를 듬뿍 흡수한 녹색 잎을 먹어야 한다는 것이다. 같은 녹색이라는 이유로 그늘에서 자란 오이를 채소로 대체해서는 안 된다. 꼭 쌈밥집에 나오는 쌈 채소들로 고르자.

스무디 만드는 방법은 무궁무진하니, 자신만의 다양한 스무디를 창조해보자. 생채식 생활이 더욱 즐거워질 것이다.

'평생 생채식을 할 수 있을까?' 라는 걱정은 한 달의 노력이면 사라진다. 배생다 매뉴얼을 한 달만 지킨다면 그 어떤 자극적인 음식보다 건강과 활력을 주는 생채식에 빠져들 것이다.

**이제 당신에게 필요한 것은 습관을 바꿀 용기다.
언제까지 당신은 살을 찌우고 병을 키우는 식습관에 휘둘릴 것인가?
아니면 생채식에 적응해 평생 몸짱, 건강짱이 될 것인가?**

간단한 그린 스무디 레시피

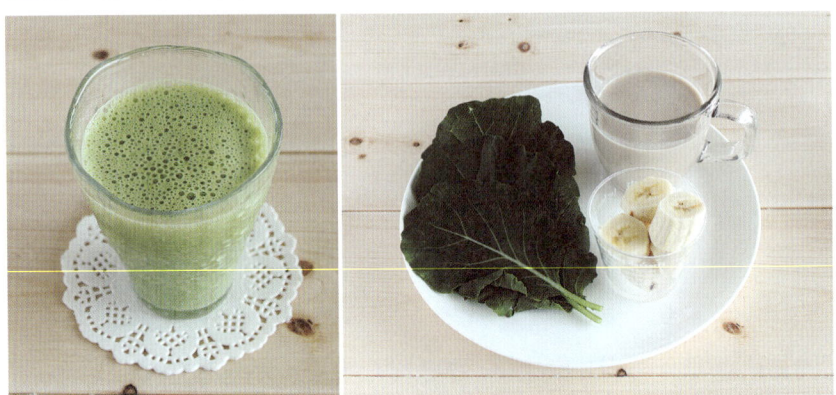

케일 3장, 바나나 1개(껍질 벗겨서), 두유 1컵 = 바나나 그린 스무디

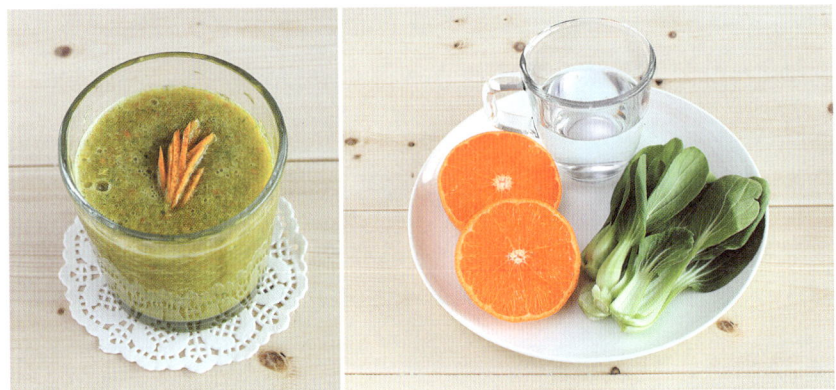

청경채 7장, 귤 1개, 냉수 1컵(여름에는 얼음 1컵) = 귤 그린 스무디

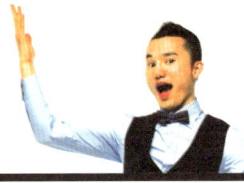

POWER TIP 아는 만큼 빠진다! **현미 제대로 먹는 법**

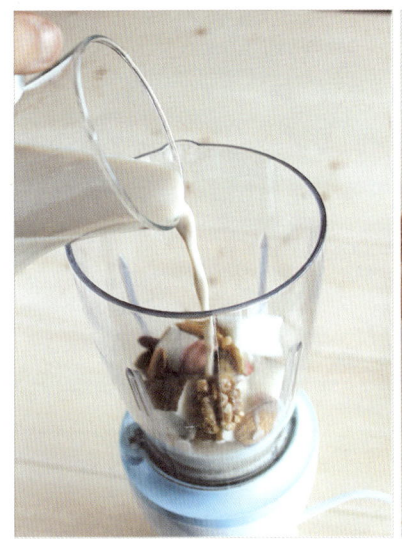
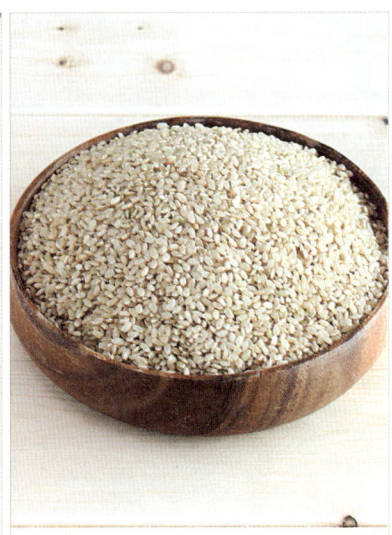

난 치아와 턱관절이 너무 약해요.
현미를 블렌더에 갈아서 두유에 타 먹는다. 이 단계가 적응되면 현미에 마, 견과류, 두유를 섞어 블렌더로 살짝 갈아준 뒤 마시지 않고 씹어 먹는 단계로 넘어간다.

난 배생다가 처음이에요.
치아나 관절에는 이상이 없지만 배생다가 처음이라 생현미를 씹어 먹기가 어려울 때는 물에 불려 먹는다. 자기 전, 현미를 물에 담가 6~8시간 정도 불려놓으면 초보자라도 무리없이 먹을 수 있다.

배생다 도전, 한 달이 지났어요.
짝짝짝! 배생다에 도전하여 한 달이 지났다면 당신은 이미 달라진 자신의 몸을 느끼고 있을 것이다. 이제 유기농 현미를 선택, 현미도 생식에 도전할 때다. 불린 현미를 먹을 때 느낄 수 없었던 현미의 고소함을 맛볼 수 있다.

05 생채식은 지구 최강

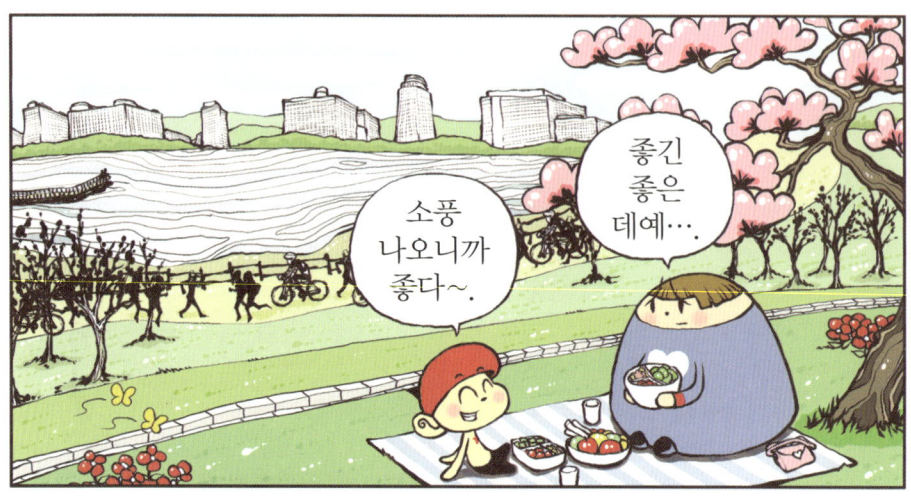

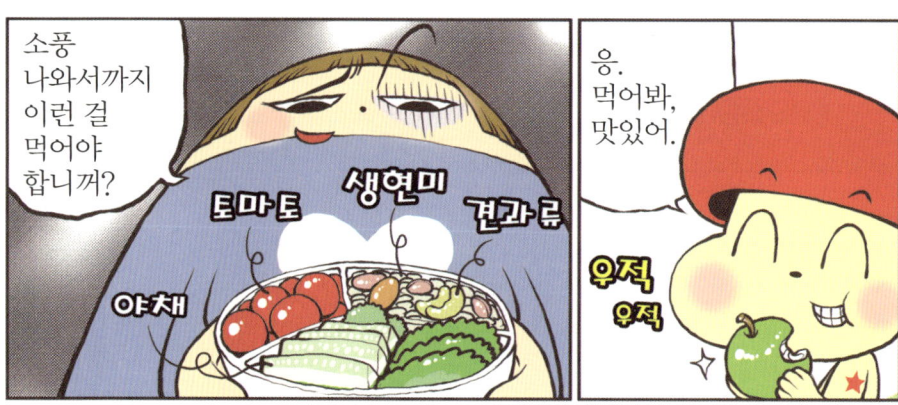

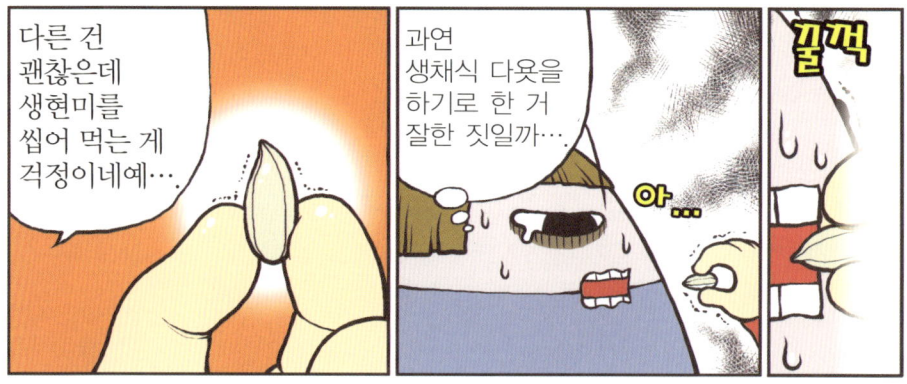

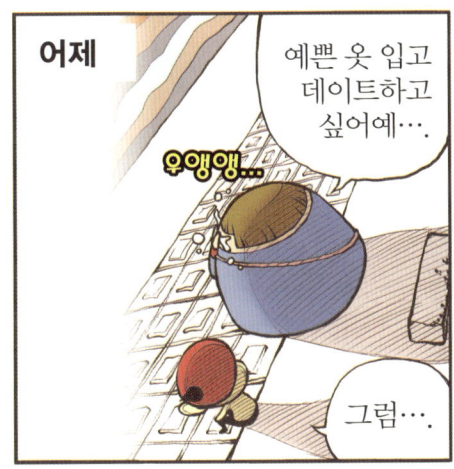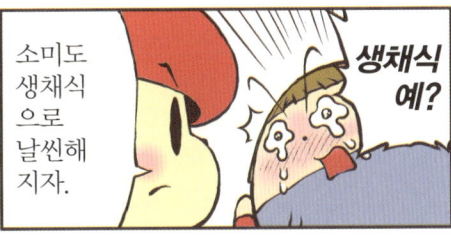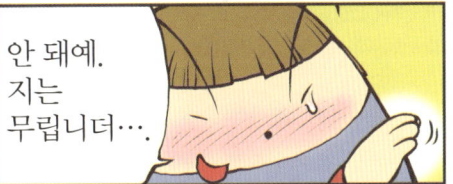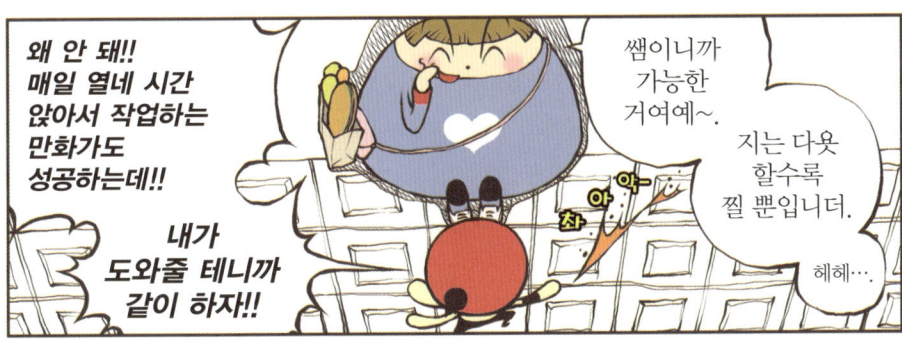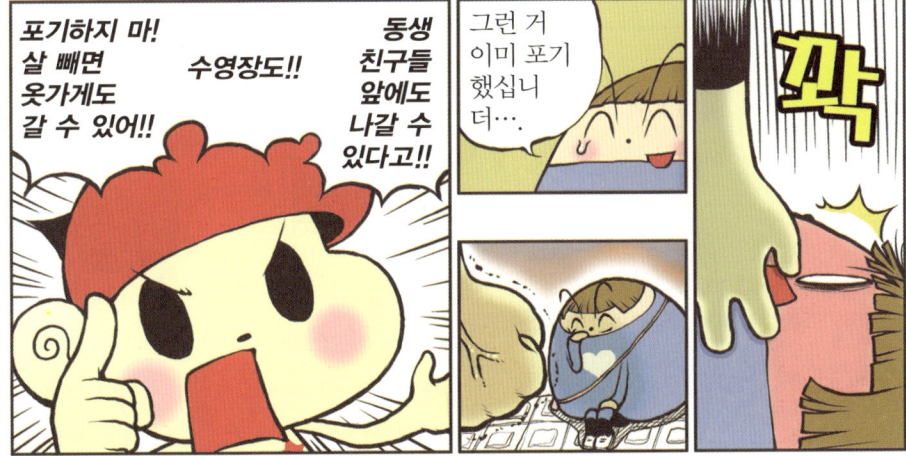

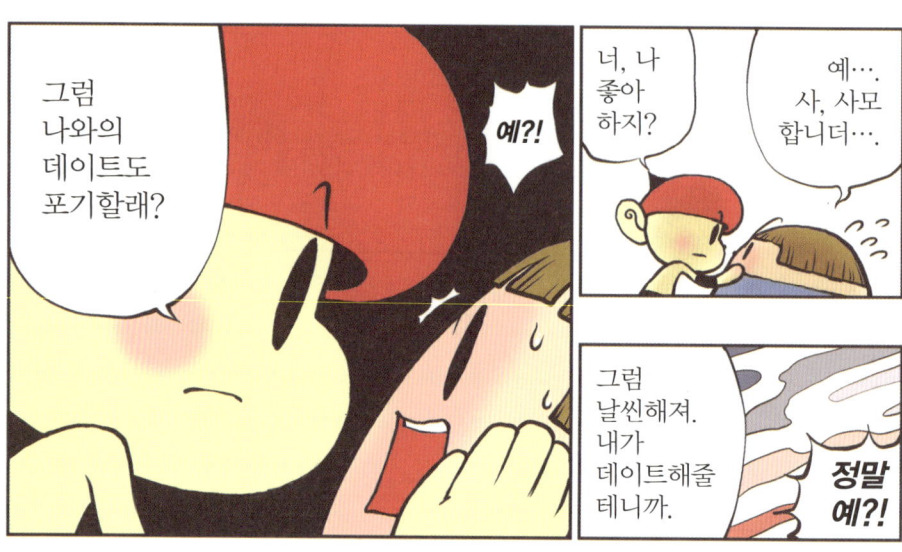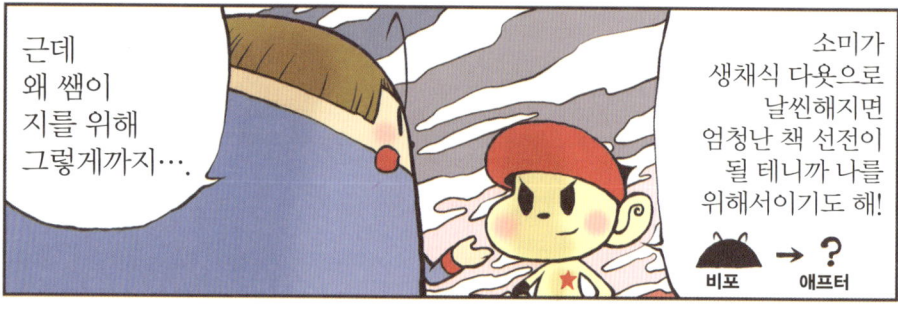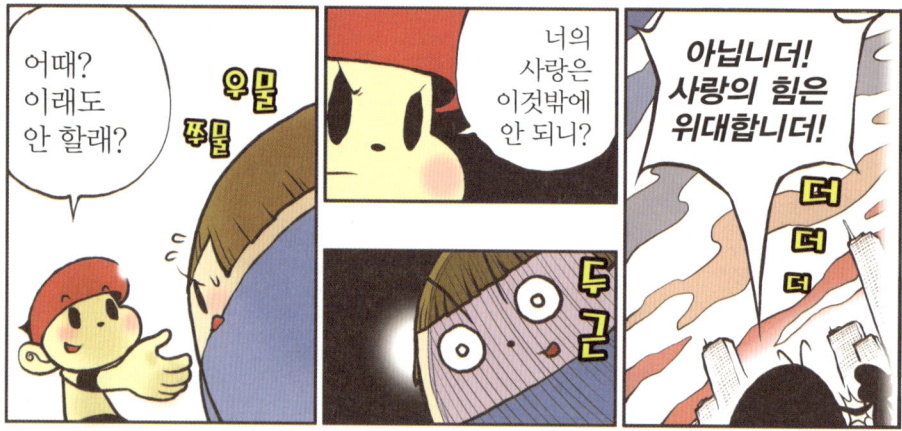

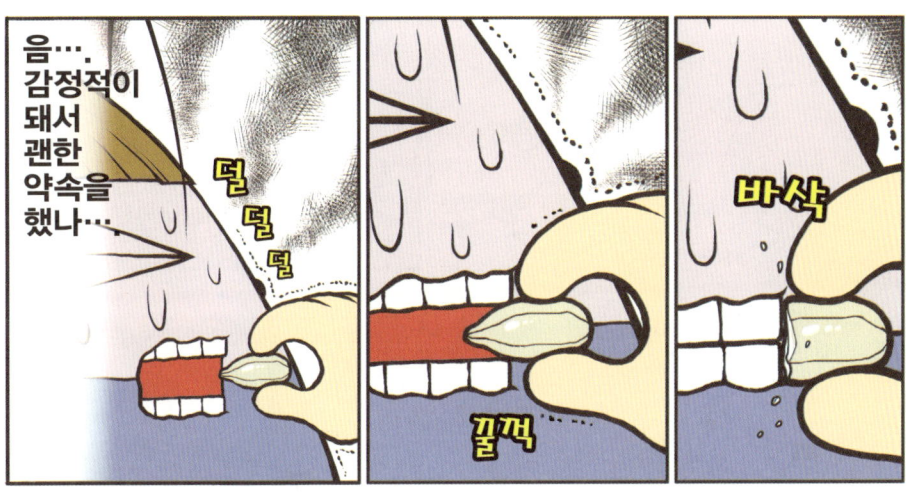
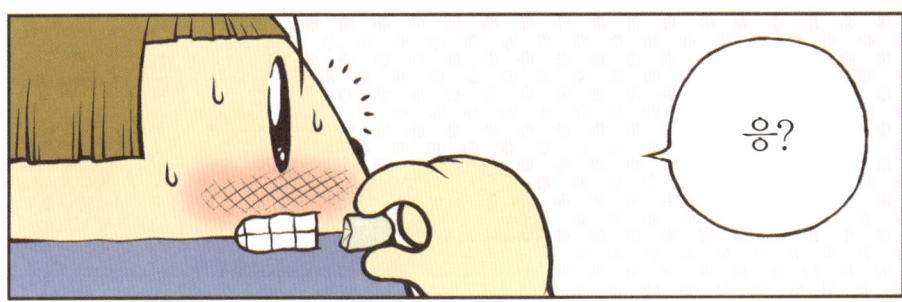
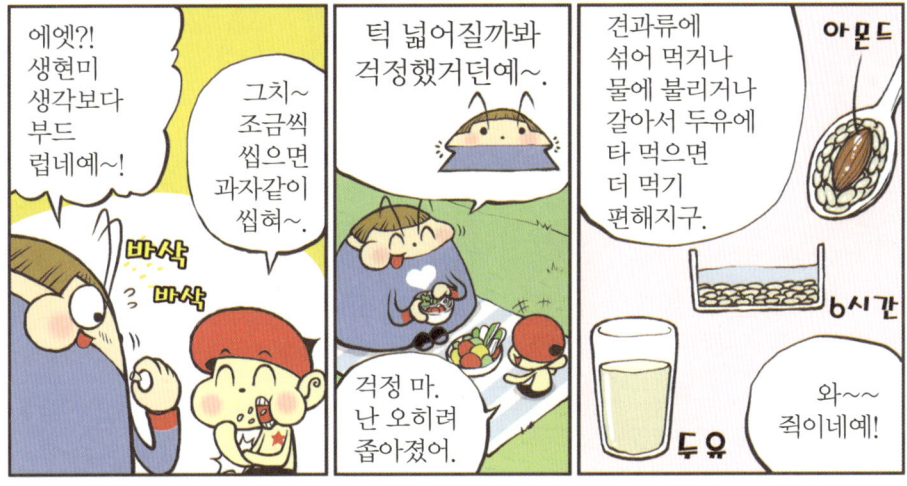

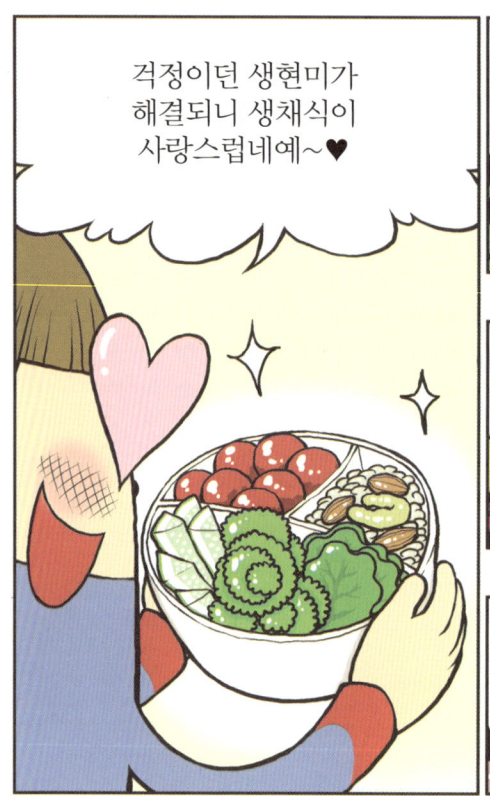
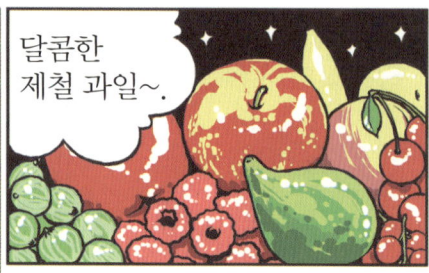
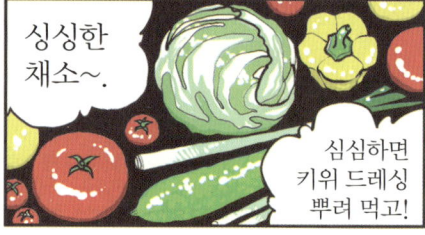
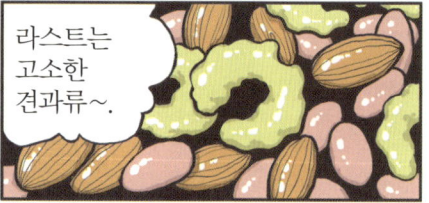
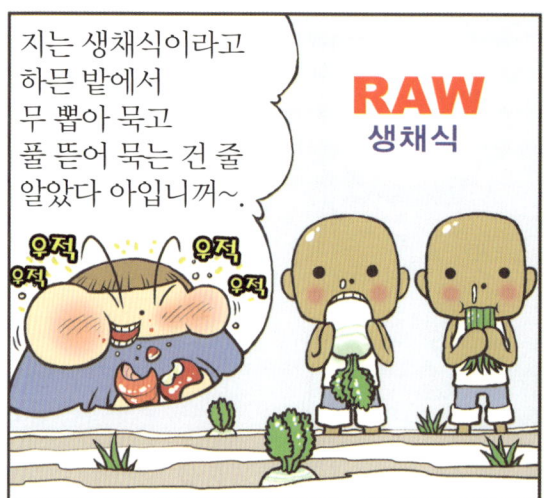
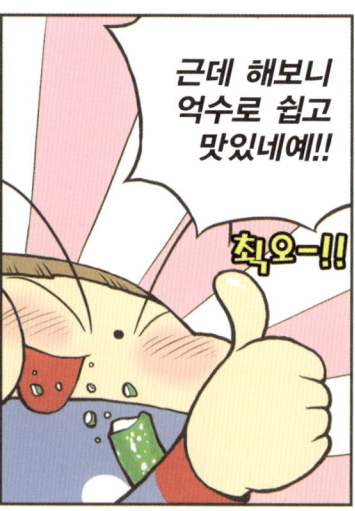

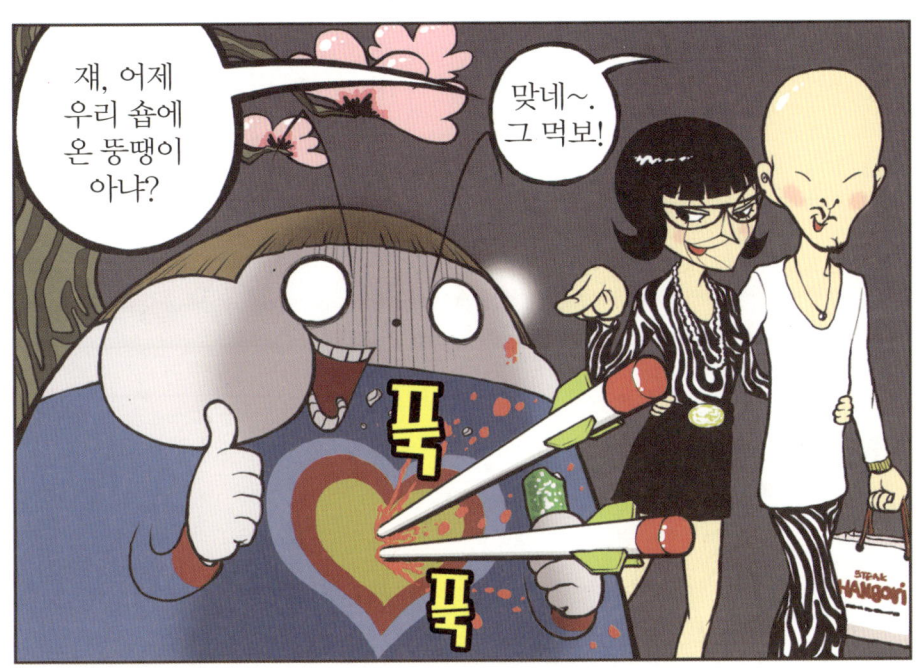
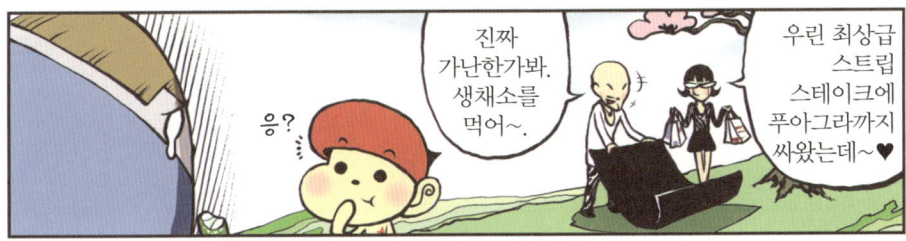
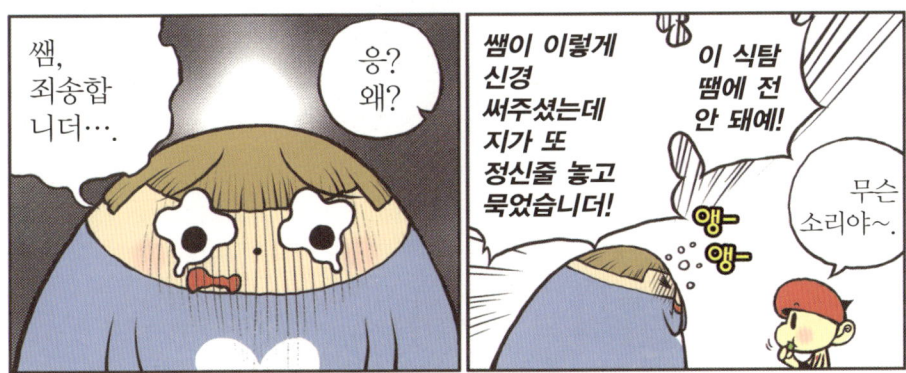

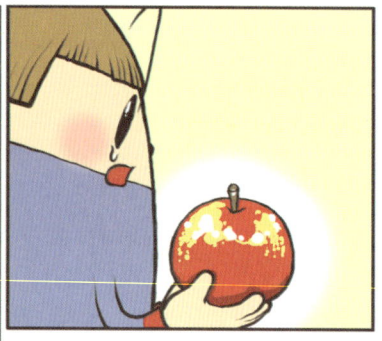
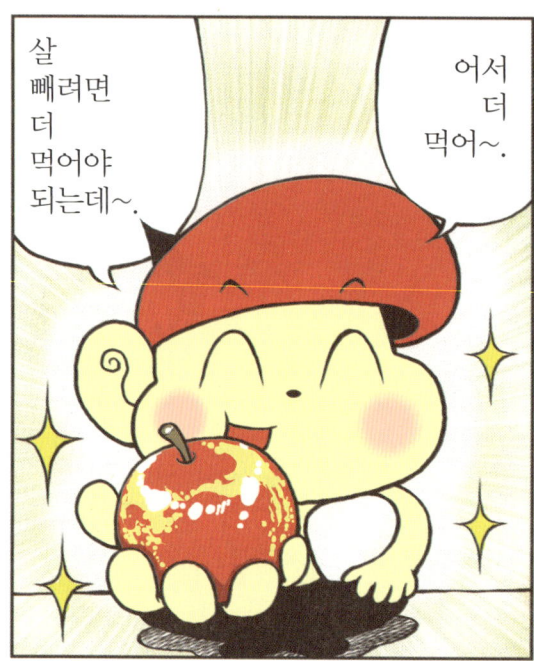
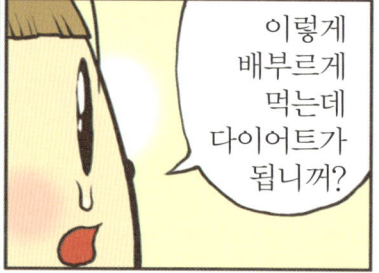
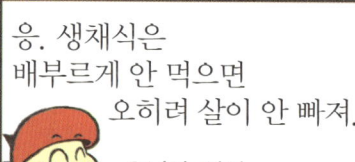
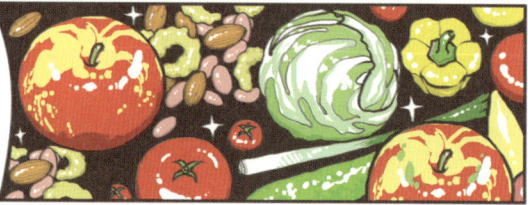
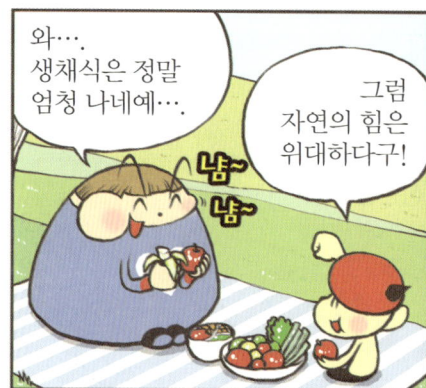
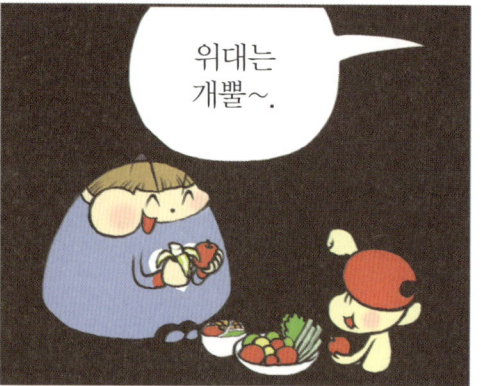

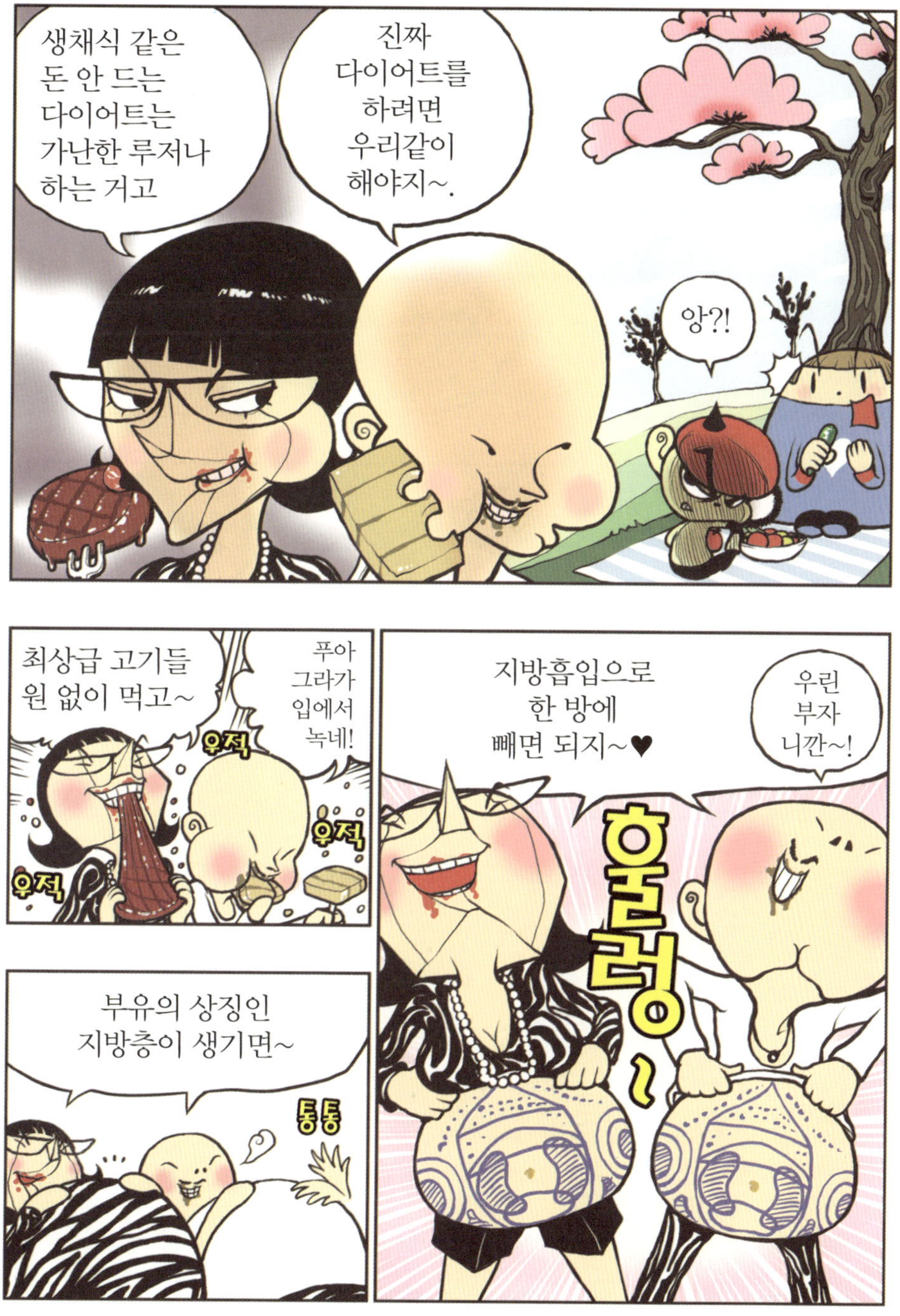

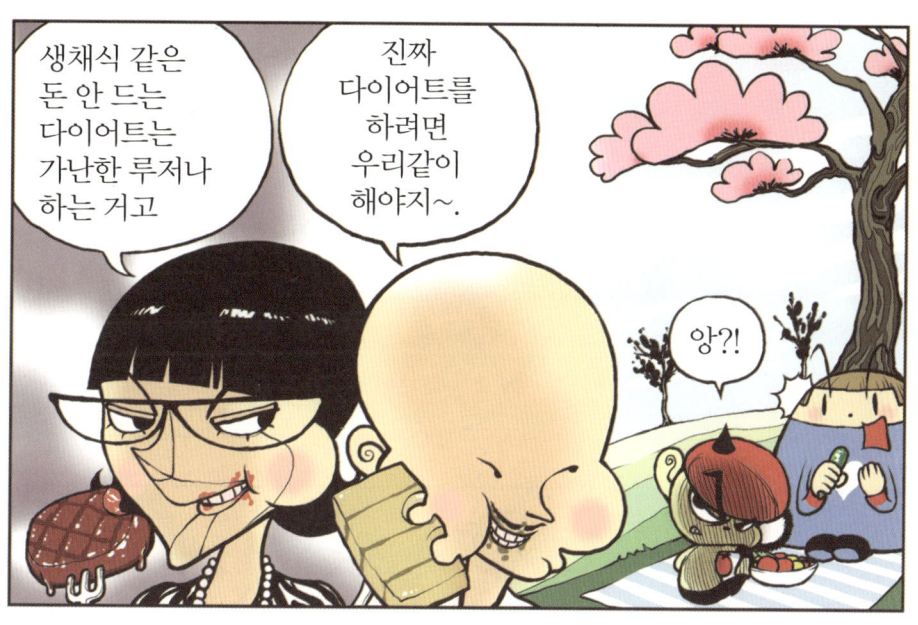

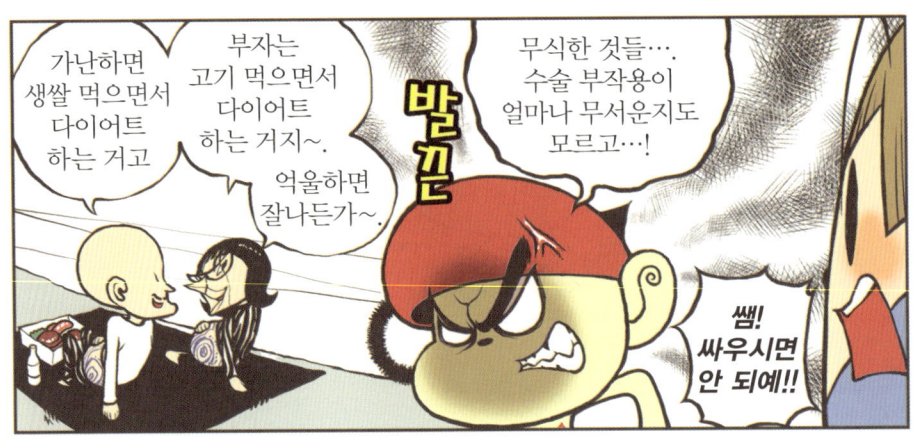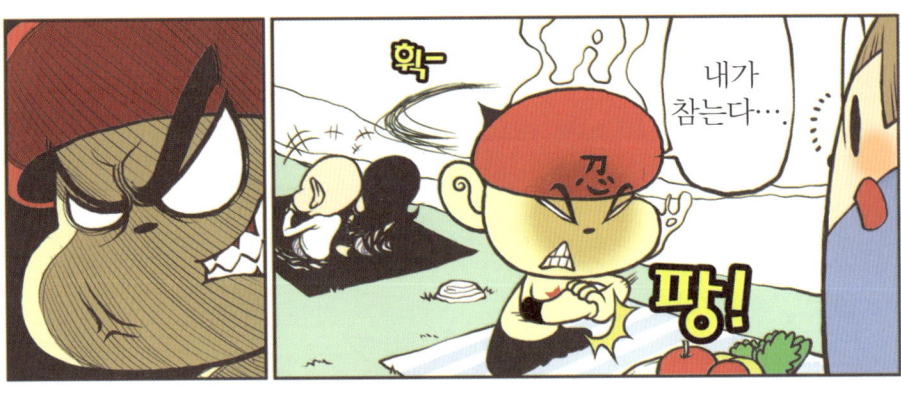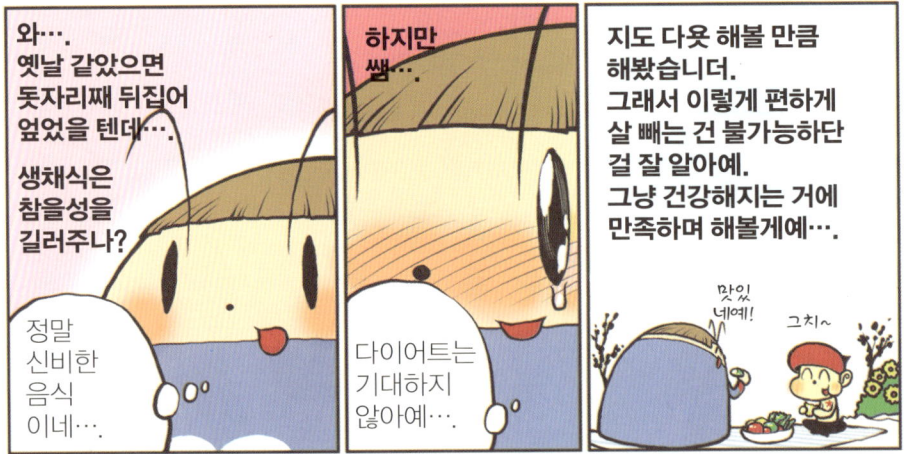

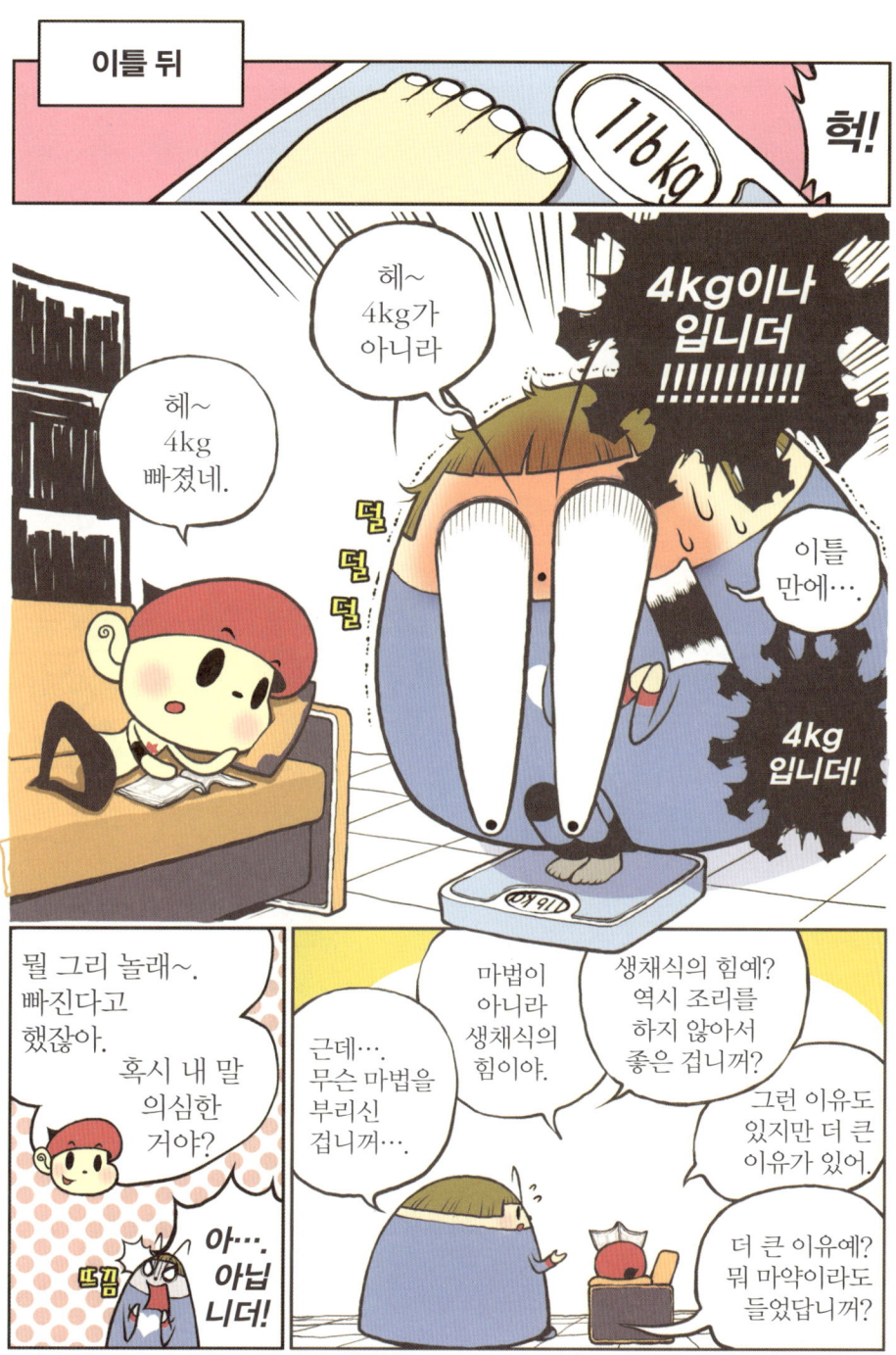

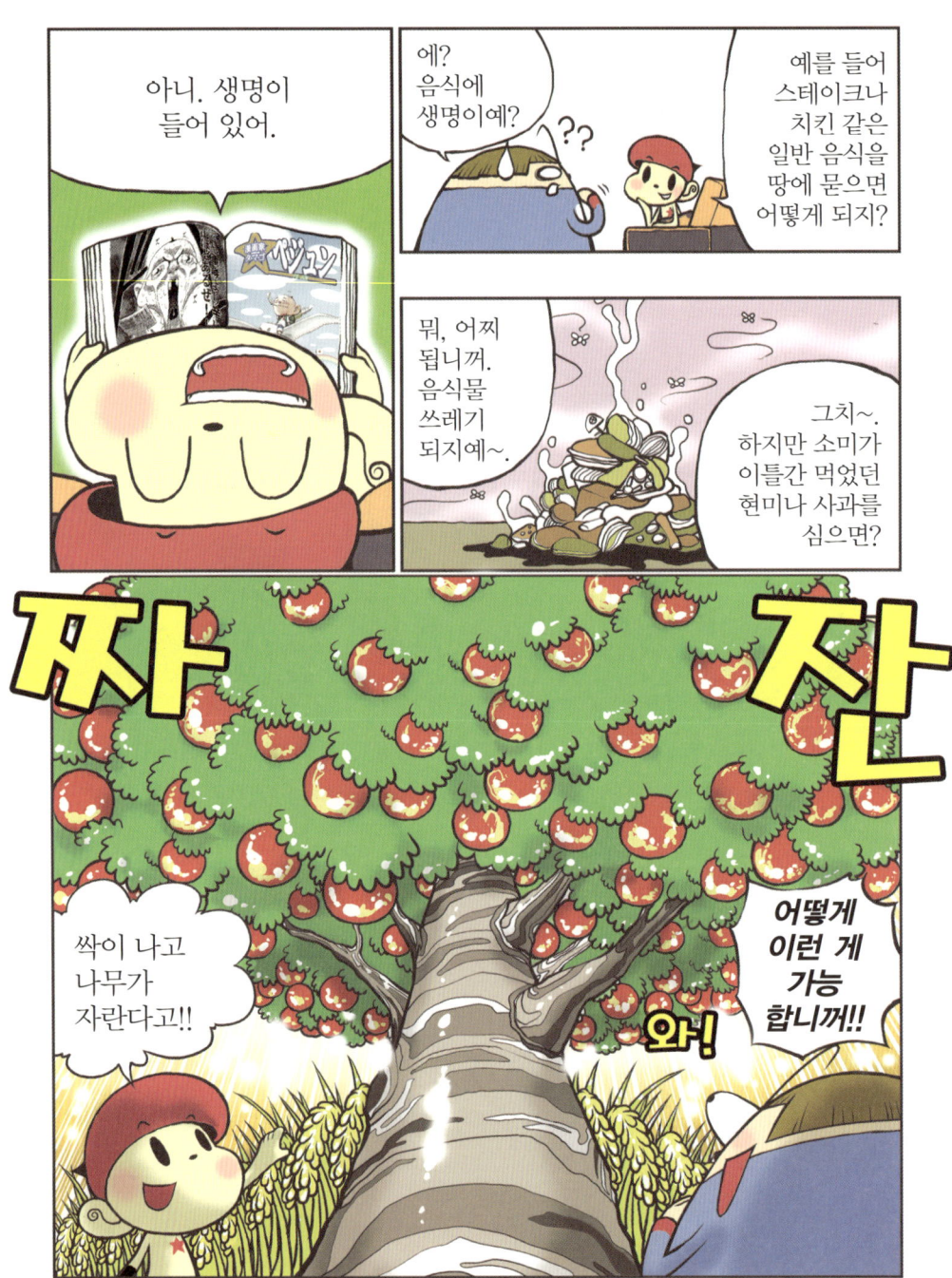

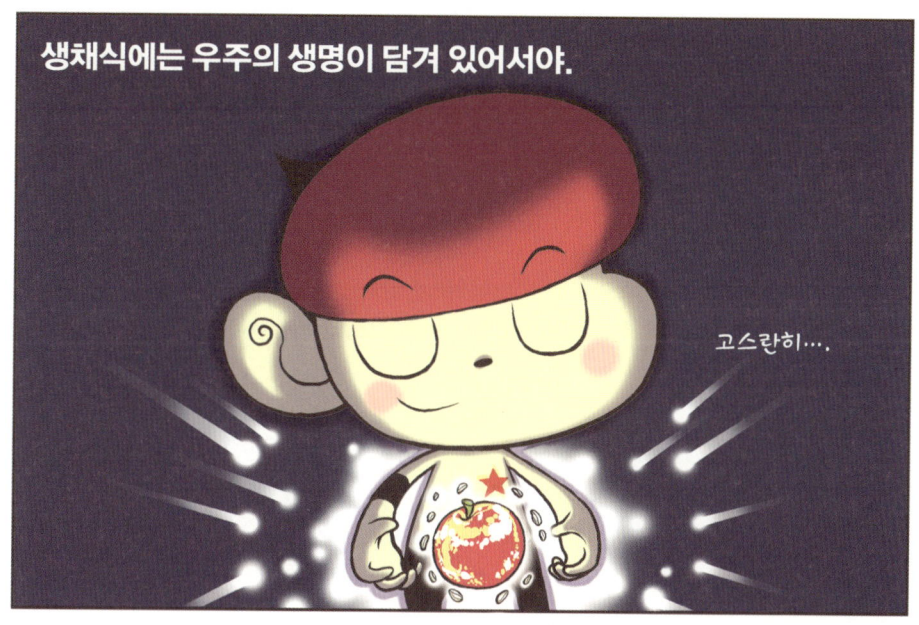

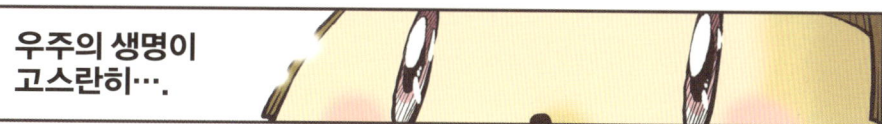

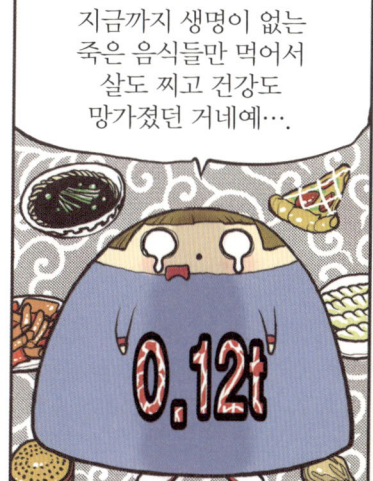

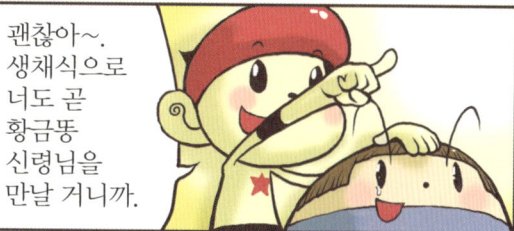

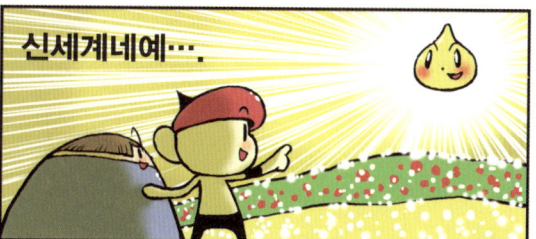

이론과 팁

과도한 운동은 다이어트의 적이다

■ 다이어트의 적, 운동? ■

운동만으로 다이어트에 도전해서는 절대 안 된다. 이유는 간단하다. 무조건 실패하기 때문이다. 바로 과거의 당신이 그랬던 것처럼!

누구나 다이어트를 위해 운동을 선택한 적이 있을 것이다. 이를 악물고 몸짱 한번 되어보자는 각오로 헬스를 끊고, 매일같이 최소한 1시간 이상 운동에 올인한다. 허벅지가 터질 것 같아 눈물이 흐르지만 그래도 행복하다. 땀을 비 오듯 흘리는 자신이 마치 영화 속 주인공같이 보이며, 성취감과 자존감에 도파민이 마구 분출된다. 곧 할리우드 스타일로 날씬해져 있을 미래를 상상하면 어떤 고통도 감수할 수 있을 것 같지만, 기다리는 것은 매력적인 몸매가 아닌 다음 날의 근육통이다.

한발 한발 내딛는 것도 고통스럽지만, 돈이 아깝다는 생각에 억지로 헬스장을 향한다. 어제의 각오는 이미 사라진 지 오래, 자꾸 시계만 본

다. 1초, 1초가 참 더디게 간다. 내일 열심히 하자는 생각에 20분 만에 집에 가려는 찰나, 트레이너가 와서 한마디 거든다.

"운동량은 항상 늘려야 해요. 같은 운동량은 몸이 금방 적응해서 근육이 작아지거든요."

헉…! 지금도 혼이 빠져나갈 만큼 힘든데 앞으로 점점 더 힘들게 해야 몸이 유지된다니, 갑자기 어제의 노력이 수포로 돌아간 느낌이다. '역시 나는 운동과는 거리가 먼 사람이었어.' 자포자기한 심정으로 식당으로 간다. 그리고 이틀이나 운동한 나를 위해 마음껏 폭식한다.

기간의 차이가 있겠지만, 운동으로 살찌는 사람들이 겪는 일반적인 수순이다. 그리고 이때의 빠른 포기가 오히려 굉장히 현명했다는 것은, 운동 중독인지도 모르고 몇 년씩 성실히 운동하던 사람이 무릎 연골이 문제를 일으킬 때 알게 된다.

운동 마니아 중에서 아직 젊은데도 무릎에서 딱딱 소리가 난다면 무릎에 압박과 자극이 가해져 추벽이 두꺼워지는 추벽 증후군이다. 등산, 자전거, 조깅, 줄넘기, 에어로빅 같은 과격한 운동은 취미로 가끔 즐겨야지 다이어트를 위해 매일 해서는 절대 안 된다. 무릎 연골이란 쓰는 만큼 마모되고, 한 번 마모되면 재생이 불가능하기 때문이다.

배생다 운동 매뉴얼

배생다 운동 매뉴얼은 간단하다. 격일 20분만 가볍게 운동하면 된다(책 뒤쪽 브로마이드 참고). 반짝 몸짱이 아니라 평생 몸짱이 되는 운동 매뉴얼이 이렇게 간단하다니, 믿기지 않겠지만 사실이다.

한국의 유명 트레이너들 역시 몸을 만드는 가장 중요한 요소는 음식-휴식-운동의 순서라고 방송에서 밝힌 바 있다. 무리한 운동은 몸에 스트레스를 주므로 폭식을 일으키기 쉽다.

나는 일주일에 한 번 복근 운동 15분으로 식스팩을 유지하고 있다. 식스팩은 결코 대단한 게 아니다. 건강하게 체지방을 줄이고 최소한의 운동으로 근육을 키워주면 선명하게 나온다. 복부가 지방으로 덮였을 뿐, 사람이라면 누구나 복근을 갖고 있다.

난 생채식을 한 끼 하고 운동 시간을 줄인 만큼 휴식을 취해 신진대사율을 높였다. 최소한의 시간만 투자하니 운동을 편하게 꾸준히 할 수 있었다. 그 결과 모 비만 클리닉 원장에게서 '여자 모델에게서도 나오기 힘든 체지방 수치의 완벽한 몸매'라는 찬사를 듣게 되었다.

물론 힘들이지 않고 식스팩을 유지하기 때문에 성취감은 덜하다. 오히려 죽도록 운동하면서 살 못 빼는 사람을 보거나, 식스팩도 없으면서 사람들에게 몸 망치는 운동을 가르치는 트레이너들이 한심해 보이는 부작용이 따른다.

하지만 성취감 따위 필요 없고, 약간 삐딱해지는 부작용을 감수할 수 있는 사람이라면 배샘다 이상의 다이어트는 없다. 하루 종일 앉아 있어도, 열흘 동안 운동을 안 해도, 술·빵·라면·과자를 즐기며 80대에도 할 수 있는 편한 운동만으로 사라지지 않는 식스팩을 갖게 된다.

즉, 평생 몸짱이라는 신세계가 시작되는 것이다.

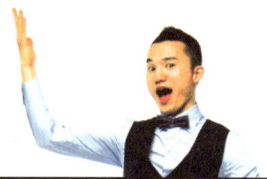

나의 몸 변화기 — 생채식 시작 전

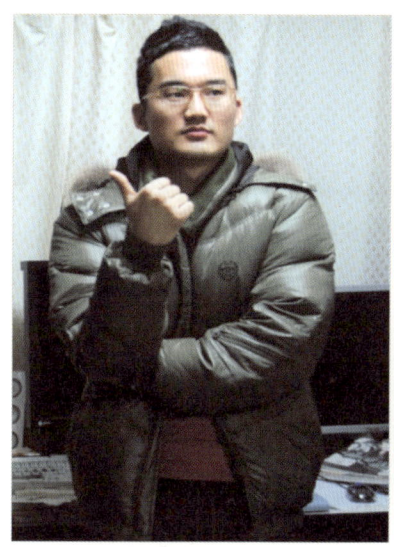
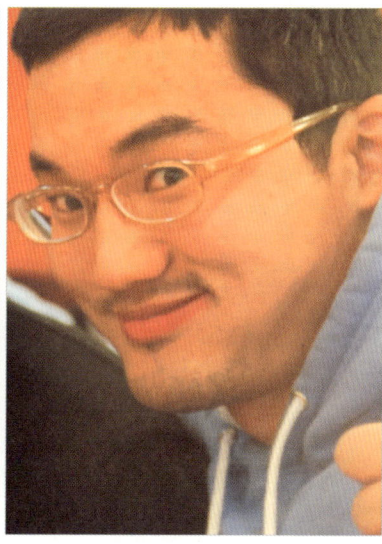

1년 2개월 전, 체중 70kg

거의 매일 한 시간 정도 운동을 했지만 나는 매일 열네 시간을 앉아서 일하는 만화가였다. 그래서 빠르게 체중이 불어가는 건 어쩔 수 없다고 생각하던 시절이다. 당시에는 생채식을 하지 않아서 살이 찌고 있다는 것을 알지 못했다. 그나마 운동을 꾸준히 하는 편이어서 키 169cm에 70kg의 체중을 유지하고 있었다.

매끼 고기, 생선, 우유, 계란 같은 살찌고 병드는 음식 위주로 먹었고, 며칠만 운동을 안 해도 배가 나왔다. 하루 한 시간의 운동이 실제로 눈물이 나올 만큼 괴로웠지만, 그렇게 해도 뱃살이 접히니 안 할 수가 없었다. 술도 마시면 마신 만큼 뱃살로 가니 항상 절제해야 했다. 다 같이 시원하게 마시는 생맥주를 혼자 참아야 했기에 항상 술자리가 괴롭고 잘 어울리지 못했다.

나의 몸 변화기 45일~120일

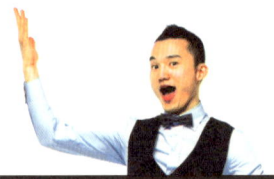

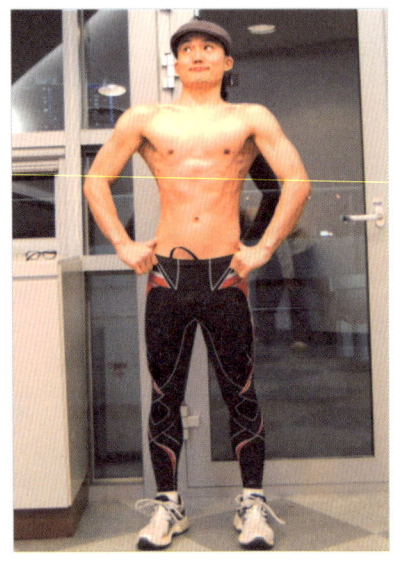

45일 후, -9kg

생채식을 시작한 지 한 달 보름 만에 9kg 감량에 성공! 이때 체중이 61kg이었다. 처음 생채식을 할 때는 매일 500g씩 살이 빠져 건강이 나빠지는 다이어트인가 걱정도 했지만 황금이를 본 후 생채식에 확신을 가졌다. 유일한 부작용이라면 만화가인 내 몸에 연예인의 각이 생기는 것이 신기해 매일 거울 앞에서 30분 이상 시간을 보냈다는 것이다. 아침 과일식, 점심 생채식, 저녁 자유식, 이렇게 세 끼를 지키려고 노력했다. 운동은 거의 매일 조깅 20분, 웨이트 30분 정도 했다.

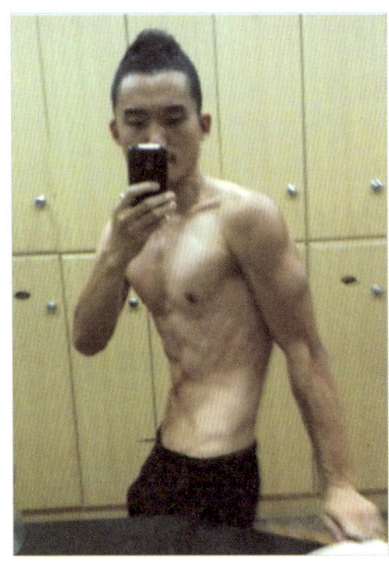

120일 후, -11kg

드디어 59kg! 위가 저절로 작아져 하루 두 끼 식사로 끼니를 줄였다. 아침 생채식, 점심 겸 저녁은 자유식으로 하려고 했지만 저절로 생채식을 하는 횟수가 늘었다. 이때부터 운동을 열흘 가까이 안 해도, 술을 마음껏 마셔도 식스팩이 사라지지 않았다. 이 무렵 생채식을 하며 운동을 얼마나 줄여도 식스팩이 유지되는지 스스로 실험에 돌입했다. 운동 시간을 격일 20분 웨이트로 줄였다. 운동과 술에 느슨해졌기에 다시 아저씨 몸매로 돌아갈 수도 있다는 약간의 불안감이 존재했다.

나의 몸 변화기 180일~현재

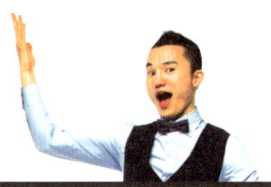

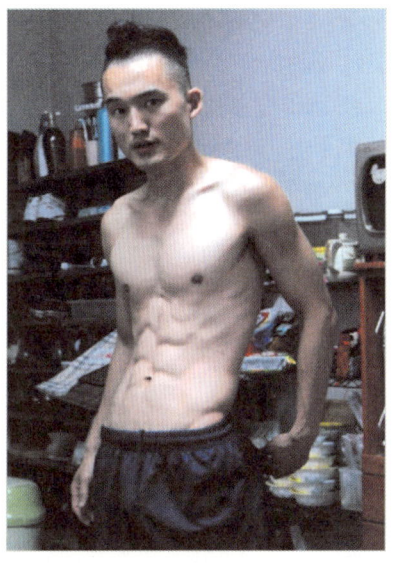

180일 후, −14kg

56kg 돌입! 생채식 하루 한 끼와 과일을 먹으면 그것만으로도 하루에 필요한 충분한 영양소가 공급된다는 사실을 깨달은 시기다. 운동을 줄이고 술을 마음껏 마셔도 절대 살이 찌지 않는다는 것을 알게 되었다. 오히려 마음껏 먹을 수 있다는 것을 알게 되니, 저절로 몸에 나쁜 일반식과 술을 먹는 횟수가 줄어들었다.
식스팩 유지가 될지 우려했던 마음과 달리 격일 20분 운동으로 식스팩은 더욱 선명해졌다. 격일 15분 웨이트로 줄일까, 내심 고민에 빠졌다.

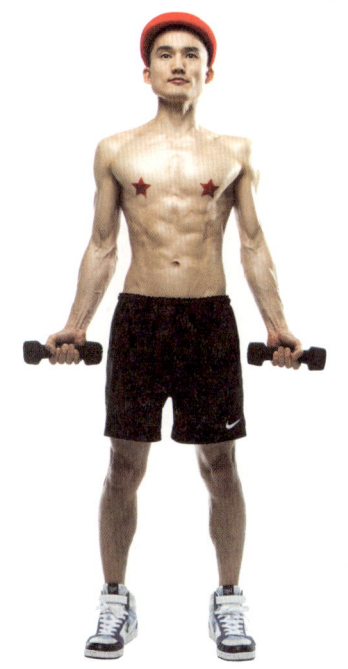

현재, −15kg

현재 체중은 55kg. 운동을 격일 15분으로 줄이려고 했지만, 너무 빨리 끝나 격일 20분 웨이트는 유지하고 있다. 생채식에 몸이 완전히 적응되어 중간에 며칠 동안 생채식을 하지 못해 1~2kg 체중이 불어도 생채식 이틀이면 원상 복구되거나 더 날씬해지기를 반복 중이다. 이제는 며칠 생채식을 뛰어넘어도 체중이 불지 않는 경우도 많아졌다. 생채식이든 일반식이든 먹고 싶은 것을 먹고 싶은 만큼 먹는, 음식과 비만의 속박에서 벗어난 진정한 자유를 만끽 중이다.

06 다이어트의 적 '운동'

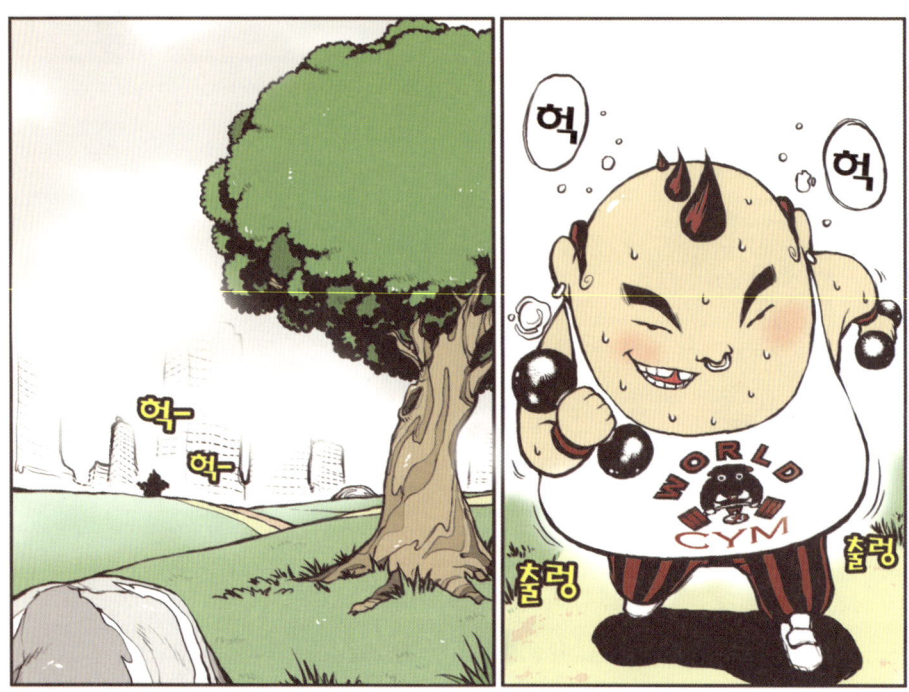
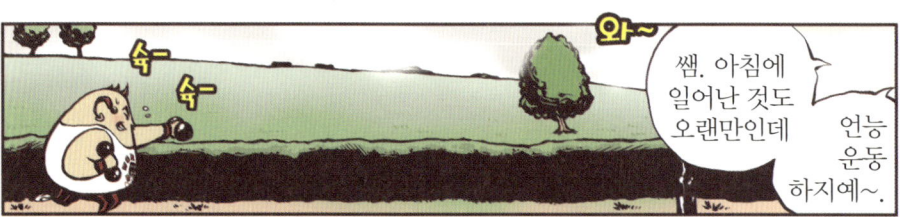
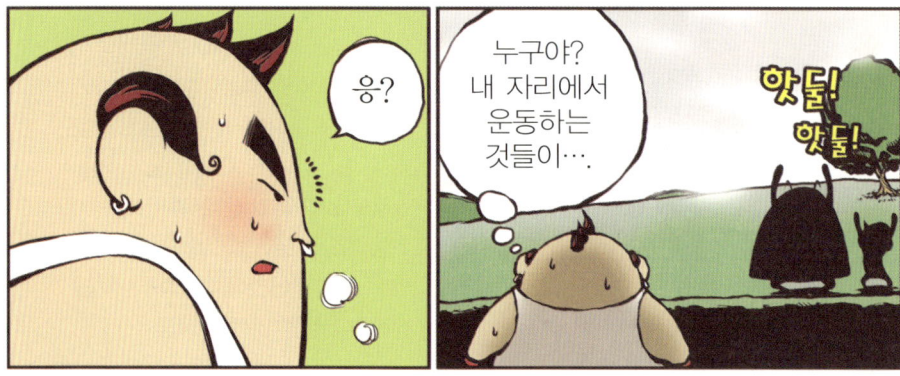

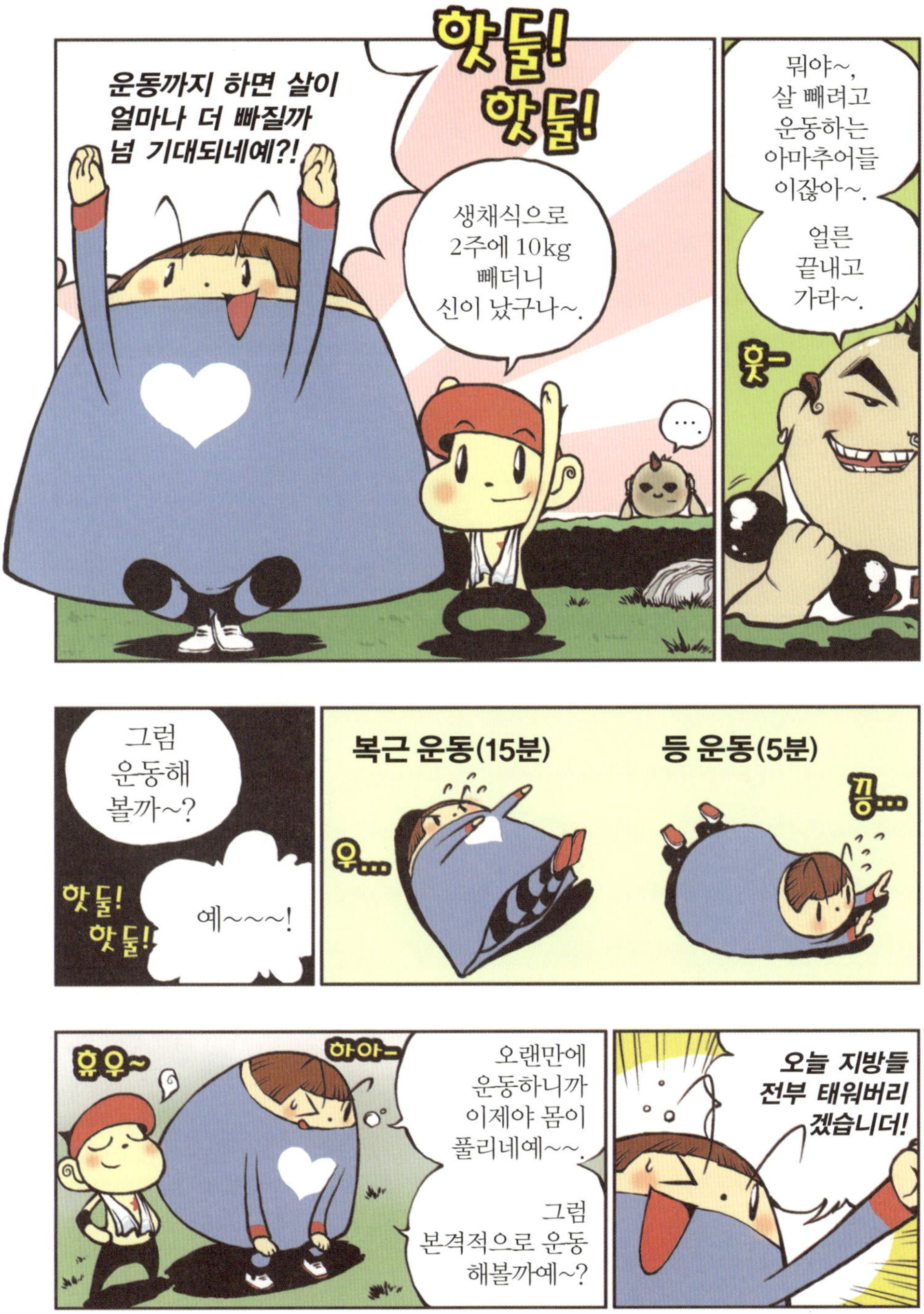

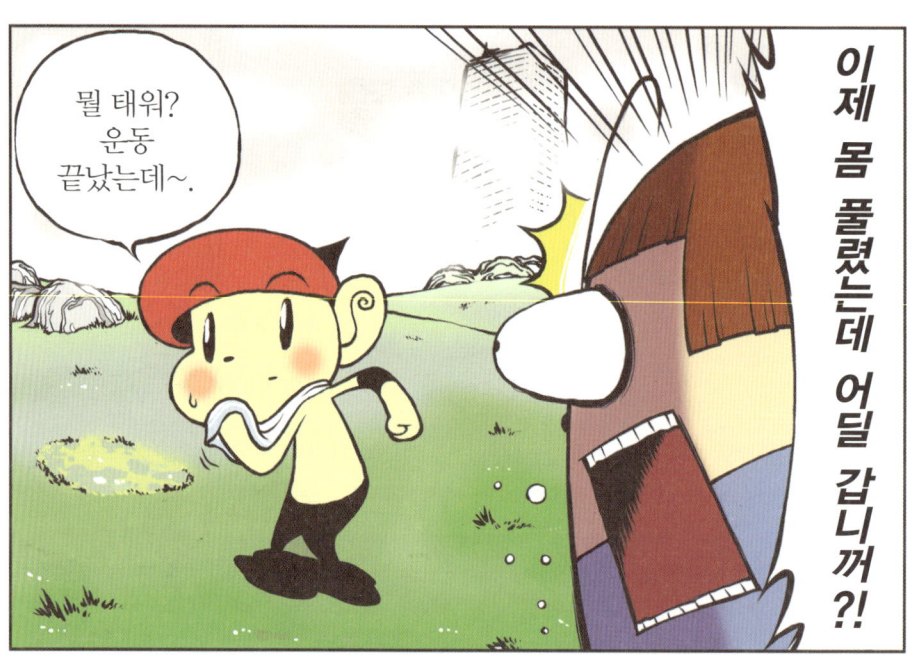
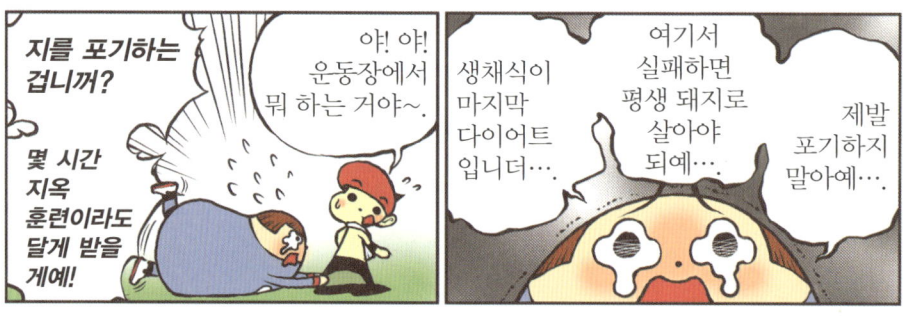
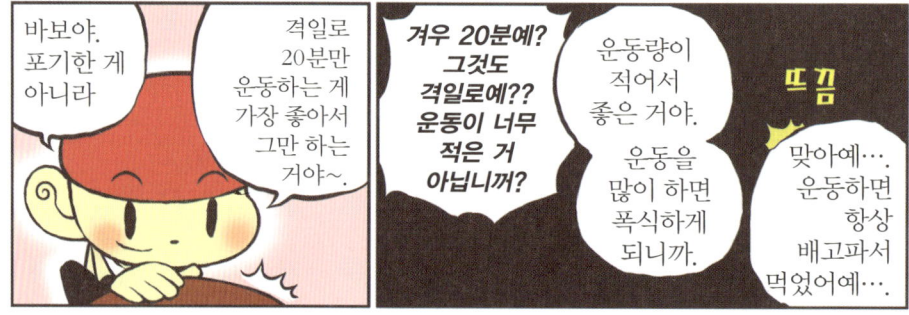

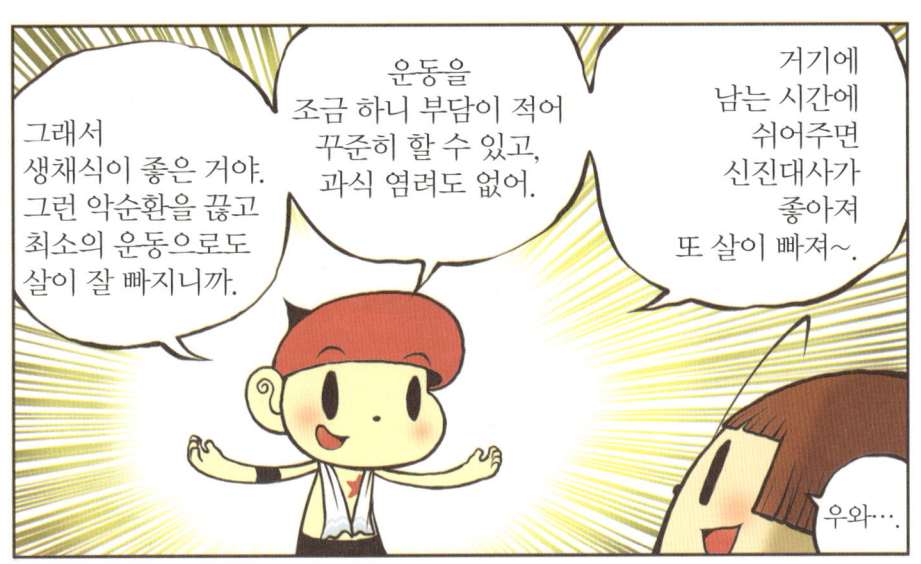

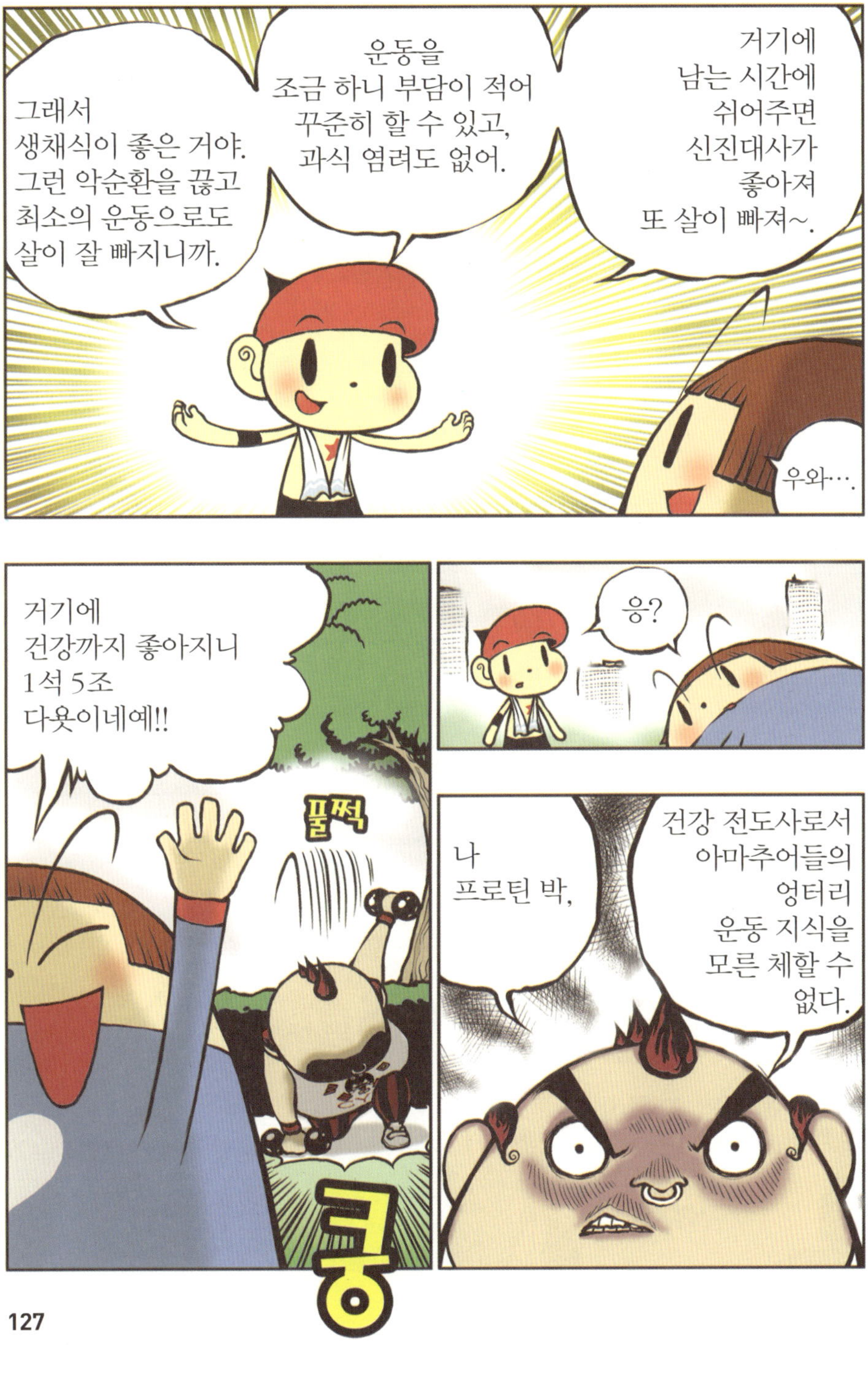

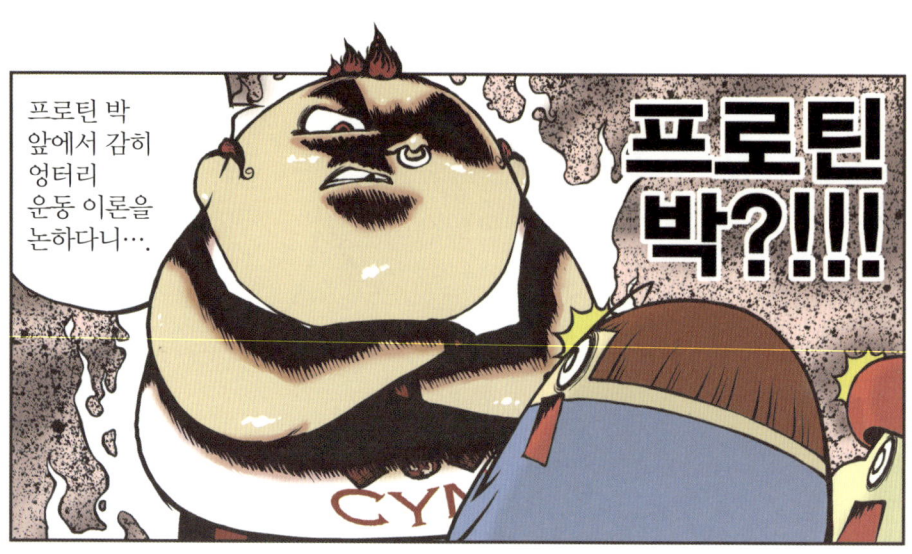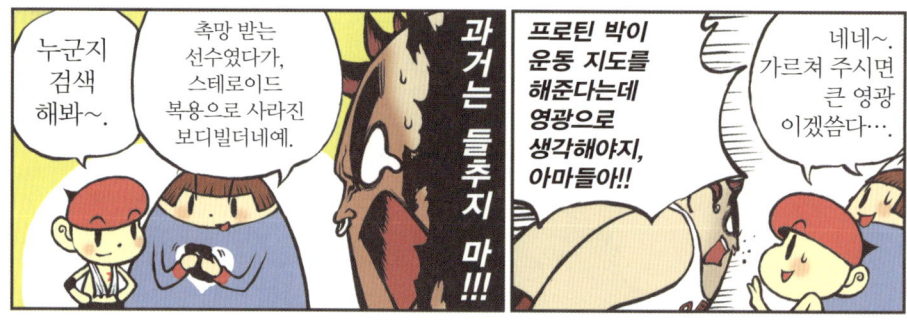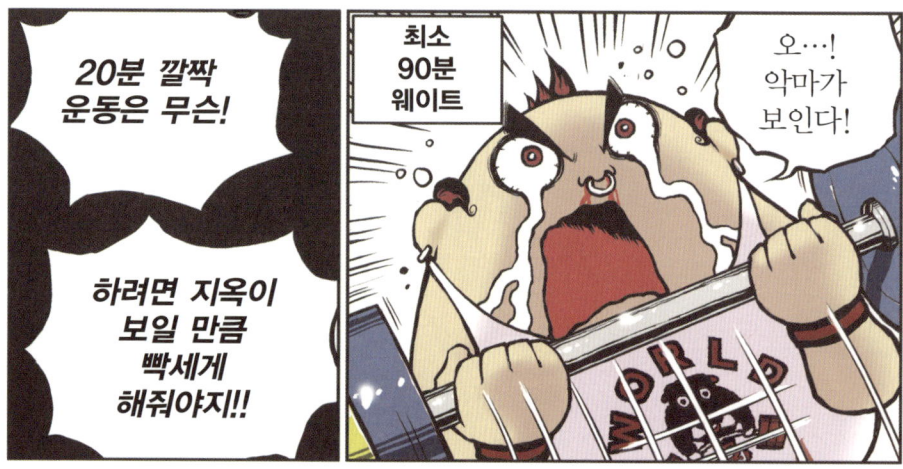

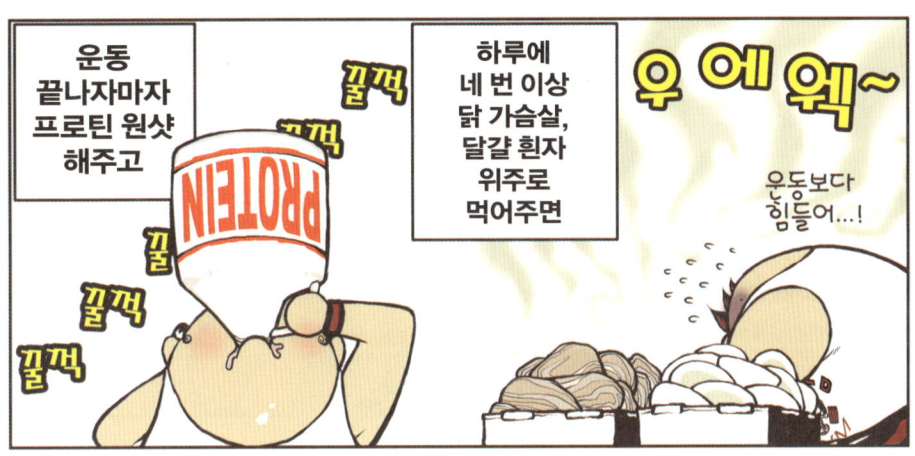

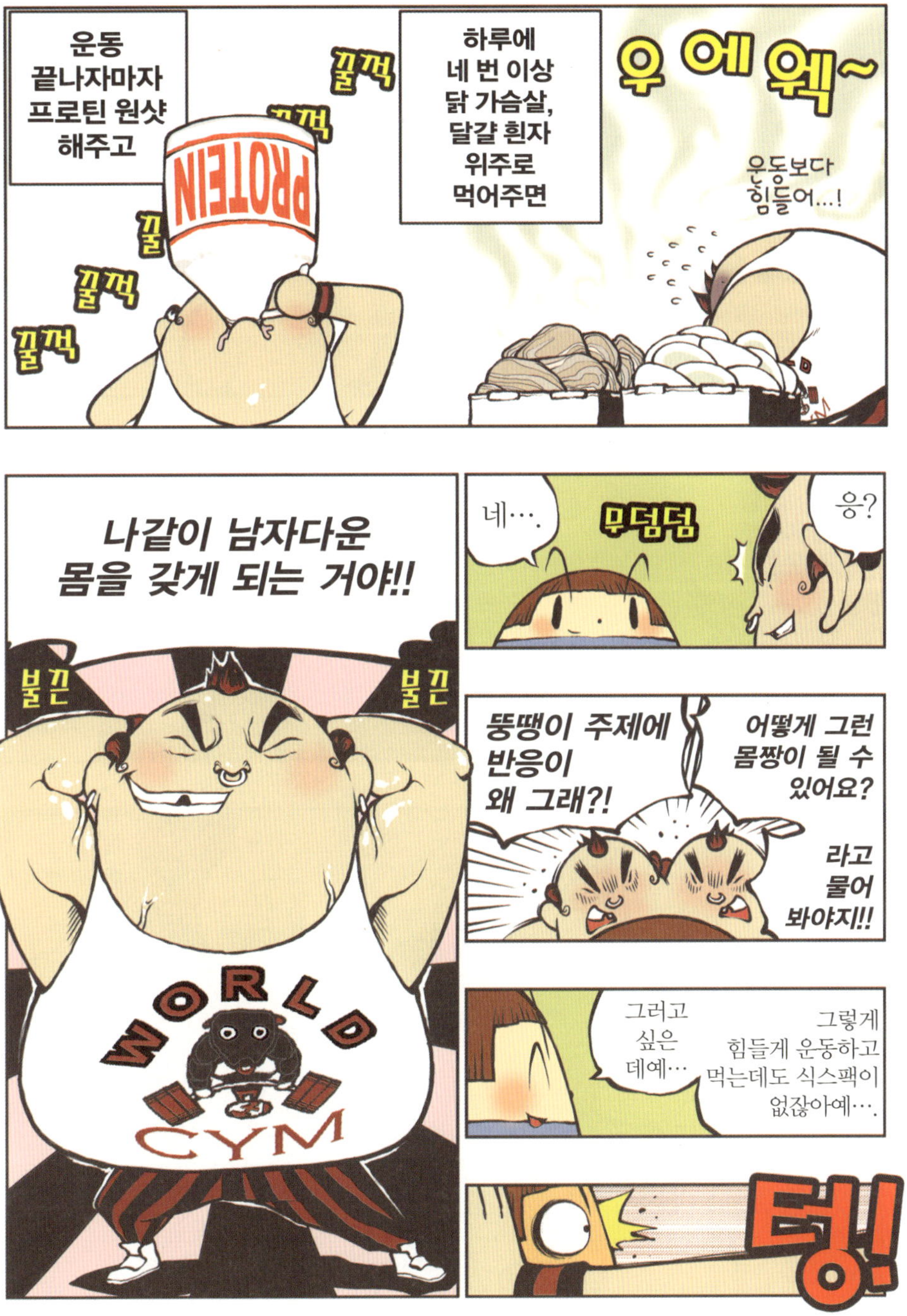

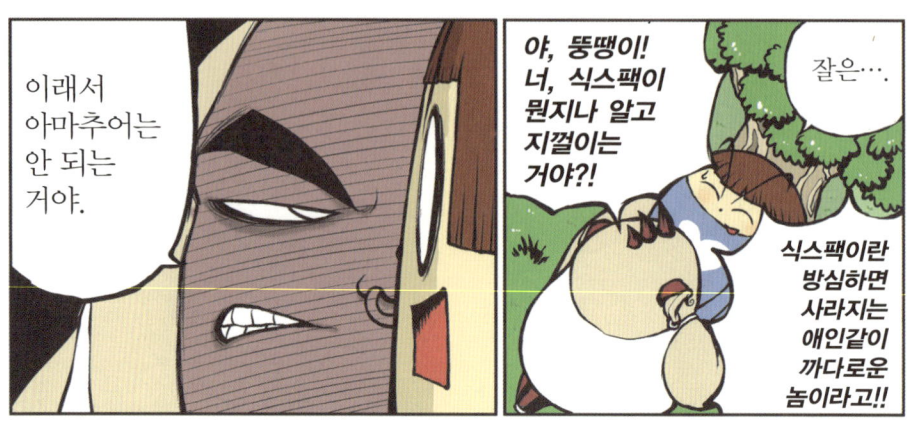
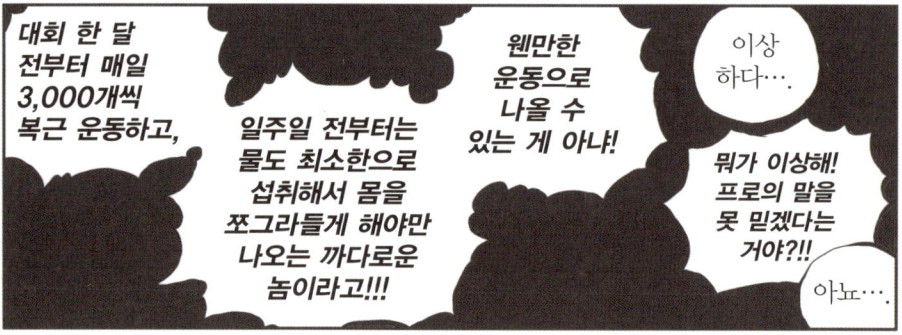
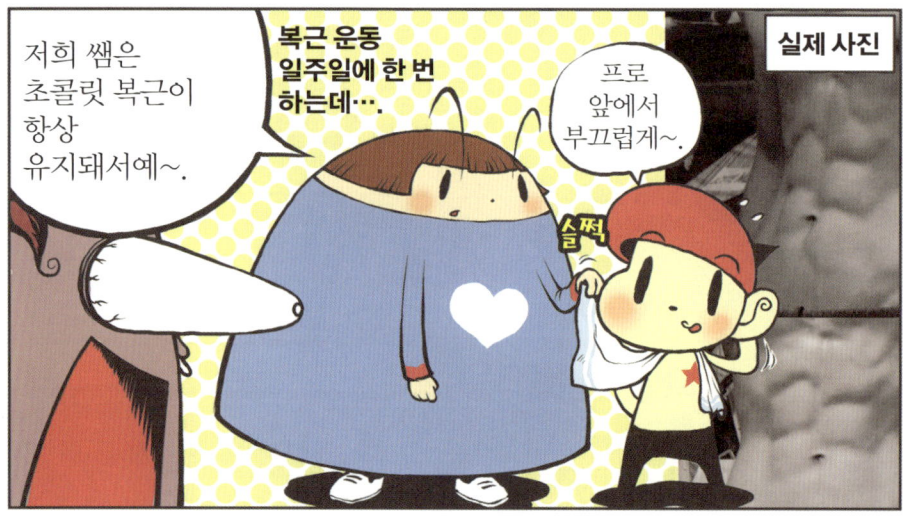

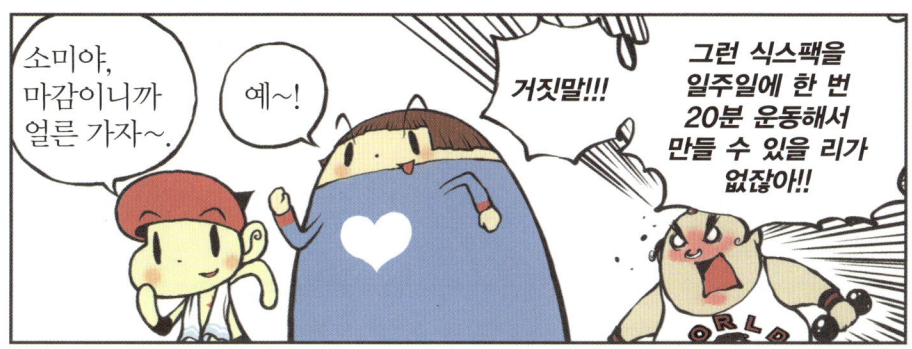
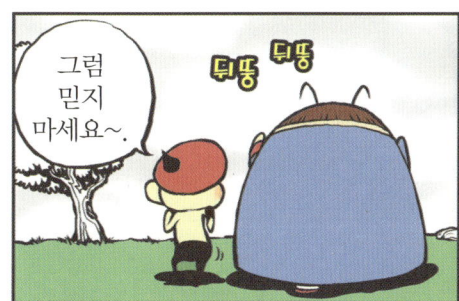
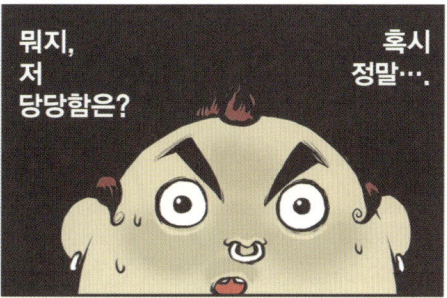
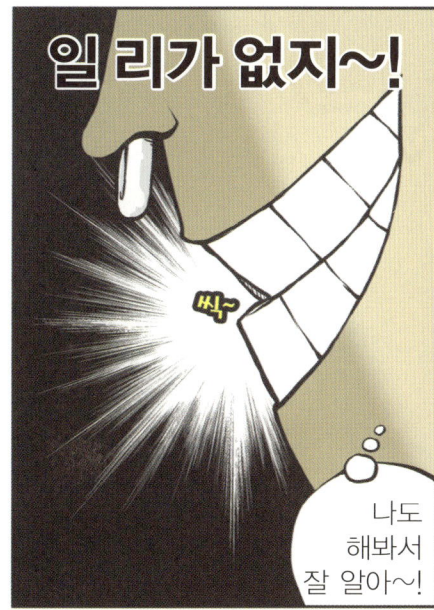
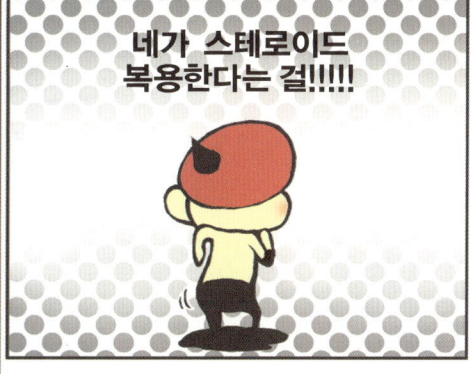
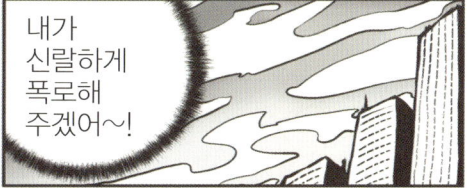

* 스테로이드는 단기적으로는 근육양을 늘려줘 근육 강화제로 알려져 있지만 장기 복용했을 때는 심장마비에서 뇌졸중, 자살 충동까지 치명적인 부작용이 있는 약품이다.

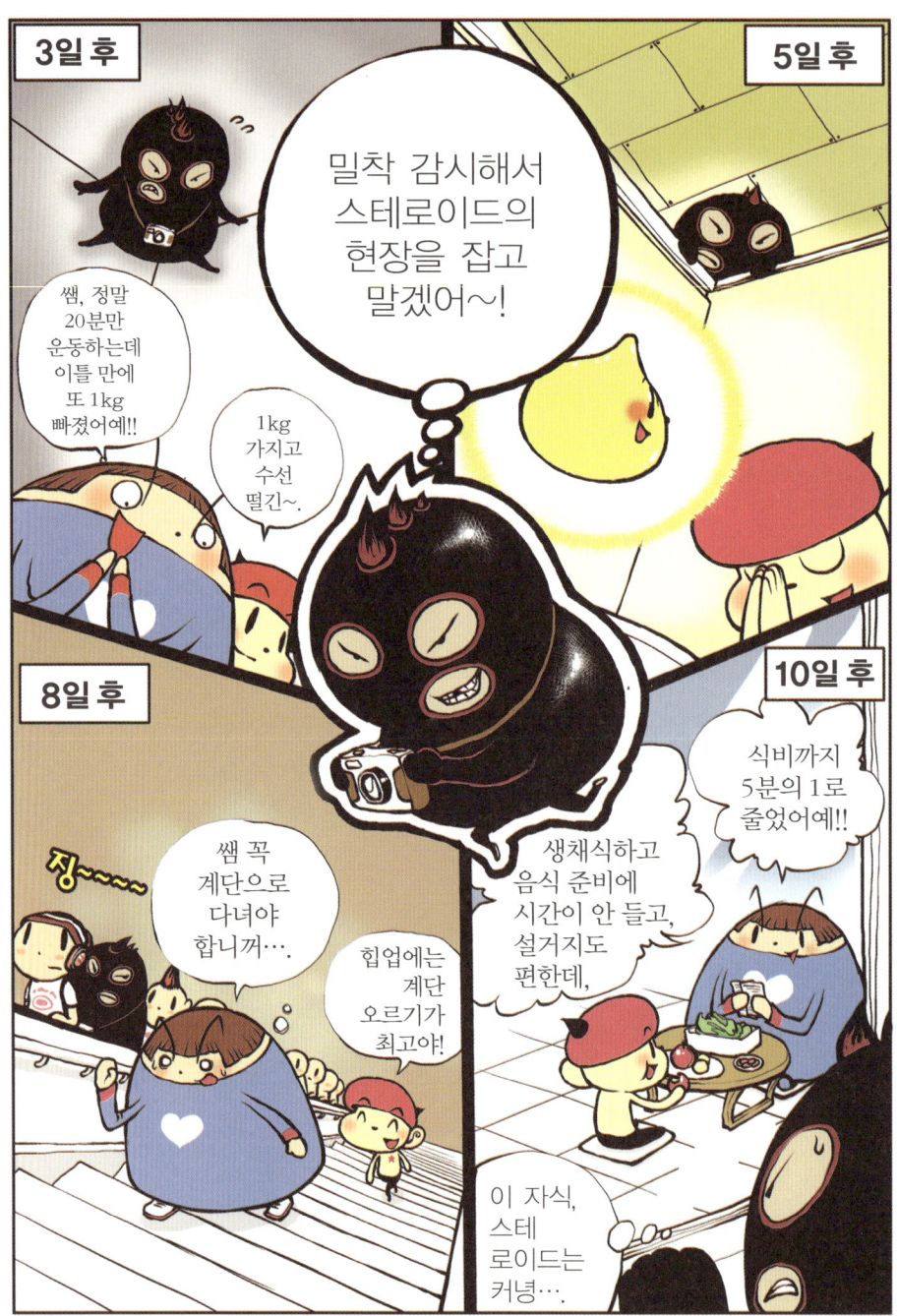

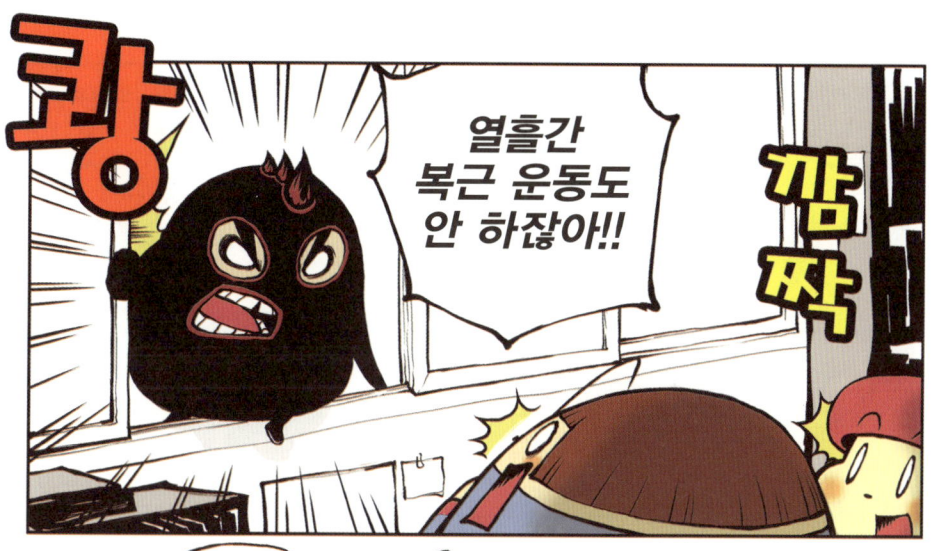

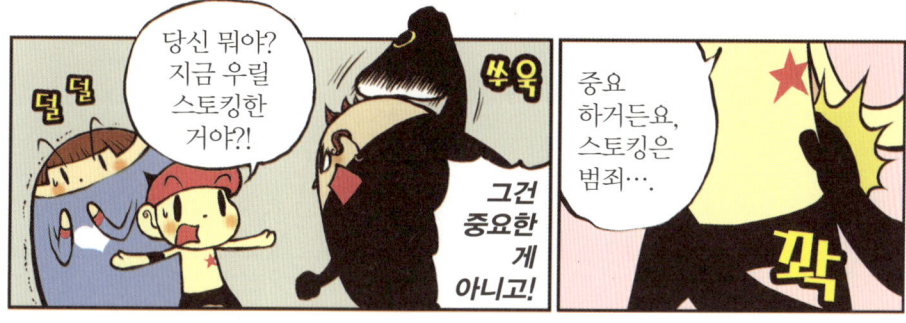

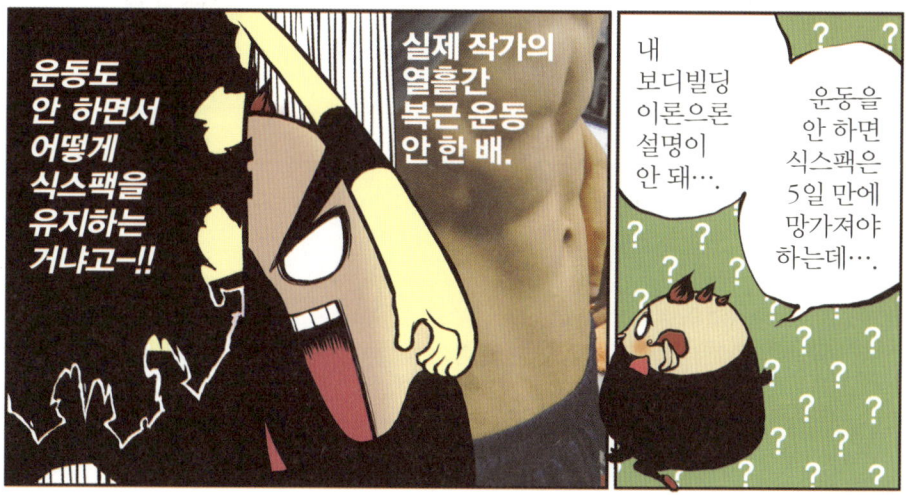

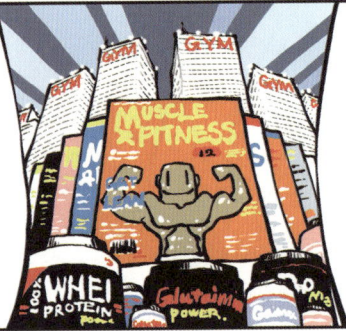

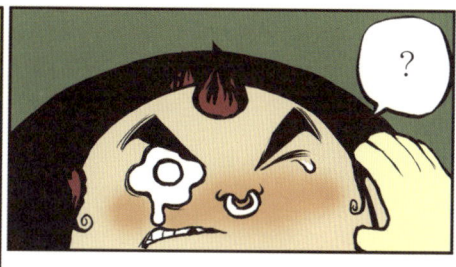
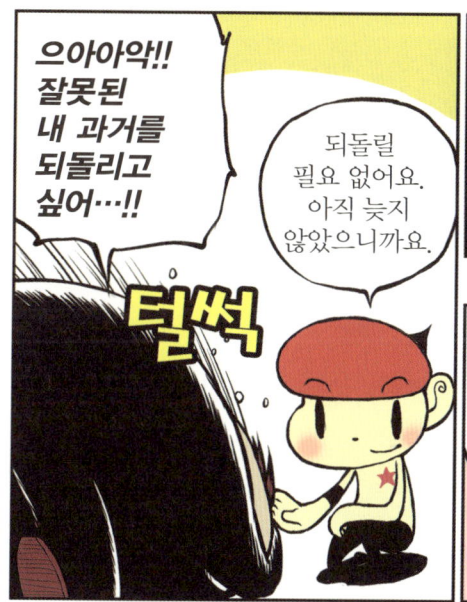
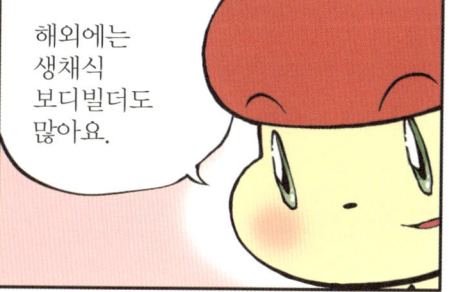
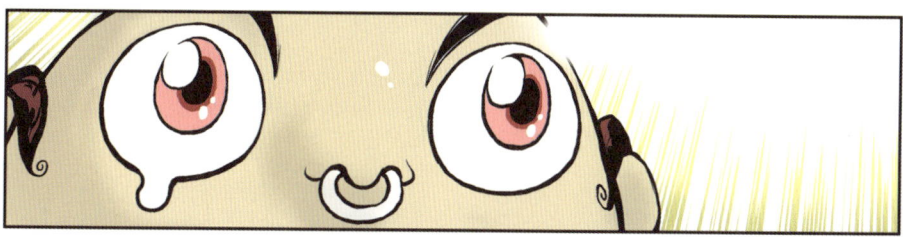
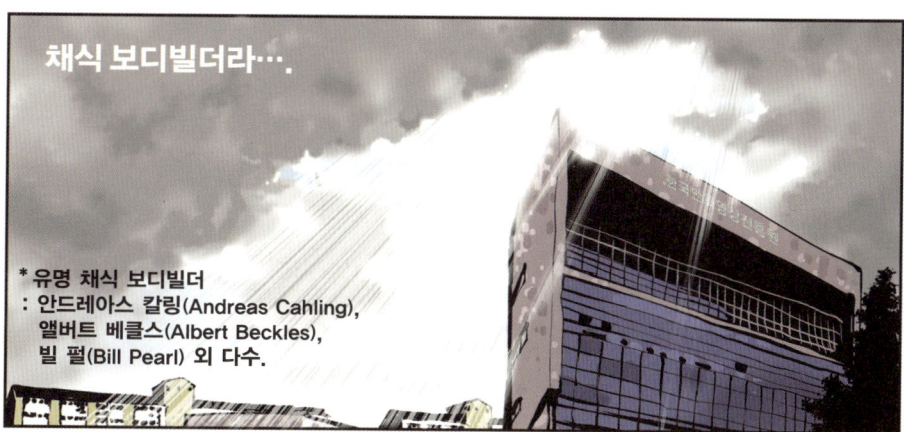

이론과 팁

식탐과 이별하는 방법, 배생다

■ 뇌의 신호 ■

　우리의 몸은 음식을 섭취하는 순간 그 음식 정보를 뇌에 보낸다. 그리고 인체의 지휘자인 뇌는 몸의 건강을 위해 필요한 것들이 음식에 갖추어져 있는지 영양분을 세심히 분석한다.

　그때 탄수화물로 가득한 빵, 라면, 피자, 햄버거로 배를 채웠다면 어떻게 될까? 뇌는 바로 우리 몸에 필요한 비타민, 섬유질, 효소가 부족하니 음식을 더 먹으라고 다시 신호를 보낸다.

　'식탐'은 이 악순환에서 생기는 뇌의 신호이다. 이 악순환 속에서 살찌는 성분만 많고 영양은 부족한 일반식으로만 폭식을 한다면 살이 찌는 건 당연한 것이고 악순환의 고리 역시 끊어지지 않는다.

　하지만 영양이 가득한 생채식을 먹기 시작하면 애기는 180도 달라진다. 그날 하루 필요한 영양소를 모두 갖춘 생채식을 먹었으니 뇌는 우리의 식욕 중추를 정지시키고 '영양 충분. 그만 먹어!' 라는 식욕억제 신호를 보낸다. 생채식 한 끼로도 하루 영양소가 충분하기 때문에 일반식과 함께 먹어도 이 신호에는 변함이 없다. 거기에 가공된 음식으로 망가졌던 체중 조절 호르몬 랩틴의 기능까지 회복되며, 그동안 식탐에 끌려 다니던 내 몸이 알아서 똑똑해지기 시작한다.

몸의 신호

"빵순인데 빵이 안 당겨요."
"이상하게 고기 냄새가 역해요."
"과자 봉지를 뜯어서 몇 개 먹고 멈췄어요. 이건 기적이에요!"
"스트레스 받으면 폭식하던 버릇이 없어졌어요."
"일반식을 할 때도 나물 반찬에만 손이 가네요."
"햄버거나 피자를 먹으면 속이 거북해요."

배생다를 시작한 사람들의 두드러진 반응 중 일부이다. 일반식을 먹는 양이 적어지거나, 참는 게 쉬워지거나, 때로는 음식으로도 안 보인다. 몸과 뇌가 원하는 생채식을 먹고 몸이 맑아지자, 좋은 음식과 나쁜 음식을 몸의 신호로도 구분할 수 있게 된 것이다. 일반식이 입만 즐거운 식단이라면, 배생다는 뇌와 몸이 가장 선호하는 식단이다.

생채식을 며칠씩 했는데도 아무 변화가 없다며 낙담할 필요는 없다. 그동안 뇌가 원하지 않는 음식만을 먹어왔기 때문에 변화가 더디게 찾아오는 것이다. 학대 받던 뇌와 몸이 기운을 차려가는 과정을 기다리지 못하고 다시 일반식에 빠진다면 점점 살찌는 악순환 사이클 속으로 스스로 되돌아가는 셈이다.

배생다는 독한 다이어트도, 요요의 위험이 있는 다이어트도 아니다. 사람이라면 누구나 성공하는 다이어트다. 몸의 변화가 늦고 빠른 것은 중요하지 않다. 누구나 100% 변하는 대신, 그 동안 자신의 생활 습관에 따라 반응이 좀 더 빠르거나 조금 느릴 뿐이다.

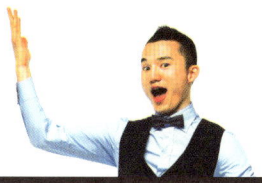

KEY POINT 내 몸도 세상도 달라진다 **채식의 장점**

질병이 적어진다
어른이나 어린이나 식물성 식품만 먹어도 영양 결핍은 일어나지 않는다. 오히려 사람을 괴롭히고 수명을 단축시키는 여러 가지 병이 발생할 가능성이 훨씬 적어진다.

온순해진다
식물성 식품에는 사람을 안정시키는 성분들이 많이 들어 있다. 반면 동물성 식품은 사람을 공격적으로 만든다. 동물을 죽이는 과정에서 발생한 스트레스 호르몬이 죽은 동물의 몸에 고스란히 남기 때문이다. 이것을 먹는 사람이 그 영향에서 벗어날 수 없는 것은 당연하다.

환경오염이 감소한다
가축의 배설물에서 발생하는 메탄가스는 지구 온난화의 주범이며 질소는 수질을 오염시킨다. 반면 식물성 식품을 생산하고 소비하면 위와 같은 오염은 발생하지 않는다.

식량 부족 문제가 해결된다
열 명이 먹고 배부를 수 있는 곡식을 동물에게 주어 고기, 생선, 달걀, 우유로 바꾸어서 먹으면 한 명만 먹을 수 있다. 식물성 식품을 많이 먹을수록 그만큼 곡물을 절약하는 셈이다.

07 과식도 음주도 훌륭한 다이어트

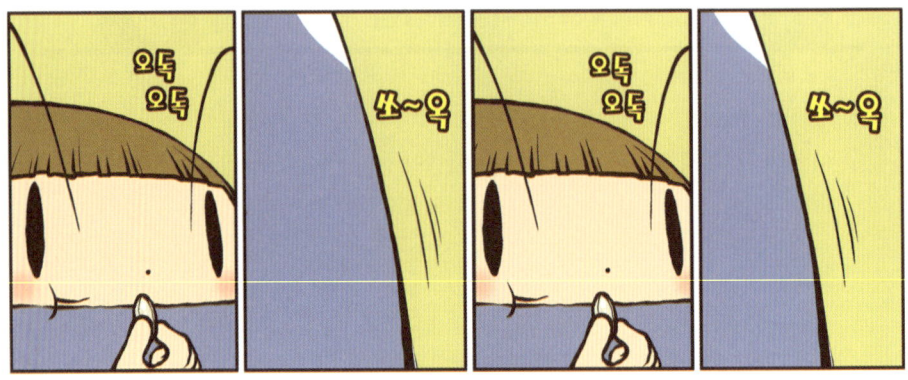

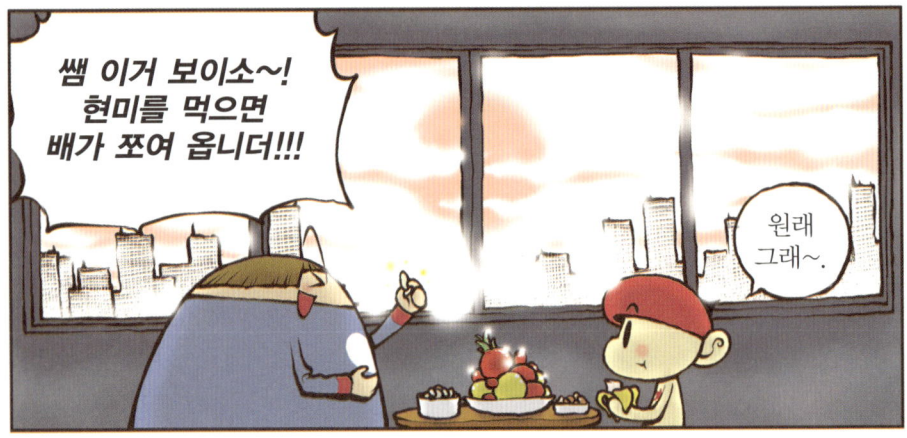

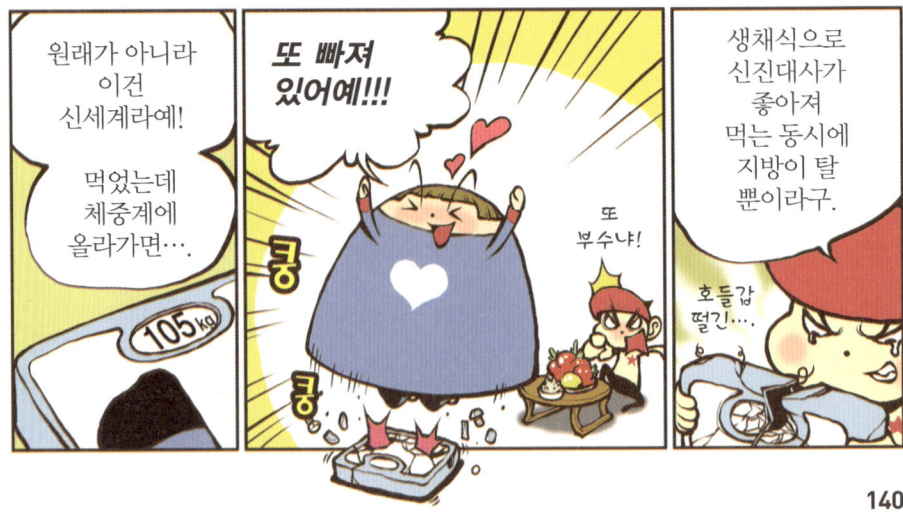

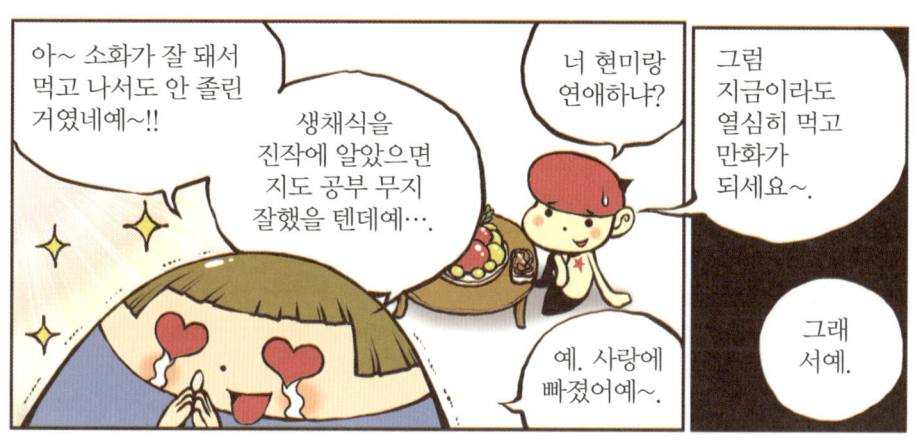

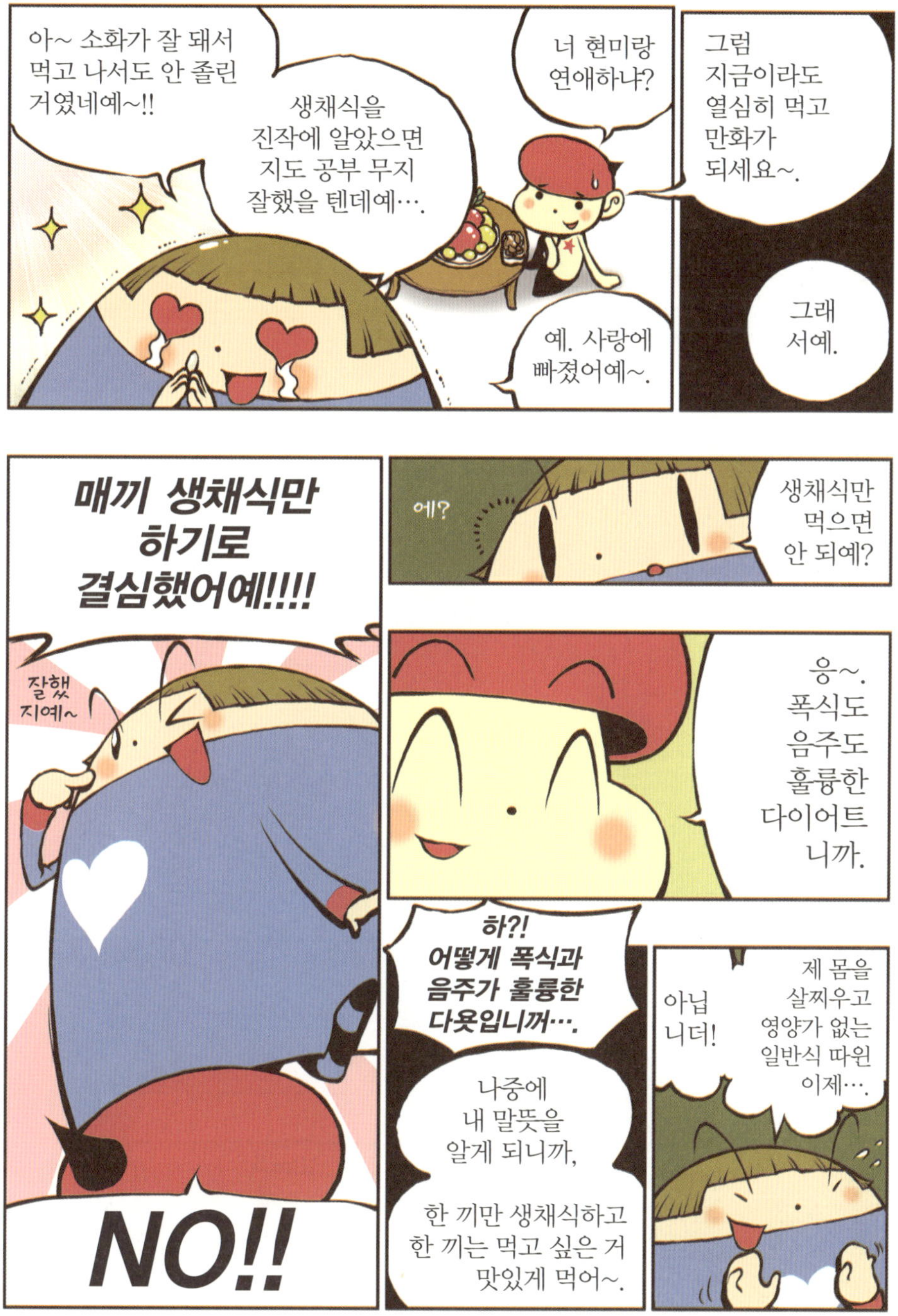

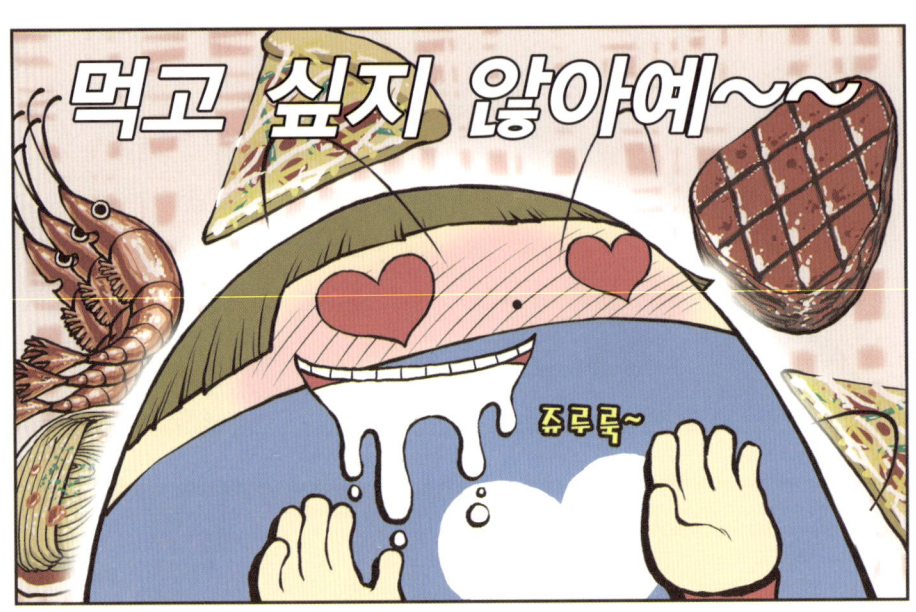
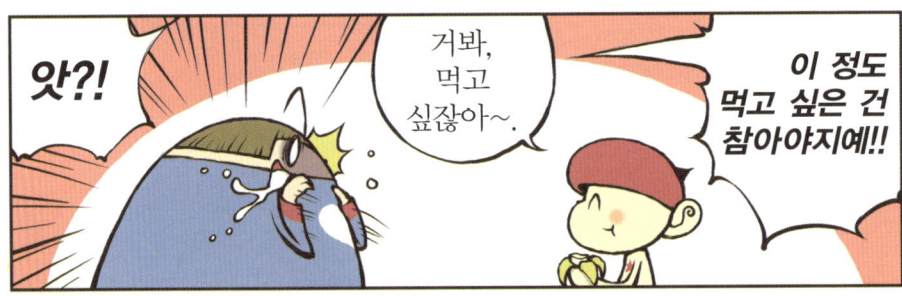
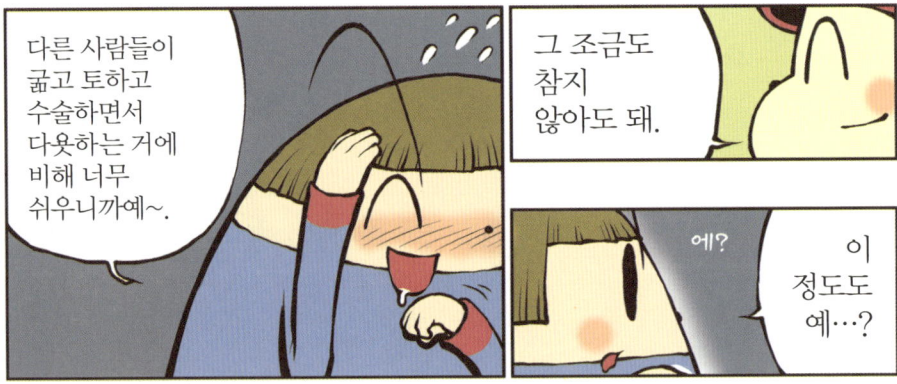

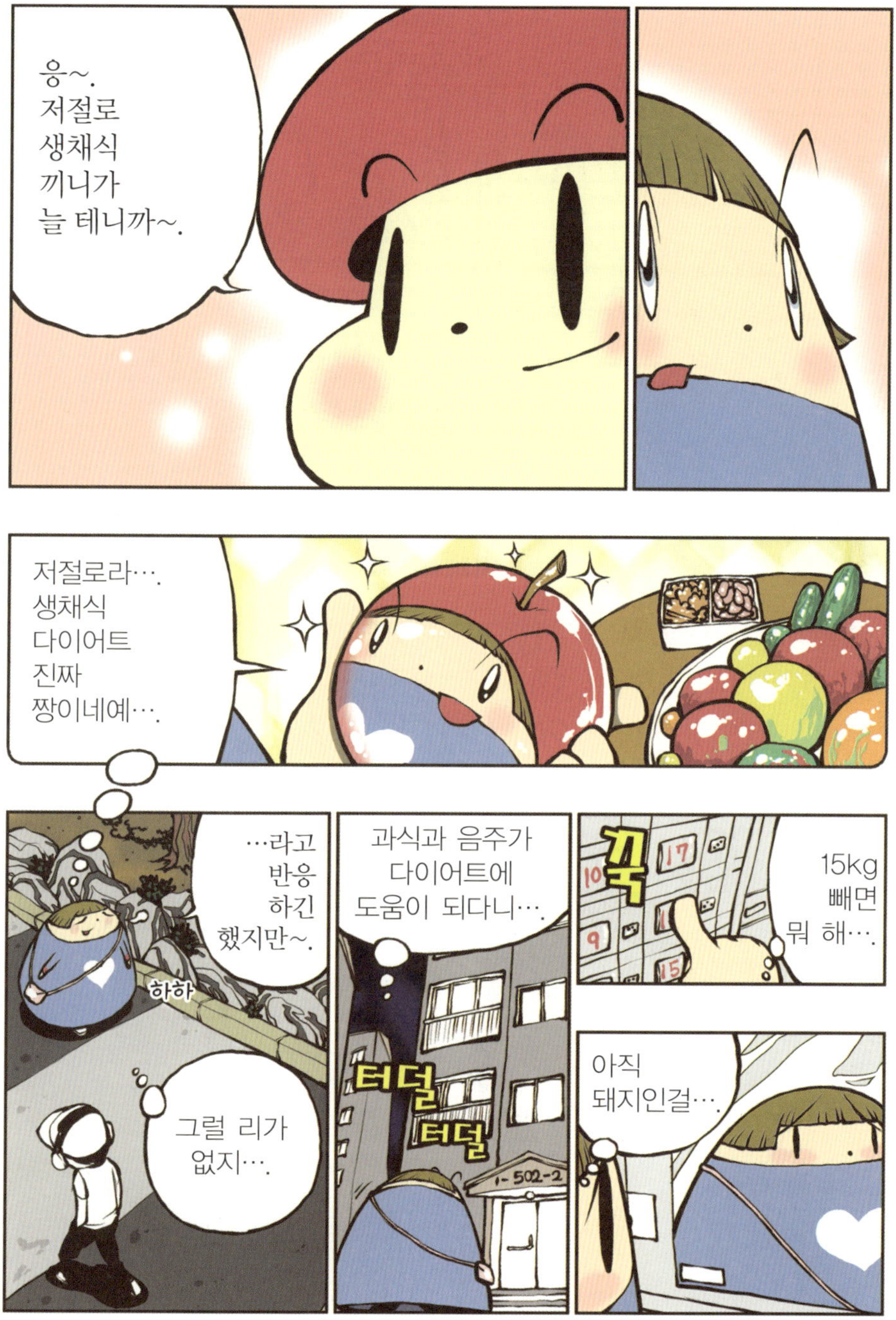

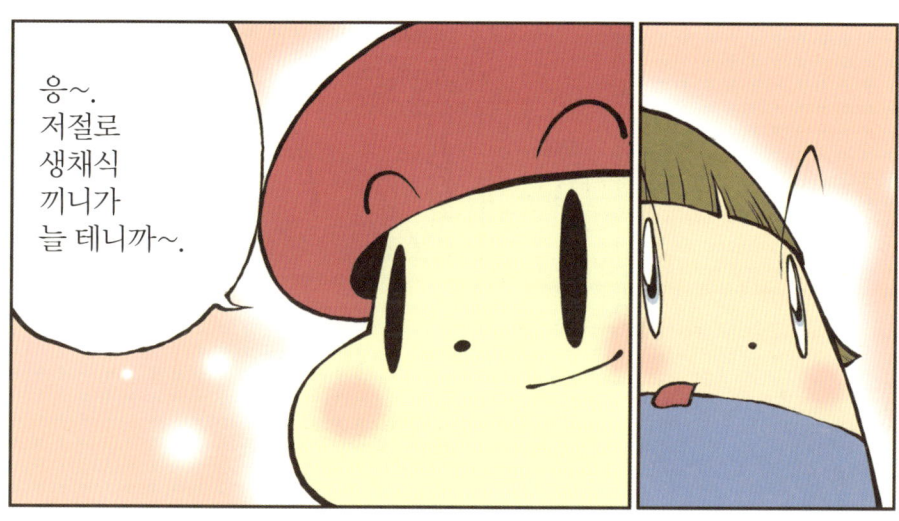

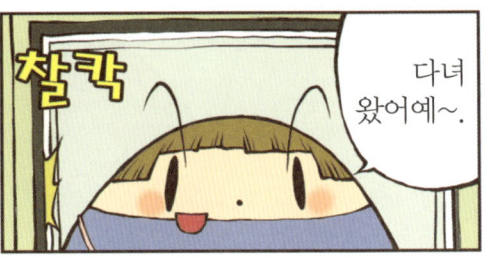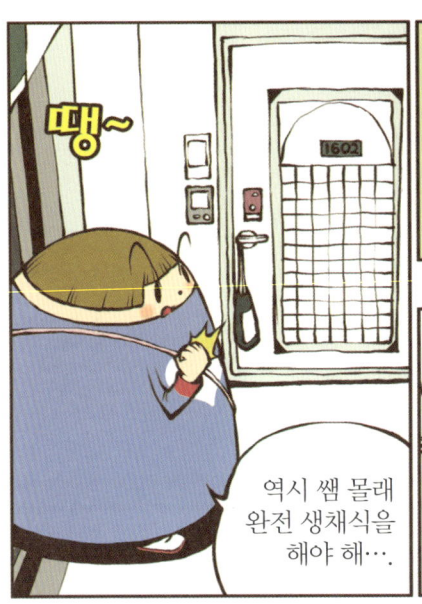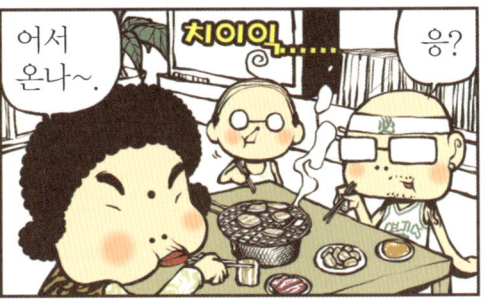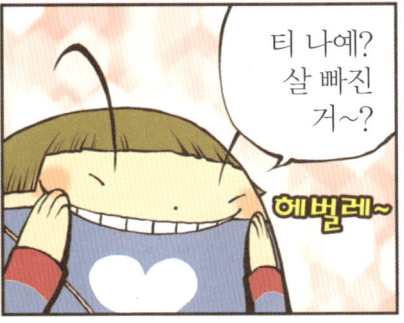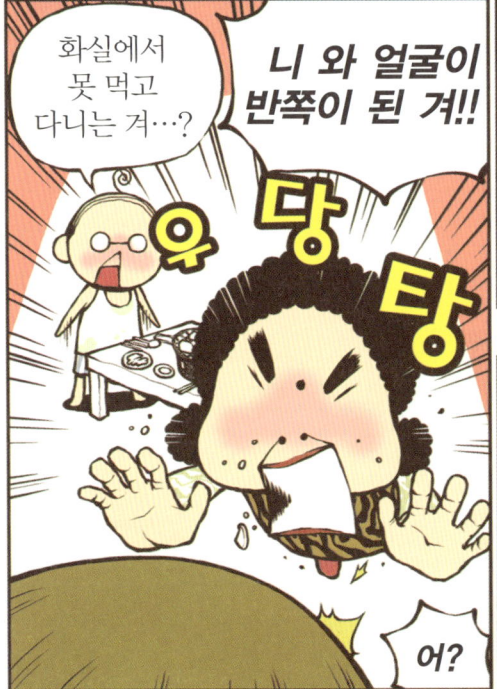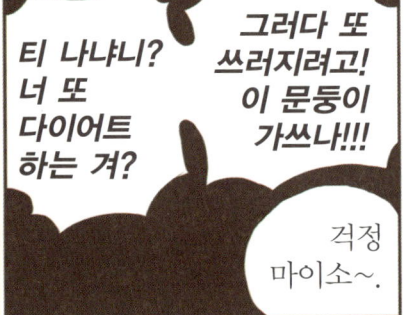

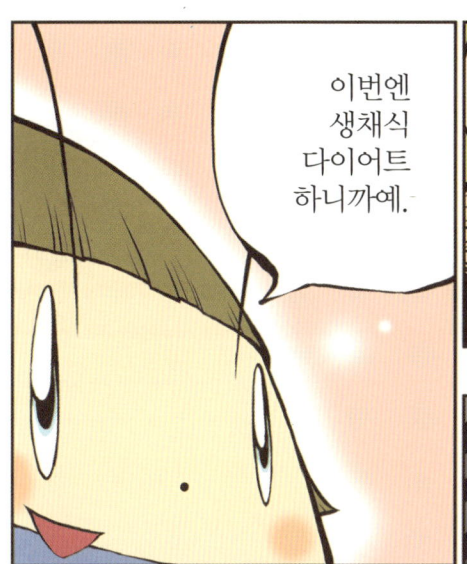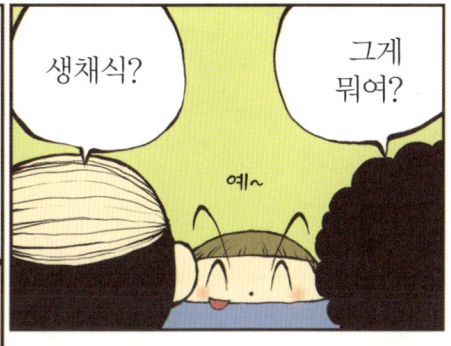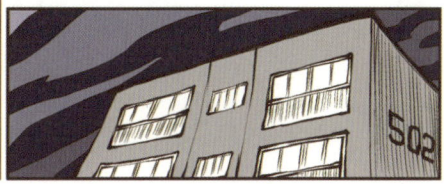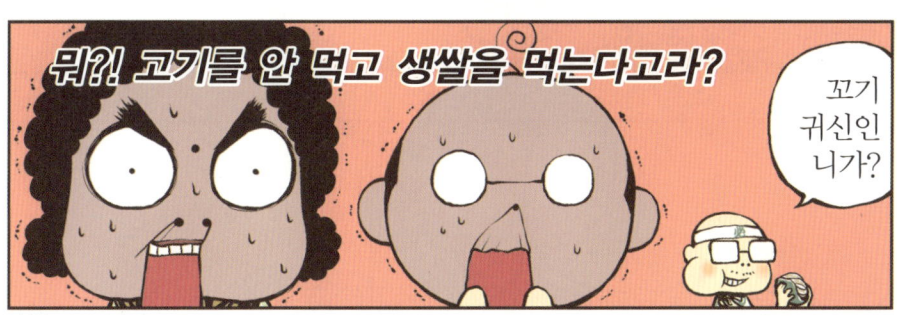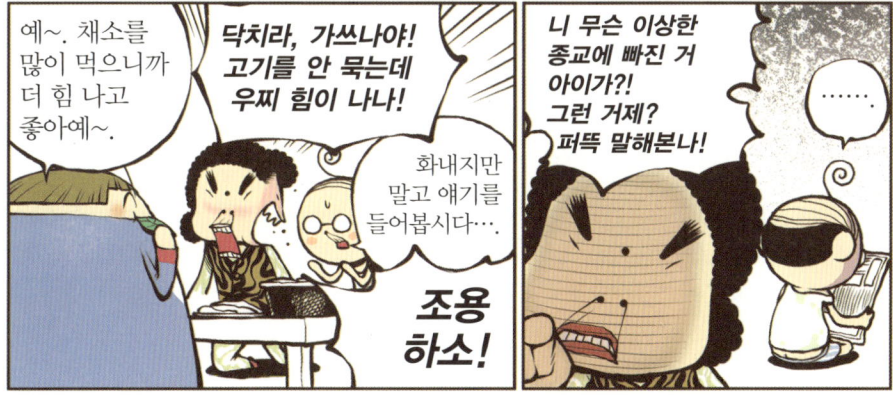

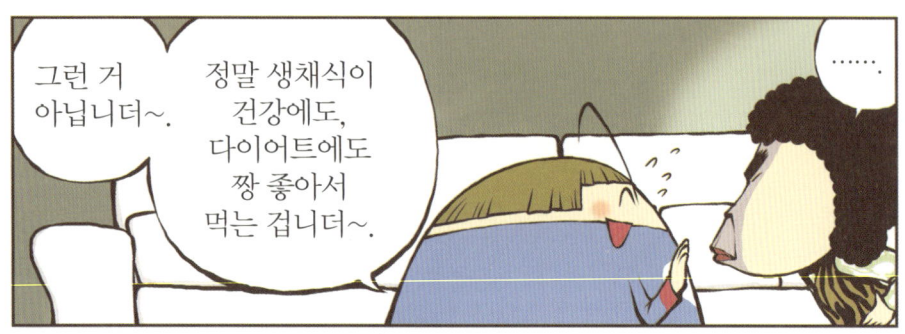
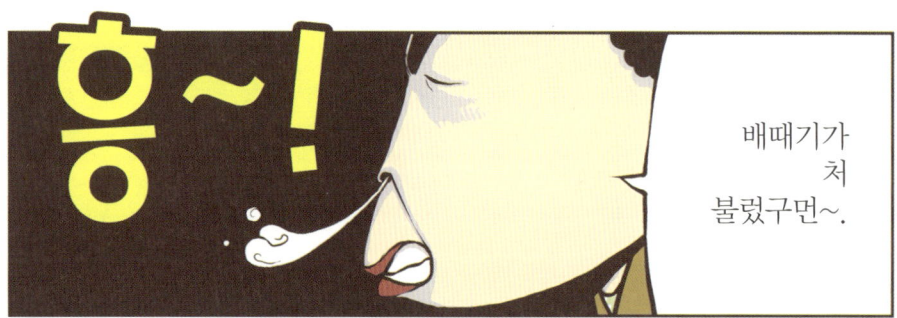
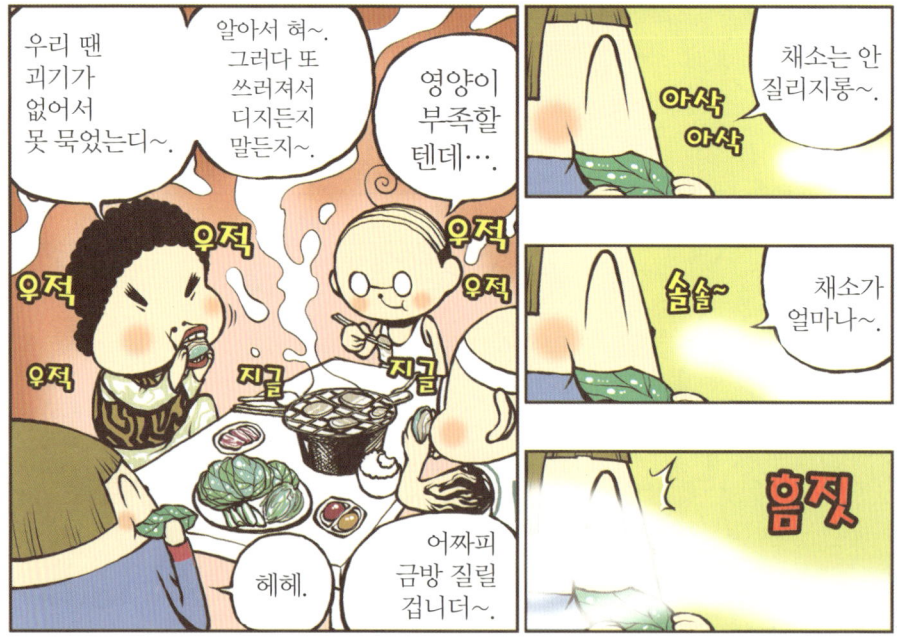

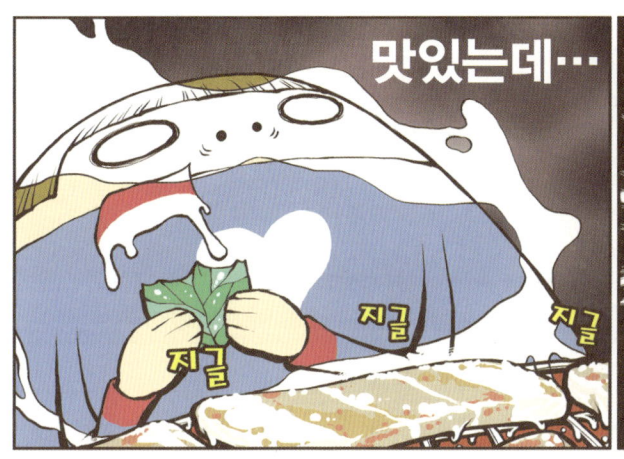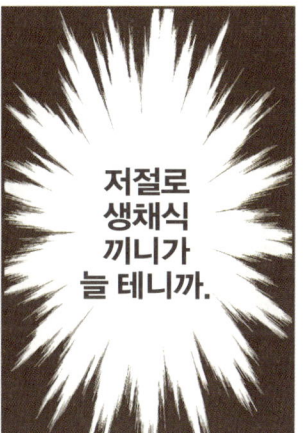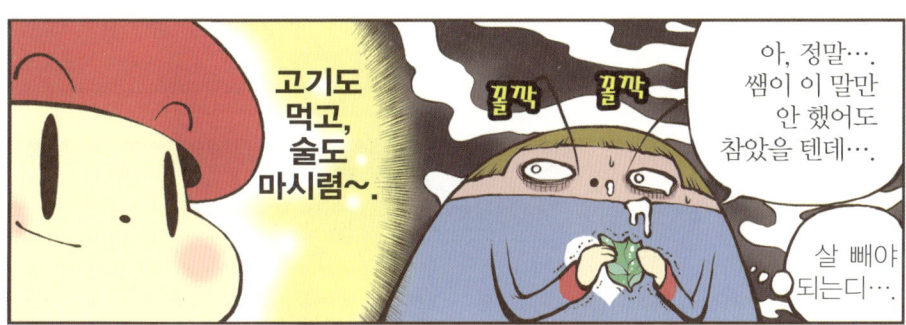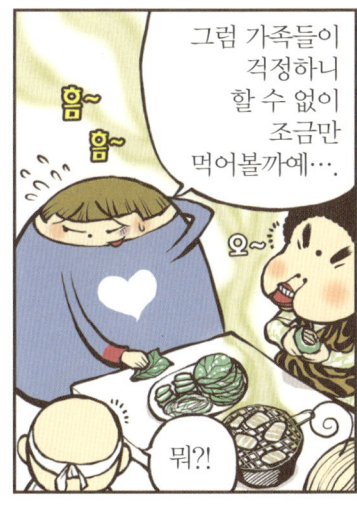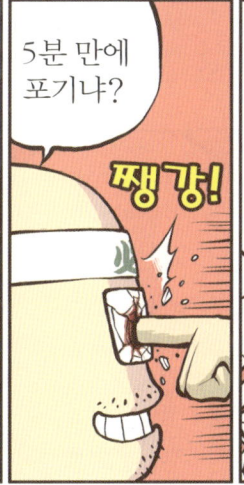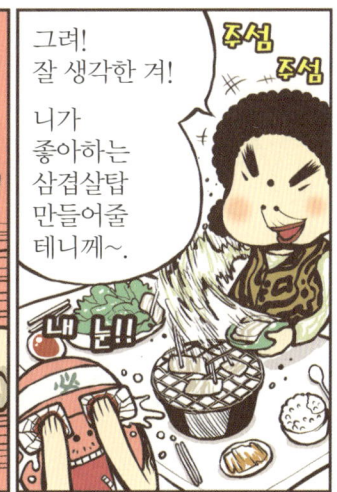

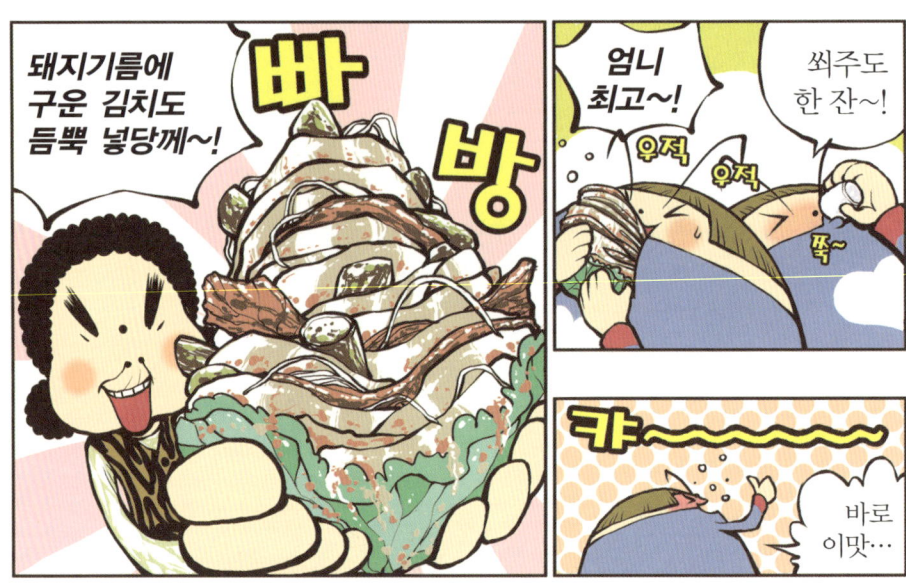
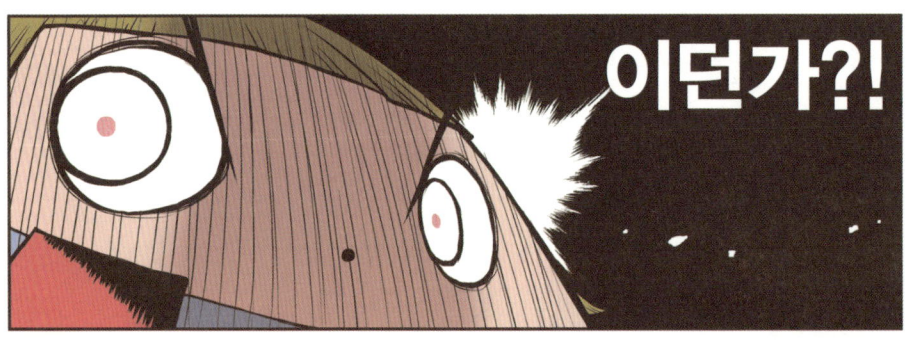
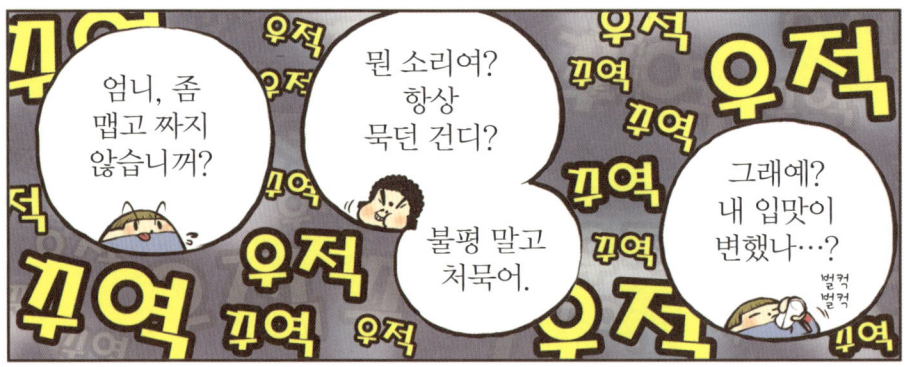

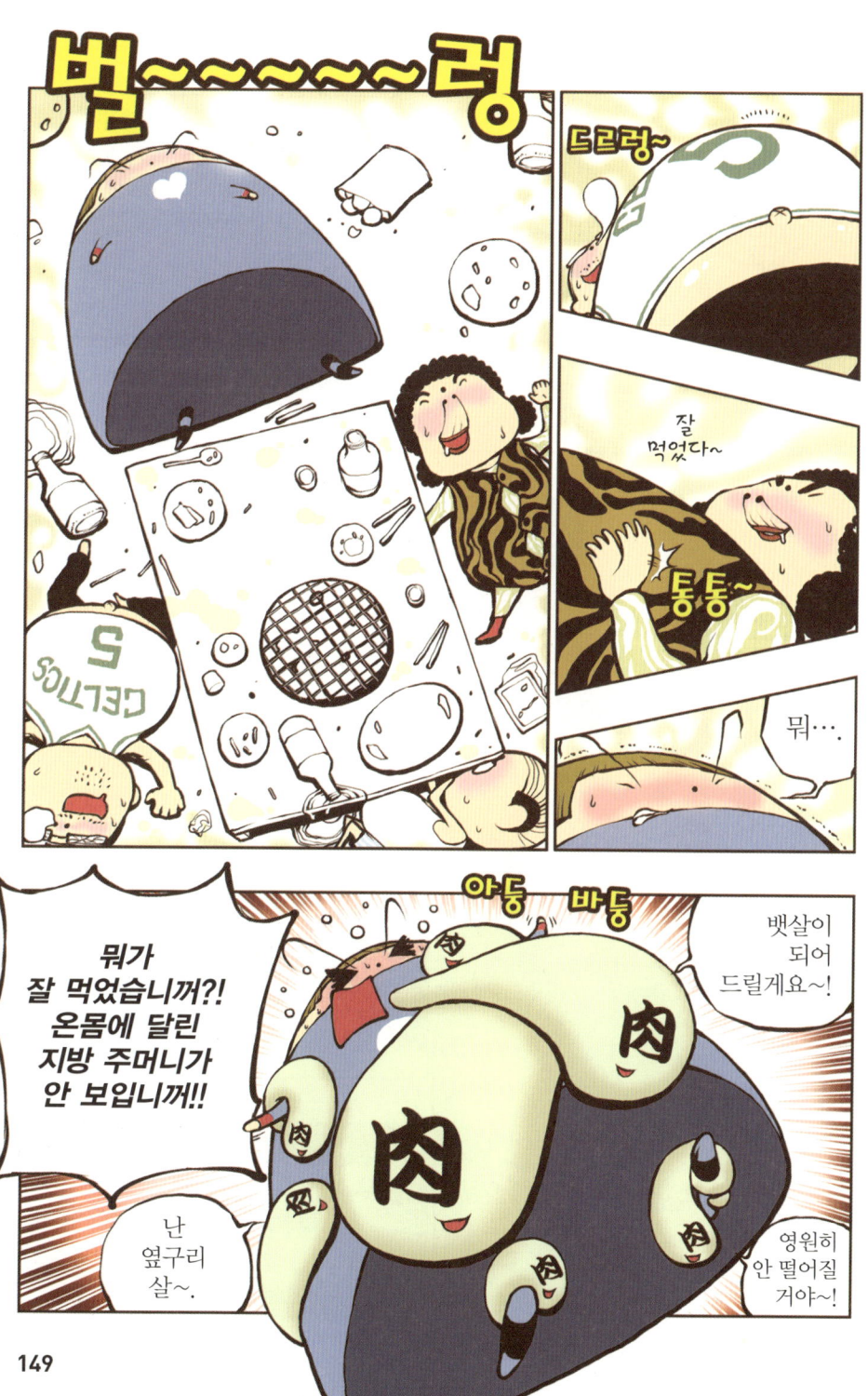

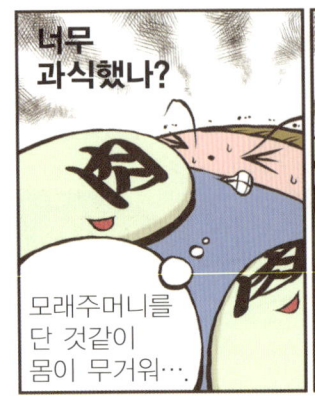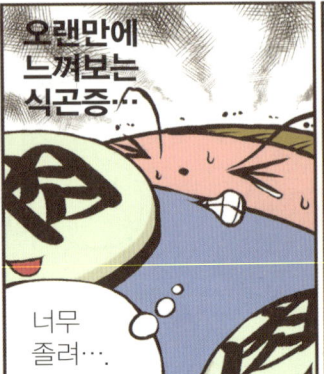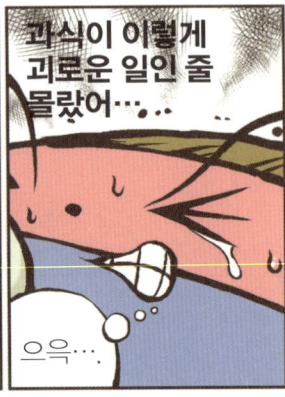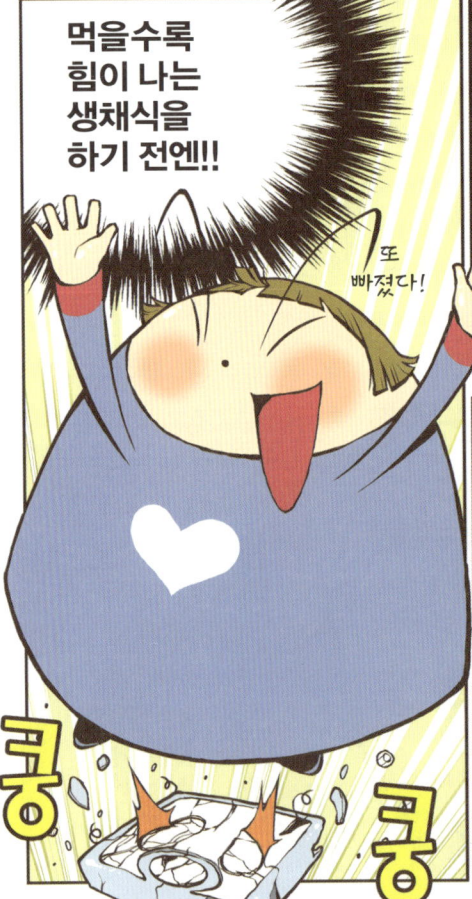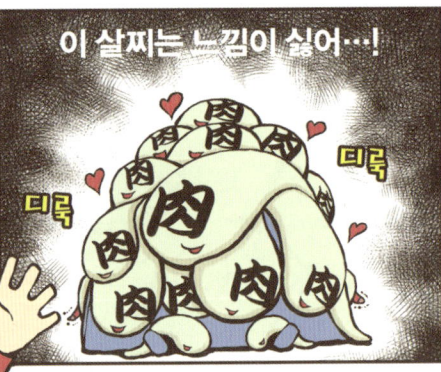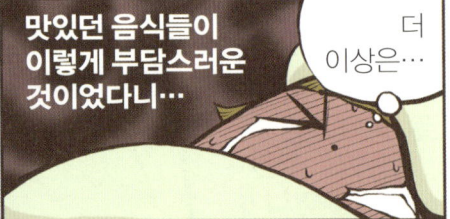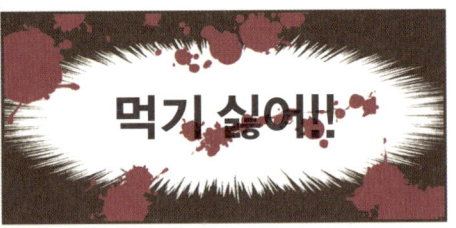

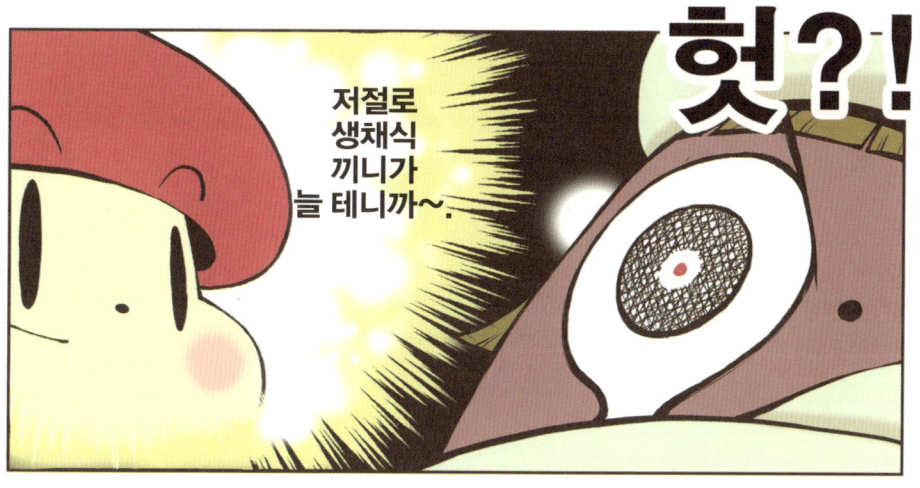
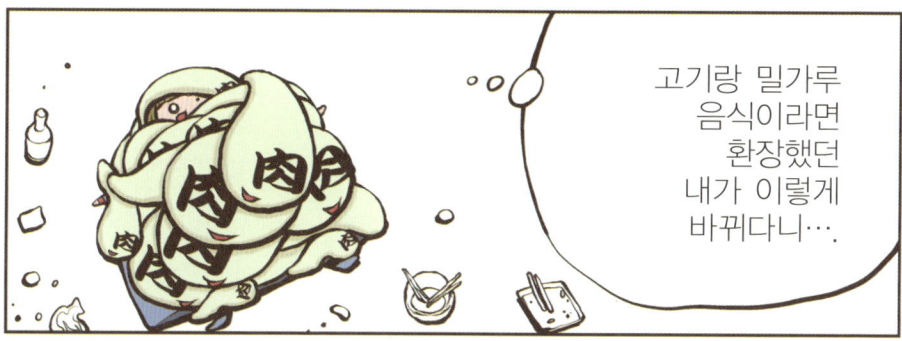
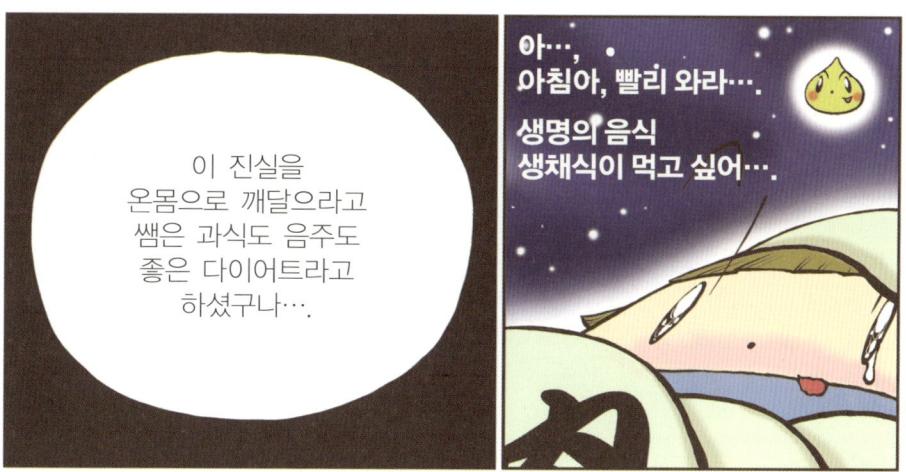

이론과 팁

왜 배생다는 다이어트 종결자인가?

▪ 평등한 다이어트 ▪

얼굴 공사에 몇 천, 다이어트 식품에 몇 백, 헬스장 회원권에 개인 트레이닝까지 받으려면 또 몇 백. 부자들만 예뻐지는 세상이다.

가난한 고학생이 외모를 가꾼다는 것은 상상도 못할 일이다. 가난한 서러움에 아름다움은 포기하고 죽도록 공부했고, 드디어 좋은 직장에 취직했다고 치자.

인스턴트를 주식으로 해온 고학생은 살찐 모습에 몸서리를 치게 된다. 남들처럼 연애도 하며 평범하게 살고 싶어서 지금까지 버텼는데, 외모라는 걸림돌이 발목을 잡고 늘어진다.

하지만 이제 돈이 없다고, 가난하다고, 시간적 여유가 없다고 외모와 건강을 포기할 필요가 없다.

배생다는 평등한 다이어트다. 한 끼 평균 2,000원 밖에 들지 않고, 조리할 필요가 없으니 무엇보다 간편하며, 물만 나온다면 때와 장소에 상관없이 실천할 수 있는 다이어트다.

하루 열네 시간을 앉아서 작업하는 30대 만화가도 모델보다 날씬해졌으니, 만화가가 아닌 당신은 더 쉬울 것이다. 그러니 신세 한탄은 그만하고 얼짱, 몸짱, 건강짱으로 거듭나 보자.

무결점 다이어트

인간은 용감하다. 건강에 비하면 보잘것없는 외모를 위해 목숨까지 걸기 때문이다. 일련의 부작용을 감수하면서 살 빼는 약을 먹고, 지방 흡입 도중 사망할 위험을 무릅쓰고 수술대에 오른다.

지방 흡입 같은 수술은 목숨이 위태로운 초고도 비만 환자들의 마지막 선택이다. 표준에서 30~40kg 정도 더 나가는 비만자가 죽음을 담보로 선택할 영역이 아니다.

배생다의 가장 큰 미덕은 부작용이 없다는 사실이다.

샐러드를 먹고 식중독에 걸렸다는 얘기를 들어 본 적 있는가?

생채식을 하다가 사망했다는 뉴스를 본 적 있는가?

식중독은 거의 100% 고기, 생선, 우유, 계란 같은 동물성 식품에서 발생한다.

채식은 치료 효과도 뛰어나다. 이 사실을 아는 의사들은 고혈압, 당뇨, 암, 심장질환을 치료할 때 채식을 병행시켜 큰 효과를 얻고 있다.

배생다는 다이어트를 위해 시작했다가 지병까지 고치는 무결점 다이어트다.

편안한 다이어트

칼로리 계산도 필요 없다. 하루 중 한 끼만 지키면 된다. 배생다의 편안한 매뉴얼은 일반적인 다이어트가 주는 스트레스에서 우리를 해방시킨다.

1998년에 바우마이스터Baumeister라는 유명한 심리학자와 그의 동료들은 '의지의 사용에는 정신적 비용이 든다'라는 내용의 자아 고갈ego-depletion에 관한 논문을 내놓았다.

첫 실험에서 여덟 시간 굶은 참가자들을 반으로 나누어 한쪽은 잘 구워진 쵸코 쿠키를 주고 다른 쪽은 순무radish를 주었다. 이후 같은 수학 문제를 풀게 했을 때, 쿠키를 먹은 집단에 비해 순무를 먹은 집단의 점수가 훨씬 낮았다.

이 실험은 아무리 의지가 강한 사람이라도 무언가를 참고 견디며 정신적으로 지치면 결국 한계에 이른다는 사실을 보여준다. 이는 육체적 피로, 기분 같은 요소와는 분명히 다른 개념이다.

배생다의 일반식 한 끼는 이런 의미에서 매우 중요하다. 고지방 고칼로리의 자극적인 음식을 즐겨 먹던 보통 사람에게 생채식은 육체적, 정신적으로 부담이 된다. 이를 이어나가려면 '의지'가 필요하고, 회복 시간 없이는 한계에 다다른다. 하지만 생채식을 하루 한 끼만 섞어준다면 굳이 큰 의지가 필요 없다.

요즘은 아침을 대충 때우는 사람이 많다. 나머지 두 끼를 제대로 먹는다면, 그 중 한 끼 정도를 새로운 식사법으로 바꾸는 것은 어려운 일이 아니다. 음식과 운동에 대한 스트레스가 없으니 꾸준히 지속할 수 있어 배생다로 성공하는 사례도 점차 늘어나고 있다.

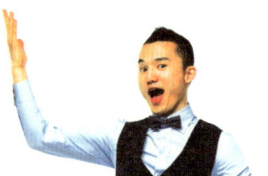

KEY POINT 배생다로도 빠지지 않는다면? **실패 원인**
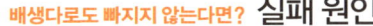

만에 하나, 생채식을 하는데도 체중이 올라갔다면 아래 다섯 가지에서 원인을 찾아보자. 배생다의 매뉴얼을 철저히 지키고 최소한의 운동만 하자. 생채식과 충분한 휴식이 당신의 몸과 마음을 변화시키는 가장 효과적인 방법이다.

배생다 매뉴얼을 지키지 않은 경우
살을 빼겠다는 욕심에 격일 20분을 지키지 않고 운동 시간을 지나치게 늘렸다거나 생채식을 양껏 먹지 않을 경우, 배생다 효과는 절대 경험할 수 없다.

많은 다이어트로 몸을 학대한 경우
이 경우라면 시간이 해결해준다. 경직된 몸과 마음이 제대로 거듭나기까지 다른 사람보다 조금 더 시간이 필요할 뿐이다.

근육이 늘어나는 경우
아무리 매뉴얼을 열심히 지켜도 체중이 내려가지 않는다면 체지방 검사를 통해 눈으로 확인해보기 바란다. 틀림없이 지방이 줄고 근육이 늘어나 있을 것이다. 체중에는 변함이 없다고 하더라도 당신 몸의 사이즈에는 분명 변화가 있다.

일반식 때 폭식을 하는 경우
당신이 배생다를 시작한 이유를 잊어서는 안 된다. 다른 다이어트보다 편하게 먹을 수 있다는 것이지, 폭식을 해도 살을 뺄 수 있다는 얘기가 아니다.

휴식이 필요한 경우
피곤할 때는 무조건 쉬어라. 쉬어야 살도 빠진다. 잠이 부족하거나 휴식을 취하지 않으면 효과는 반으로 떨어진다.

08 날씬하고 볼 일이다

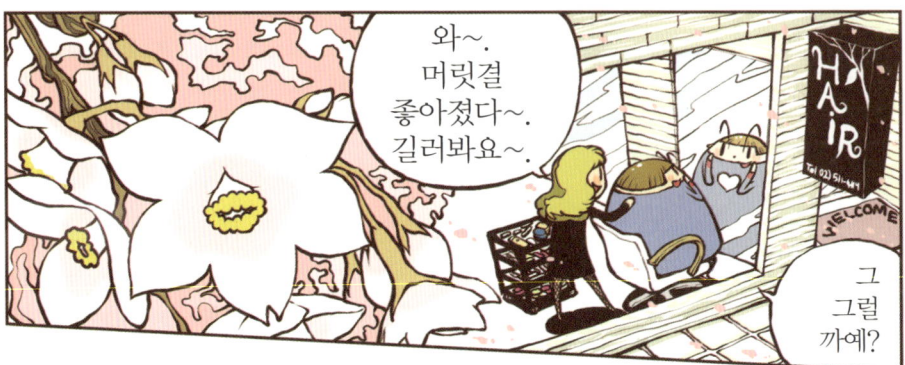

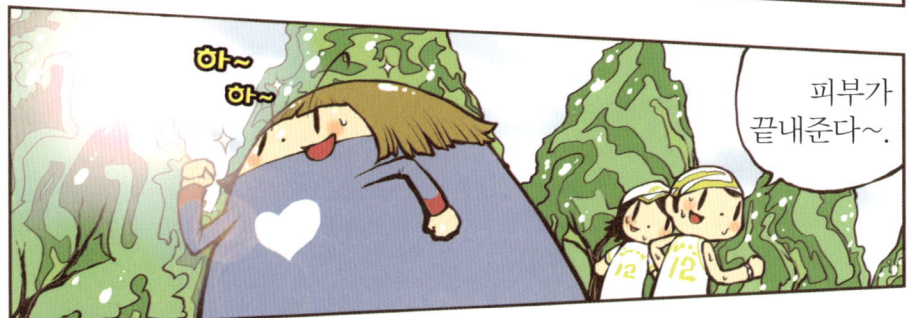

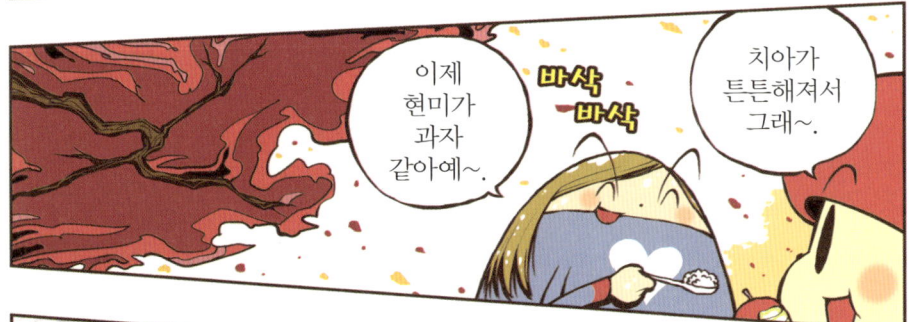

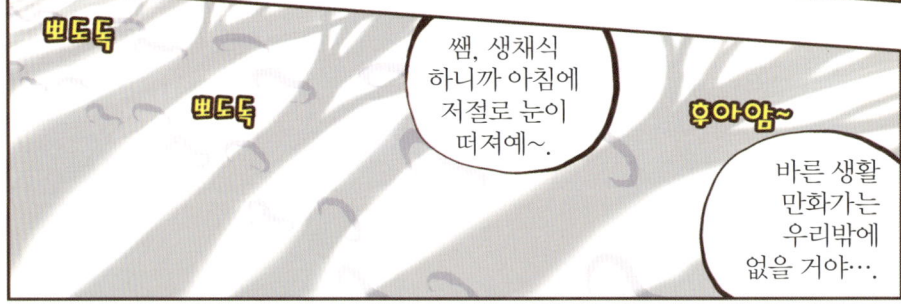

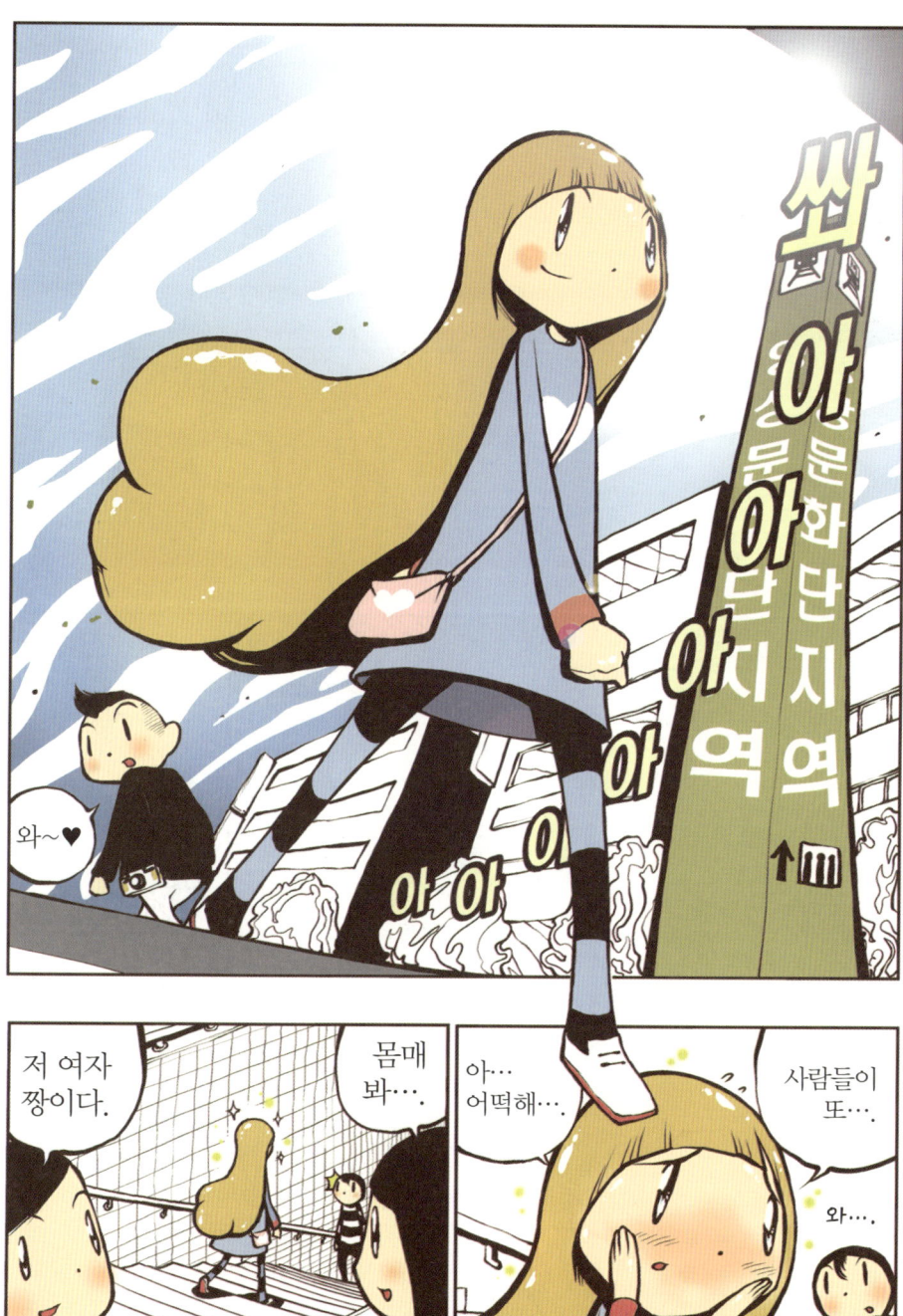

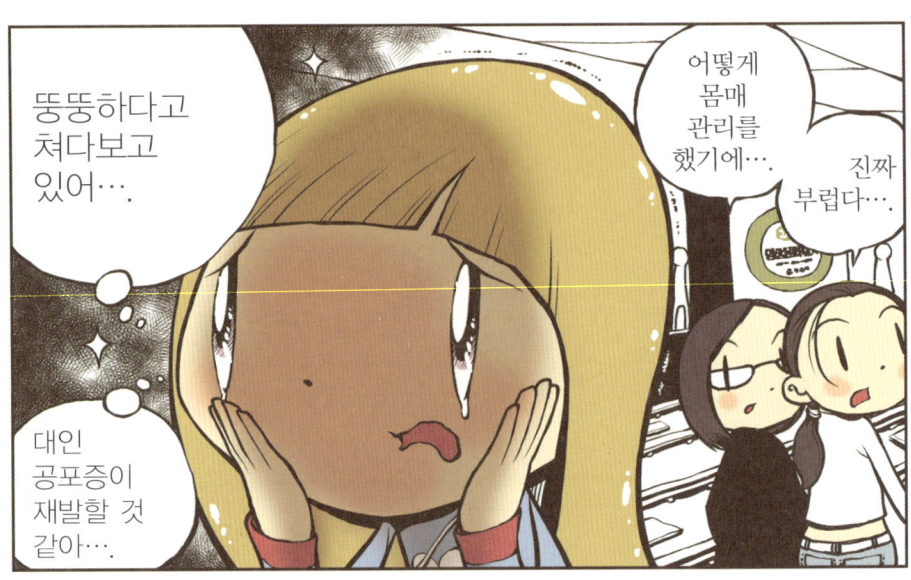
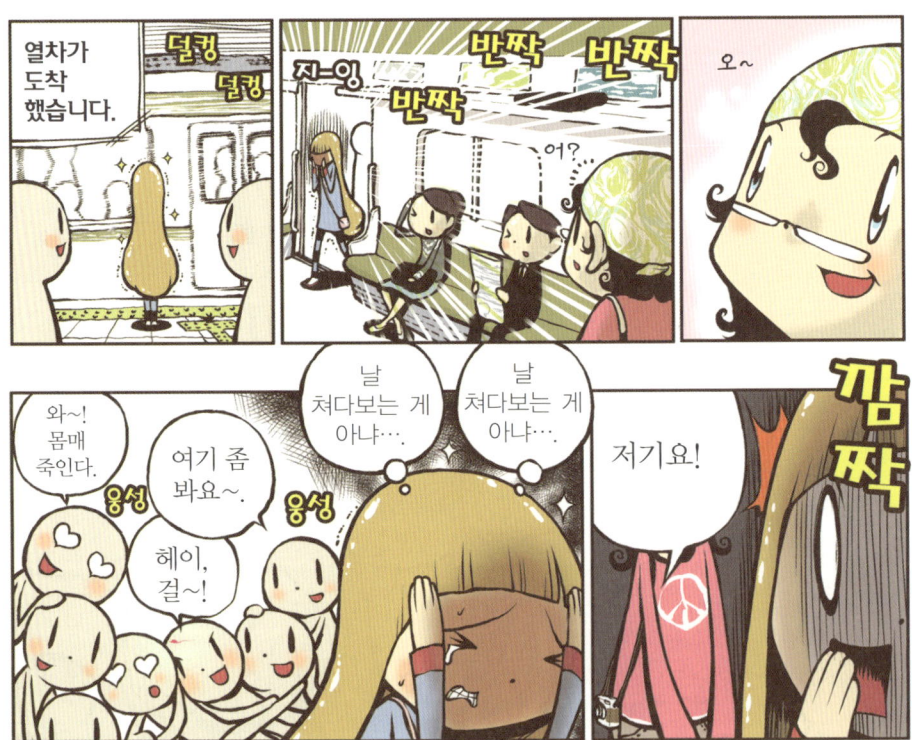

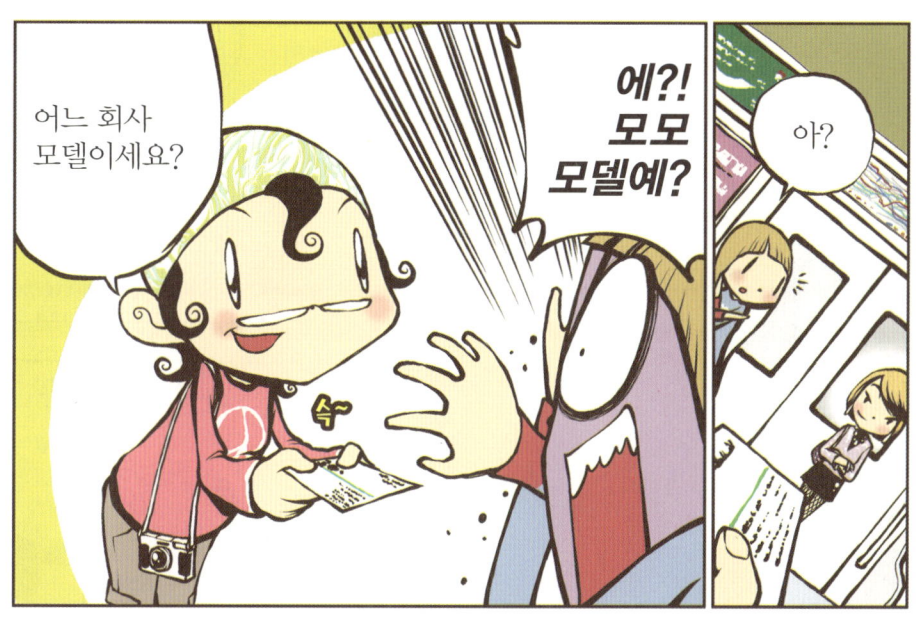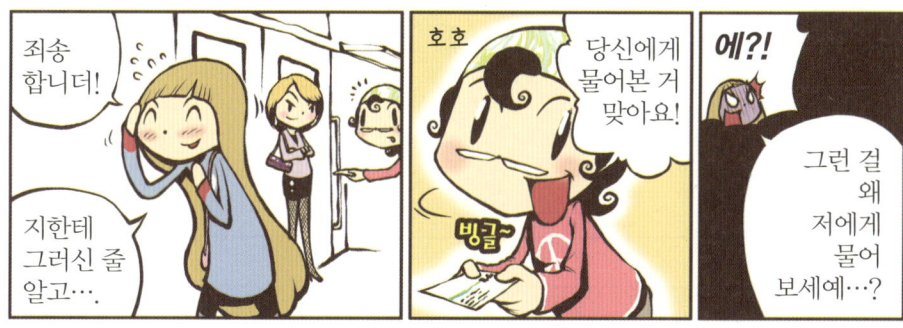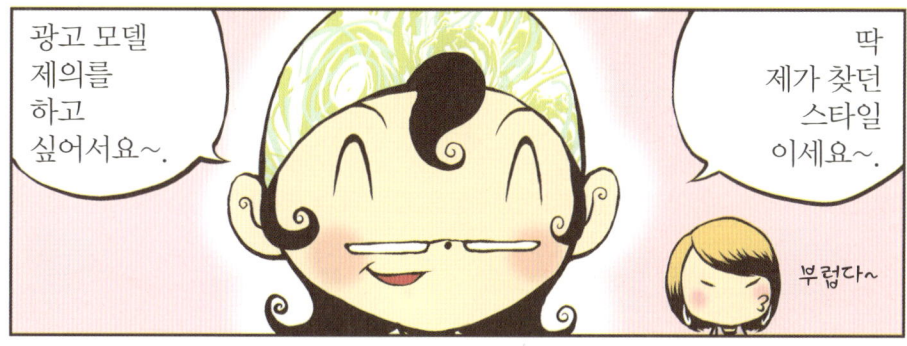

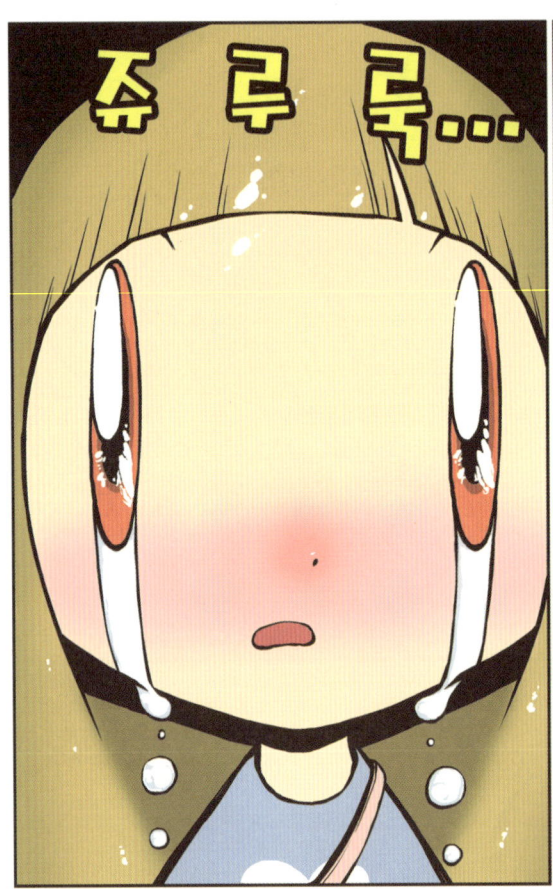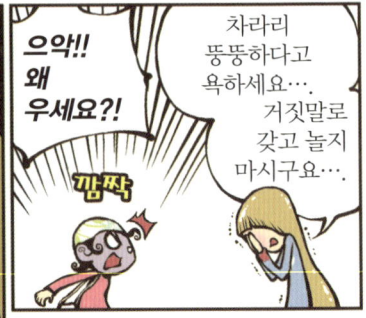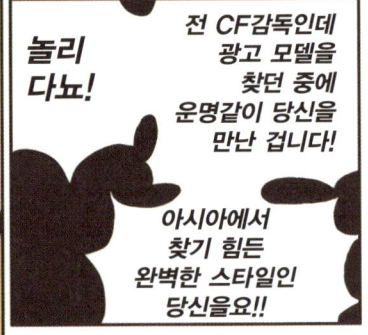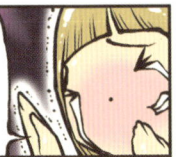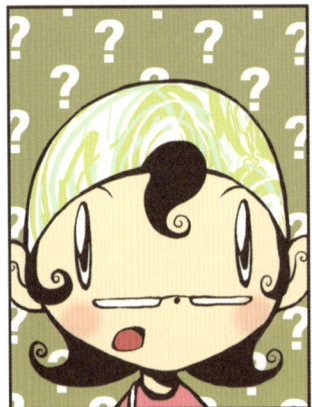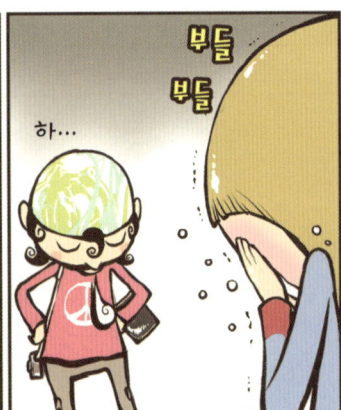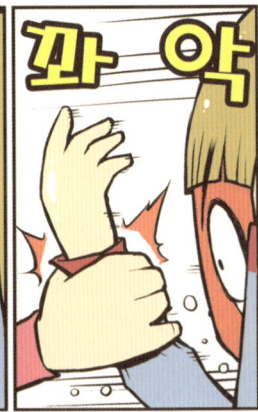

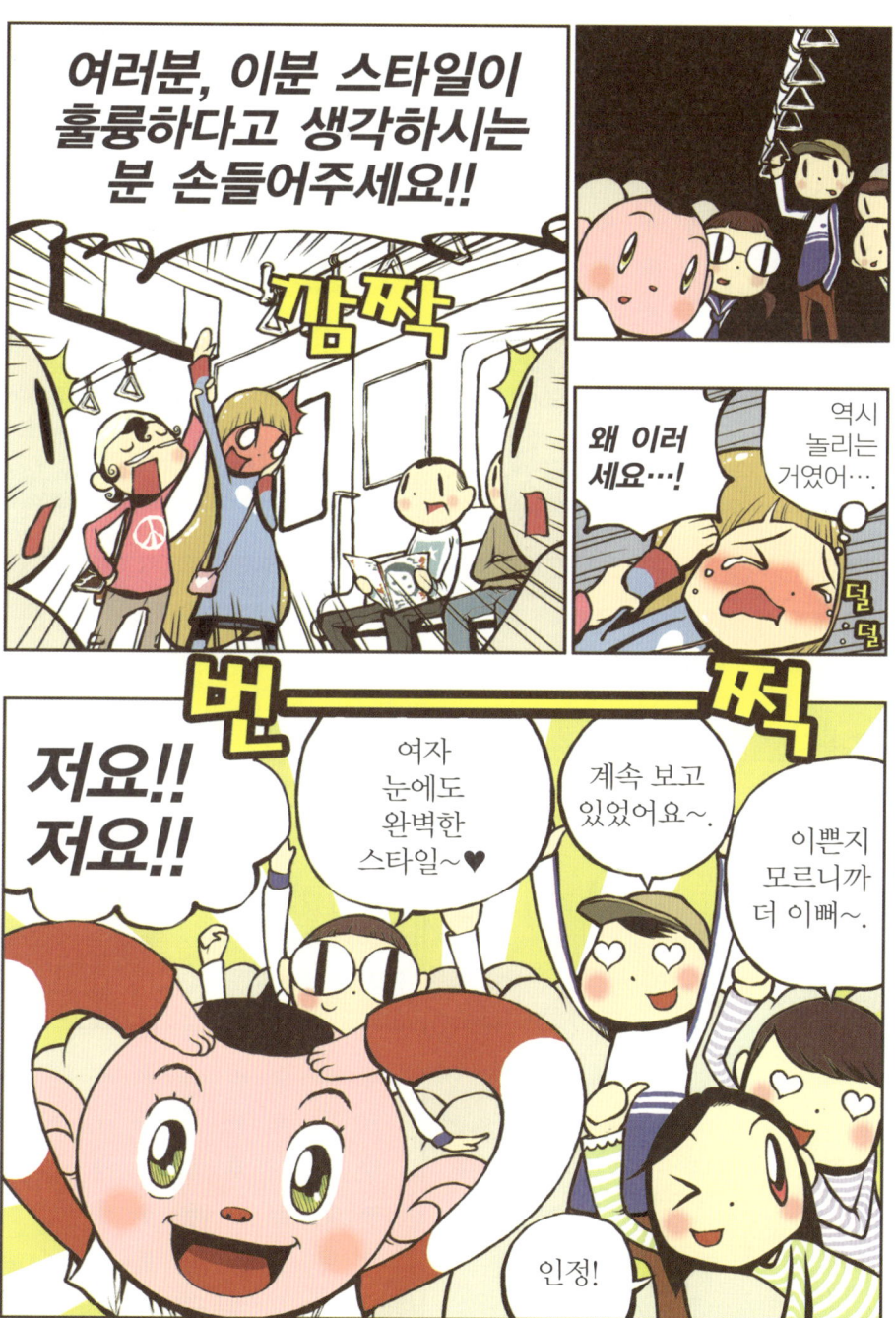

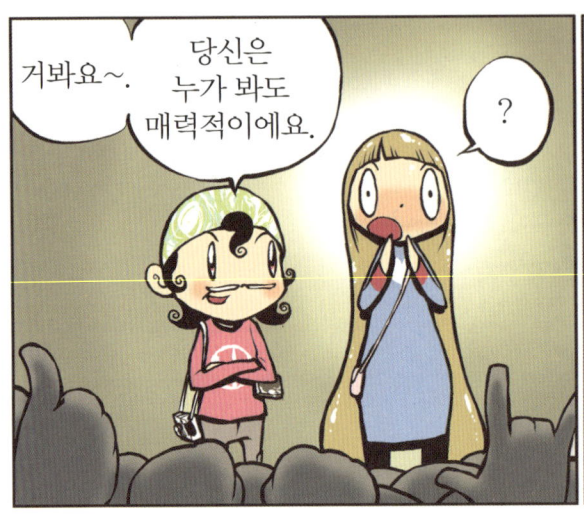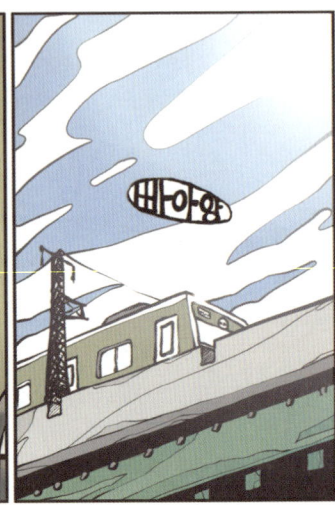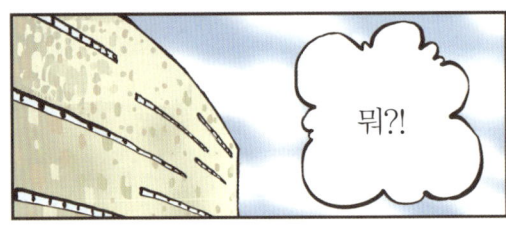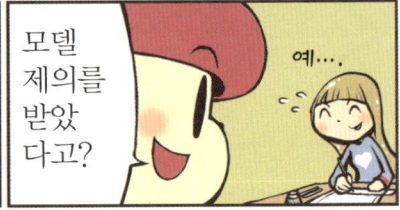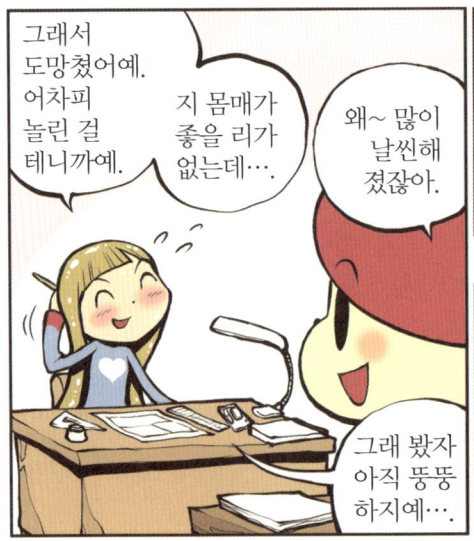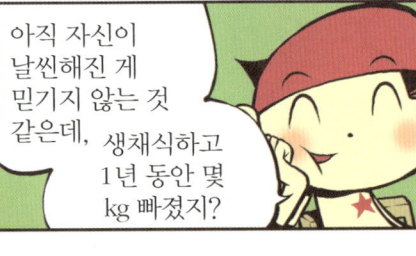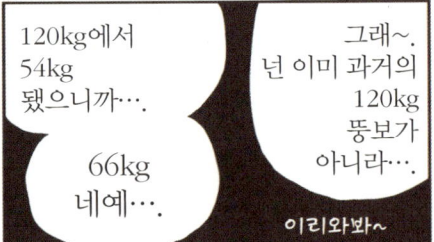

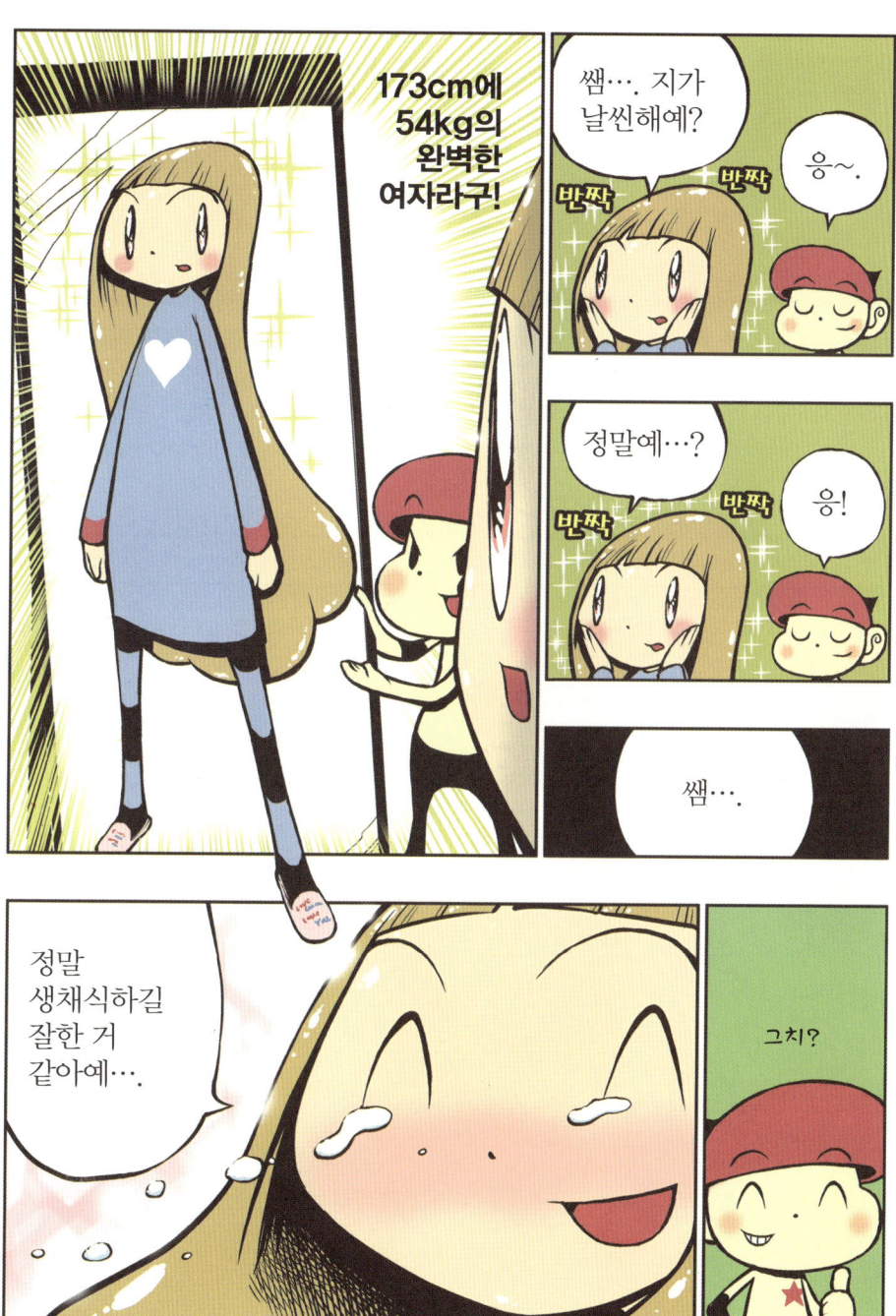

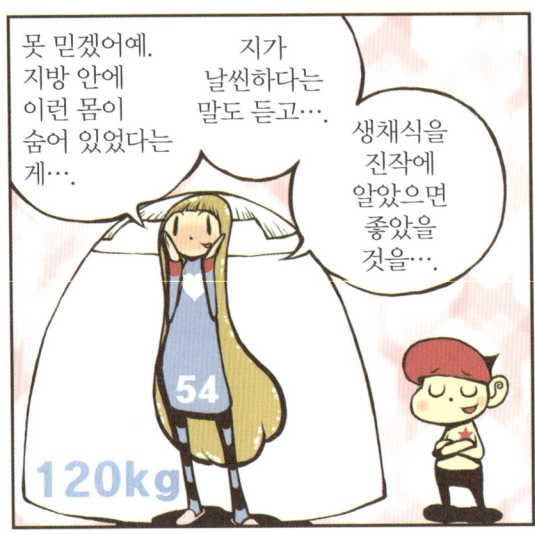
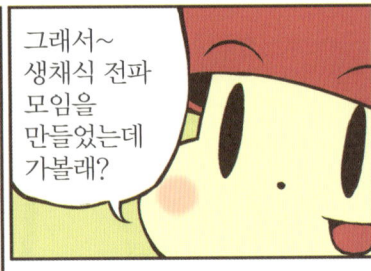
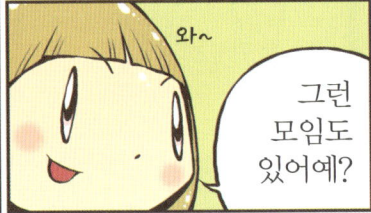
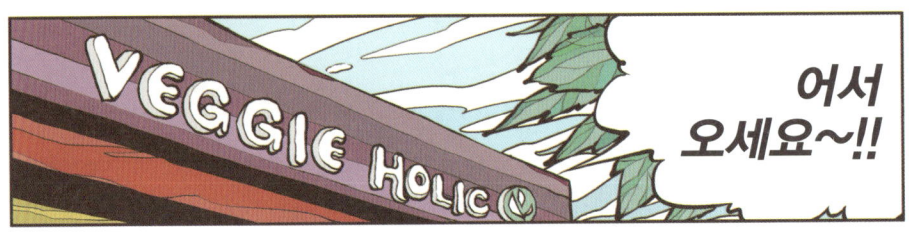
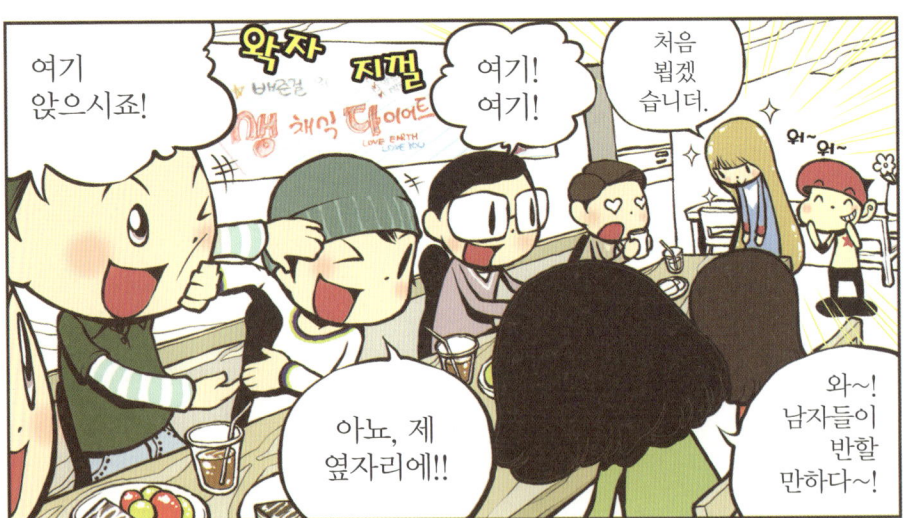

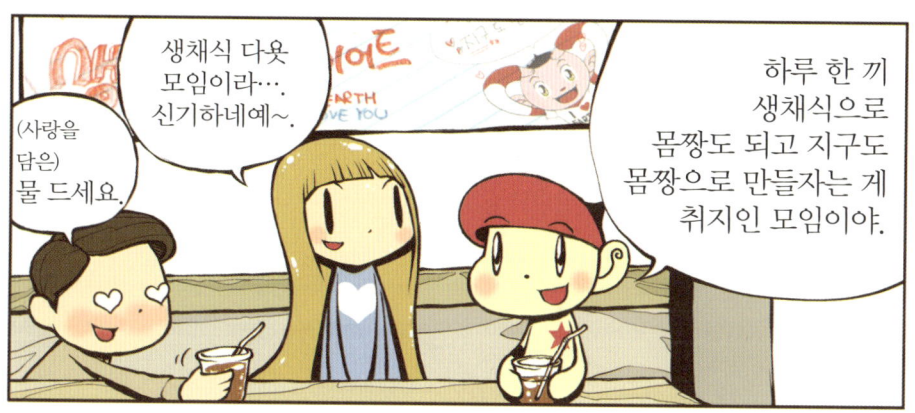

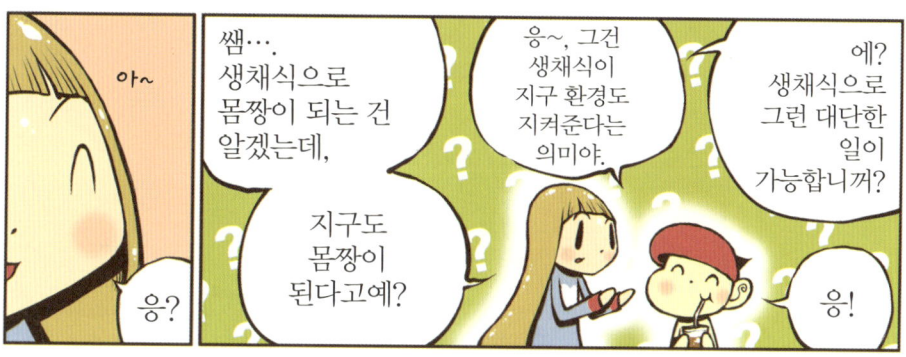

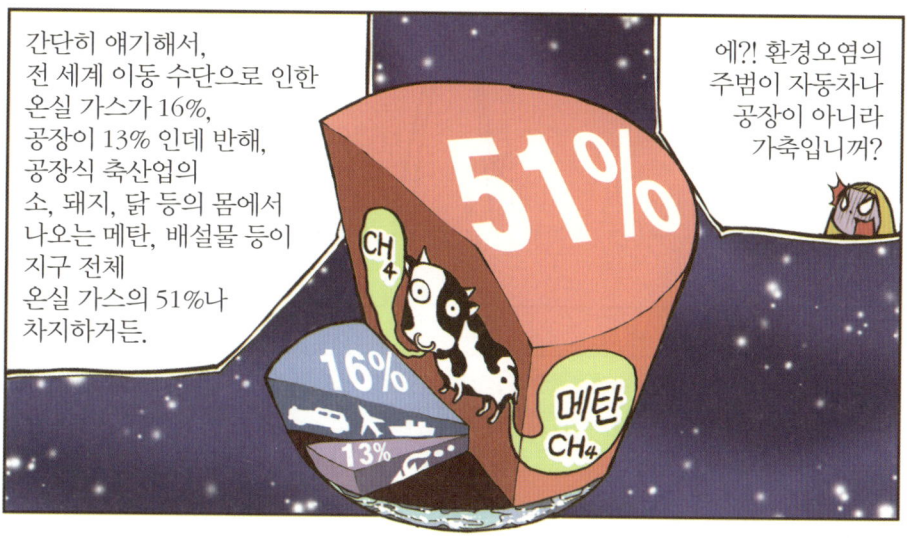

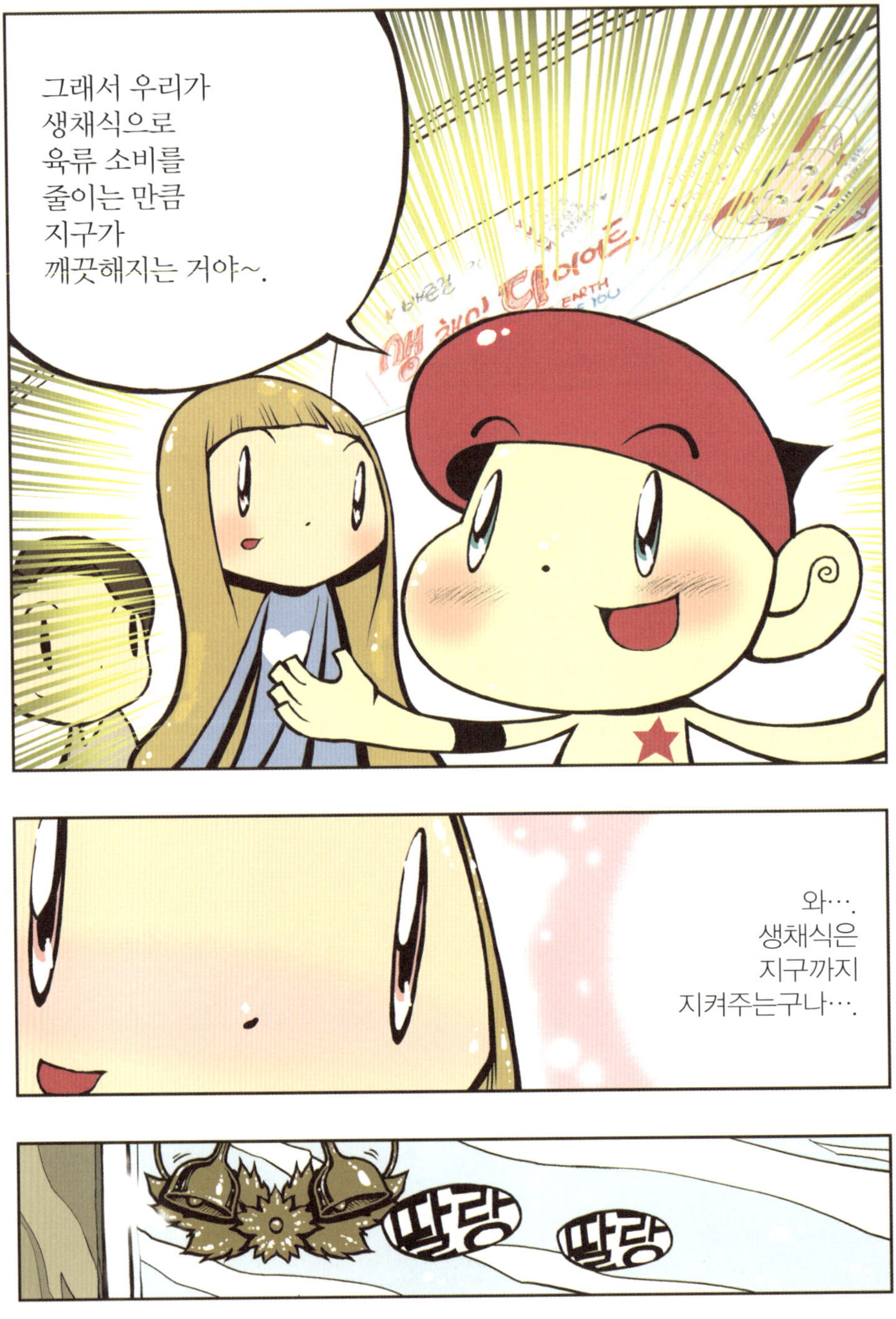

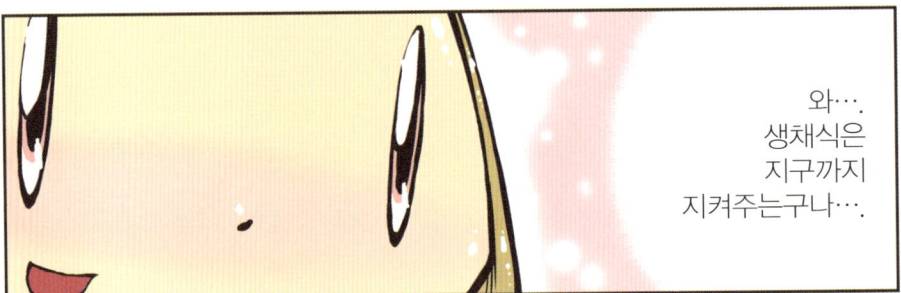
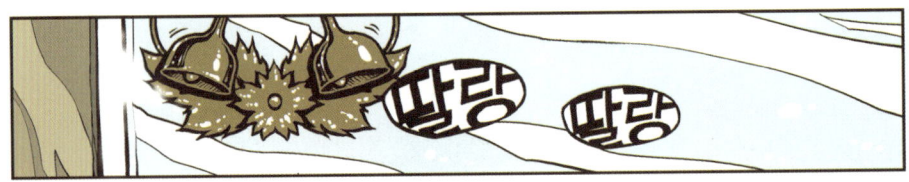

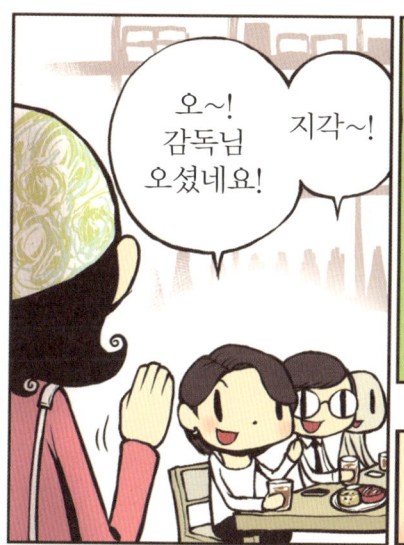
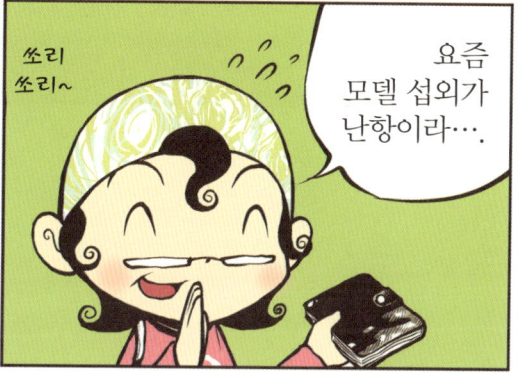
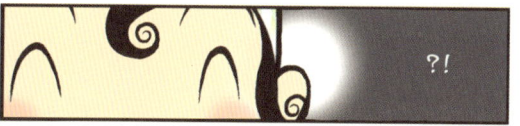
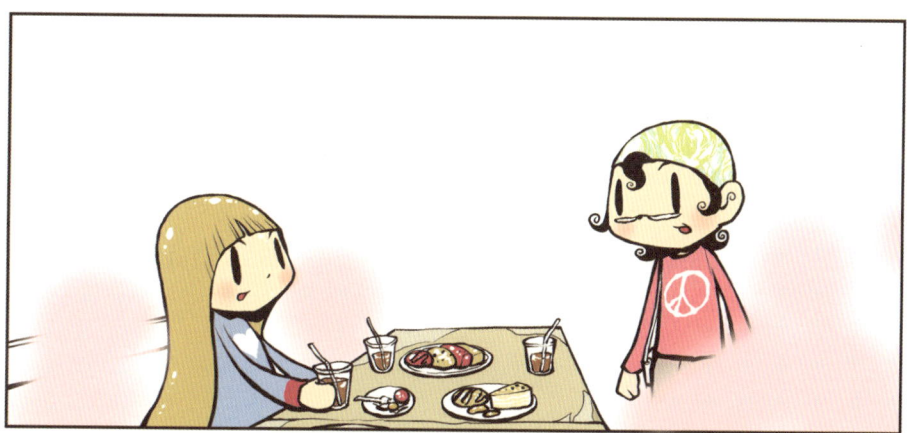
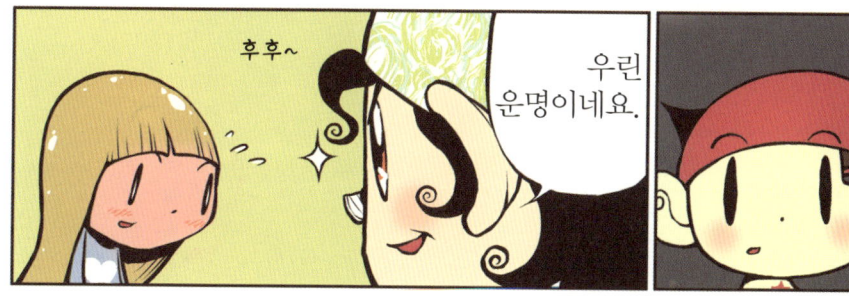

제8화 끝

이론과 팁

병도 물리치는 생채식의 기적

. 배생다의 선물 .

2010년 생채식을 전파하기 위해 '배준걸의 생채식 다이어트'라는 사이트를 만들었다. 몇 개월 만에 회원 수가 5만 명을 넘을 만큼 반응은 폭발적이었다. 동시에 회원들의 체중 감량 수기도 쏟아졌다.

그중에는 원하는 만큼 체중 감량에 성공한 수기들도 있었지만 병을 고쳤다는 신기한 수기들도 많았다. 병원에서도 포기한 환자들이 생채식으로 병을 고친 사연들까지 넘쳐나기 시작했다.

위험 수준이던 갑상선이 한 달 만에 스님 수치로 안정됐다는 사연.

생채식 4일 만에 27년 변비가 사라져 눈물을 흘렸다는 사연.

끔찍했던 생리통과 두통, 비염이 사라졌다는 사연.

당뇨, 고혈압, 저혈압이 고쳐졌다는 사연.

헌혈을 할 수 있을 만큼 혈액이 건강해졌다는 사연.

서울대 병원에서도 포기한 피부병과 심장병이 3주 만에 완치되며 15kg 감량한 사연.

이래서 많은 의사들이 치료와 함께 채식 요법을 병행하는구나, 스스로도 납득이 갔다. 하지만 생채식이 암까지 치료할 수 있을 거라는 생각은 나조차도 못 했다. 그러던 중 지인인 동물사랑실천협회의 대표 박소현 씨의 아버지가 채식으로 암이 깨끗이 나았다는 사실을 전해 듣게 되었다.

박소현 씨의 아버지는 매 끼니마다 고기를 먹어야 하는 육식 마니아였다. 71세에 전립선암 판정을 받았으나 치료 시기를 놓친 안타까운 상황이었다. 이때 박소현 씨가 아버지께 권한 것이 채식이었다. 두 달 동안 하루 세 끼를 모두 채식으로 바꾼 박소현 씨의 아버지는 병원에서 암세포 수치가 확연하게 떨어졌음을 확인할 수 있었고 다시 두 달 후에는 완치 판정을 받았다. 1년이 지난 지금도 채식을 즐기며 건강을 유지하고 있다.

항암제보다 강한 생채식

"항암제를 사용하면 면역력이 뚝 떨어진다. 균과 바이러스, 곰팡이, 기생충이 들어와 감염증이 시작된다. 하지만 저항력이 없어져 결국 마지막에 암환자가 사망하는 주요 원인은 거의 감염증이다. 항암제로 림프구의 수가 현저하게 감소되고, 백혈구가 제 기능을 하지 못하게 되었기 때문이다."

_의사 야야마 도시히코

"항암제는 암에 무력할 뿐 아니라 강한 발암성으로 다른 장기 등에 새로운 암을 발생시키는 증암제일 뿐이다."

_미국 국립 암 연구소(세계에서 가장 권위 있는 암 연구기관)

일본의 한 암 전문의는 어느 날 3개월 밖에 못 사는 중증 대장암 선고를 받았다. 그리고 누구보다 항암제의 무서움을 잘 알기에 항암제를 거부했고, 얼마 뒤에는 모든 병원 치료까지 그만두었다. 그가 선택한 치료 방법은 바로 '채소 중심의 식사'였다. 그 의사는 암에서 회복했고 지금도 건강하게 살아 있다. 호시노 박사는 대장암과 전이성 간암으로 5년 생존율 0%라는 사형 선고를 받았는데, 그는 거슨 요법이라는 방법으로 암을 치료했다. 거슨 요법이란 독일의 막스 거슨 박사가 암 치료를 위해 만든 요법으로, 미국에서 화제가 되었던 채식 치료법이다.

의학의 아버지인 그리스의 히포크라테스는 '음식으로 고칠 수 없는 병은 의사도 고칠 수 없다'는 명언을 우리에게 남겼다. 하지만 우리는 그 명언과 음식의 위대한 힘을 경시했고, 호시노 박사 같은 의사도 암에 걸렸다. 그리고 항암제의 병폐에 관해 잘 아는 의사들과 주위에서 채식을 권유 받은 운 좋은 사람들만 쉽게 암을 극복할 수 있었다. 그들은 히포크라테스의 명언을 가슴 속에 새기며 평생 채식을 즐길 것이다.

미국 의과 대학의 60%가 대체 요법을 도입하는 시대다. 대체 요법이란 허브, 솔잎 엑기스 같은 자연 식품을 이용한 치료법들이다. 한국에도 황성수, 황성주 박사처럼 중병을 채식으로 치료하는 의사가 늘고 있으며, 거슨 요법이나 딘 오니시 박사의 채식 치료법 같은 자연 식품 치료의 압도적인 완치율이 입증되어, 전 세계적으로 늘어나는 추세다.

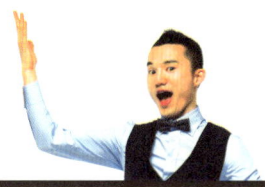

POWER TIP 화제의 채식 요법 **거슨 요법의 규칙**

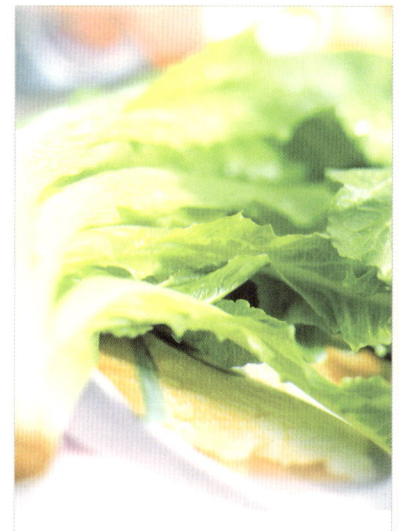 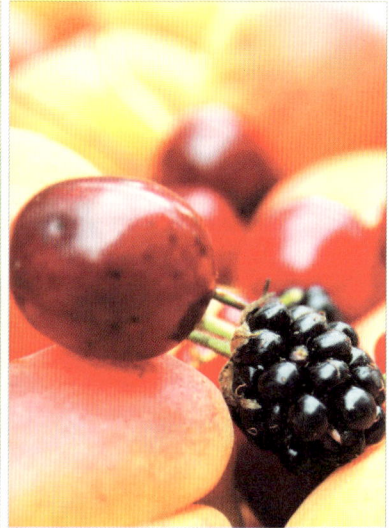

거슨 요법은 신기하게도 배생다 매뉴얼과 거의 흡사하다.
그 거슨 요법의 다섯 가지 규칙을 알아보자.

- 무염식
- 유지류와 동물성 단백질의 제한
- 다양하고 많은 양의 채소 주스
- 알코올, 카페인, 담배, 정제된 설탕, 가공 식품 첨가물(착색료, 보존료 등)을 금지
- 근채류, 미정백 곡물(현미, 배아미, 통 밀가루) 등의 탄수화물, 콩류, 신선한 채소와 과일(국내산), 견과류(호두나 땅콩, 아몬드 등), 해조류를 중심으로 한 식사

09 몸을 망치는 다이어트

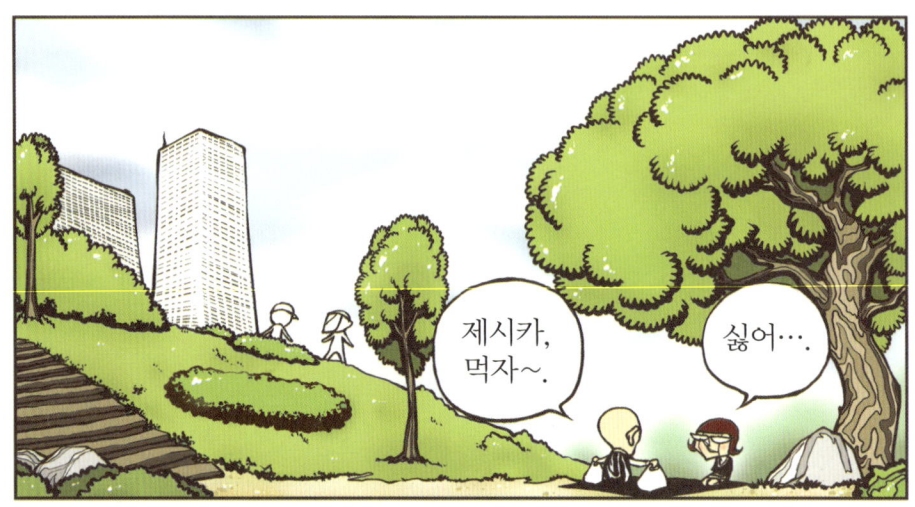

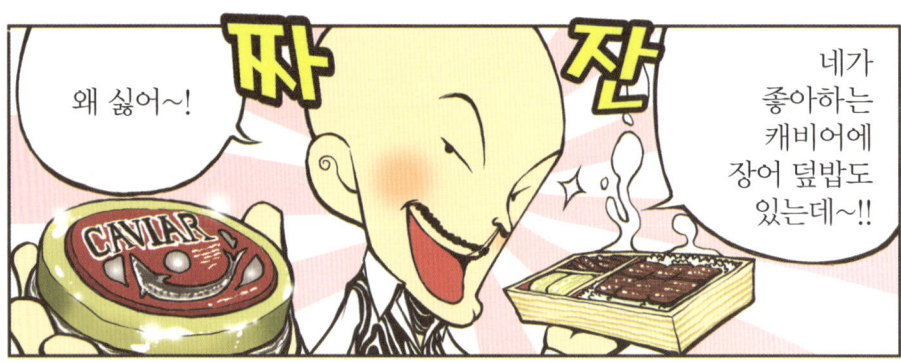

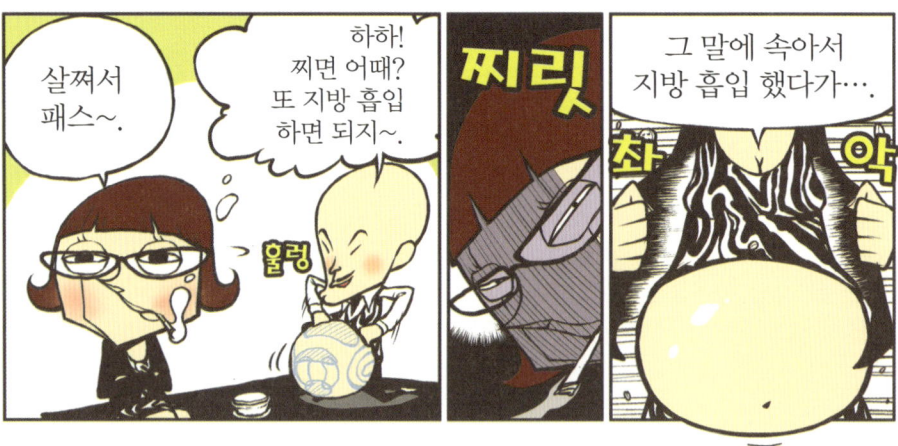

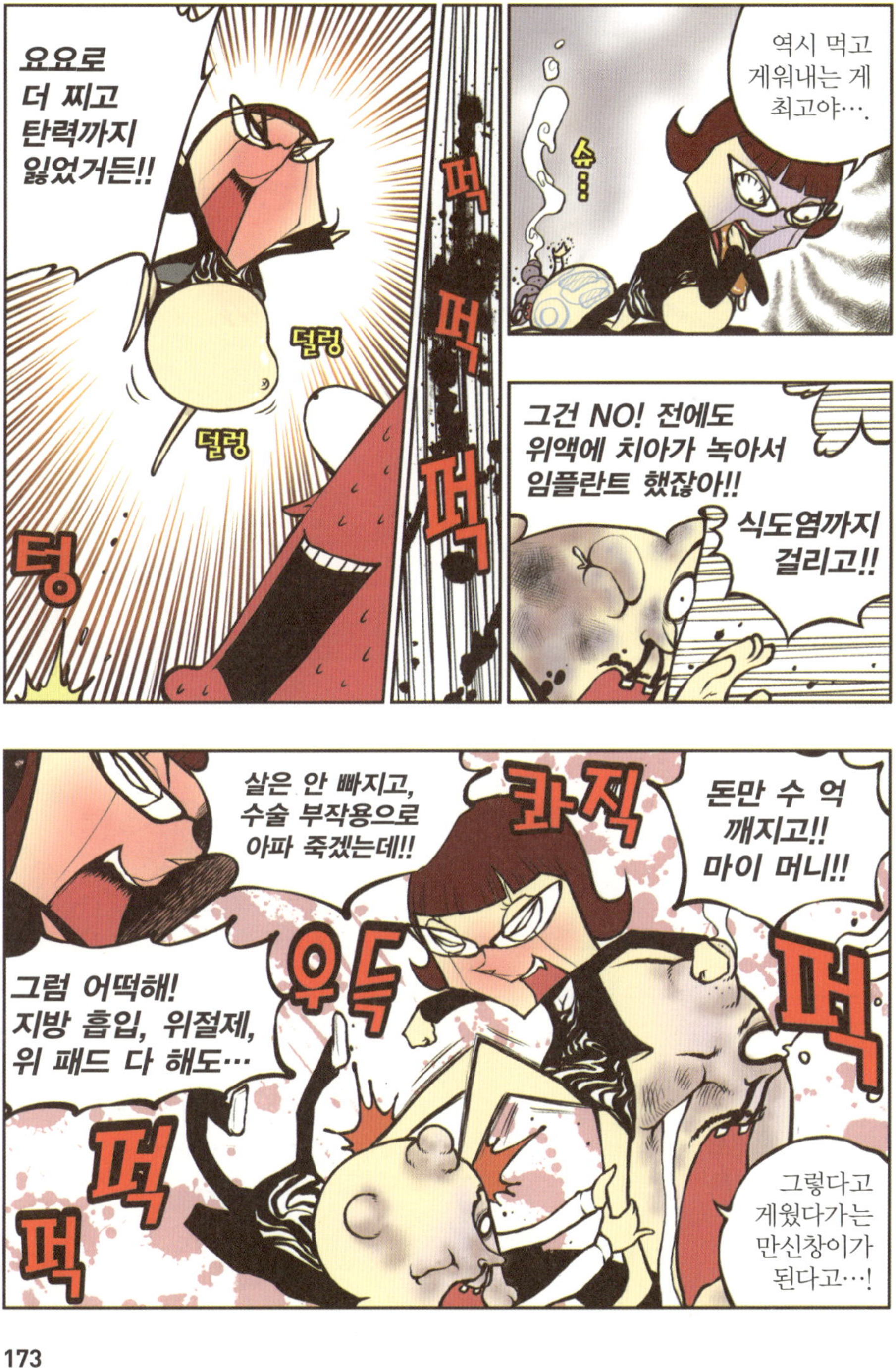

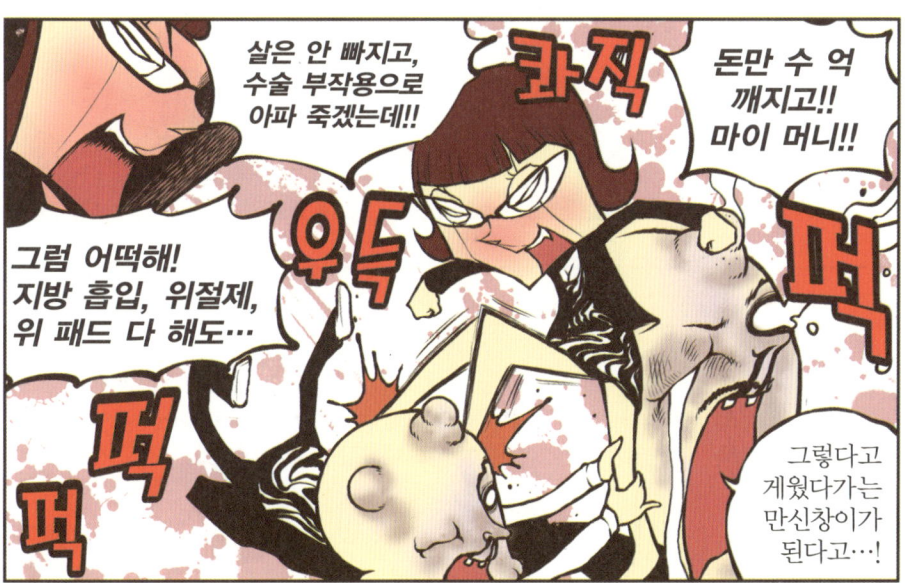

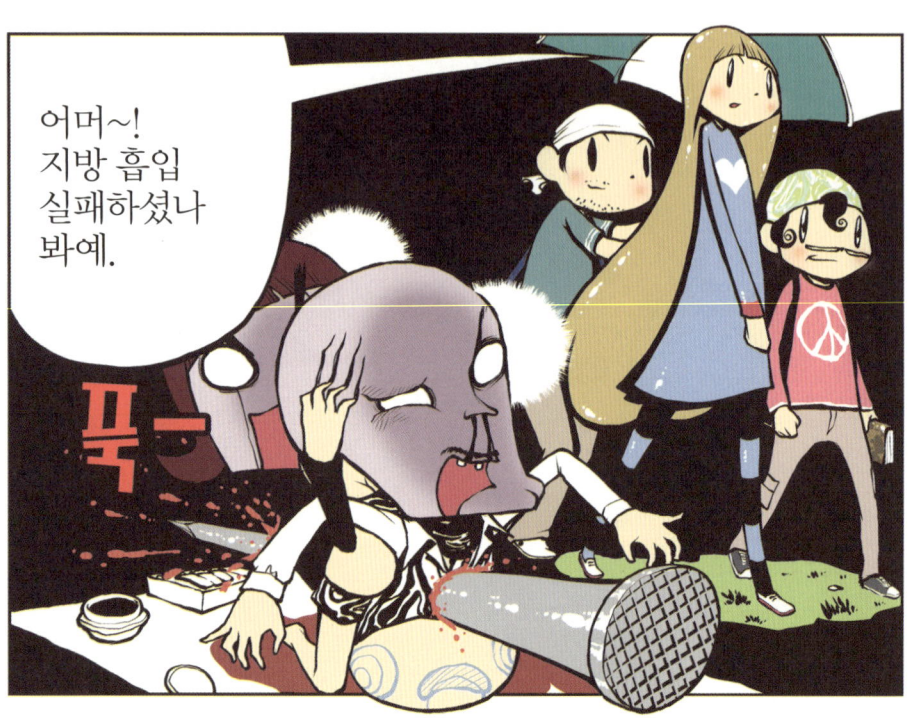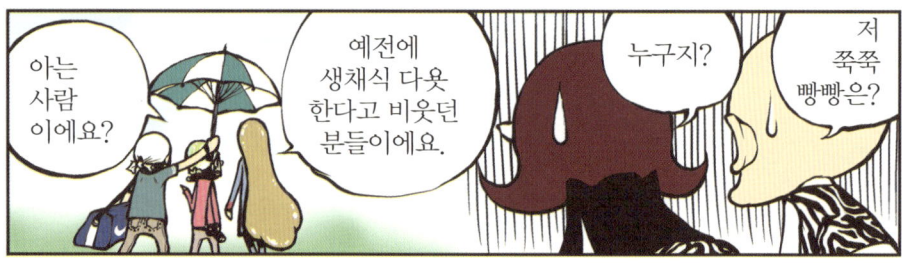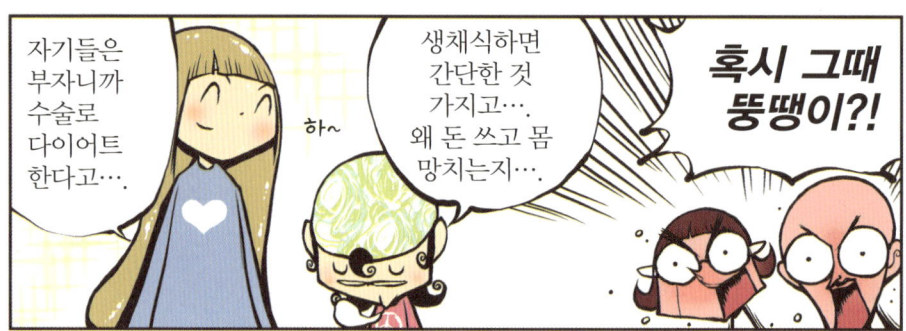

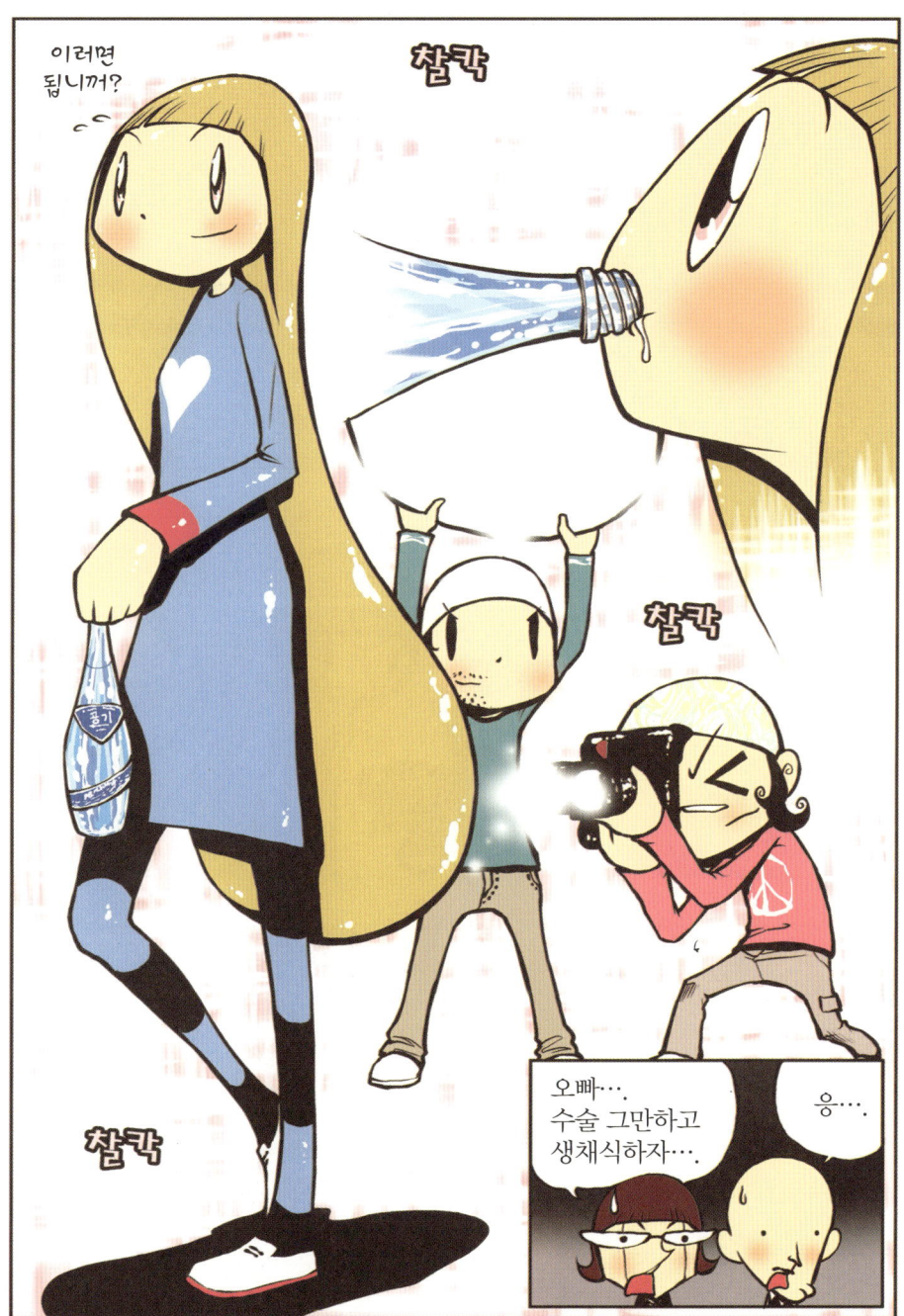

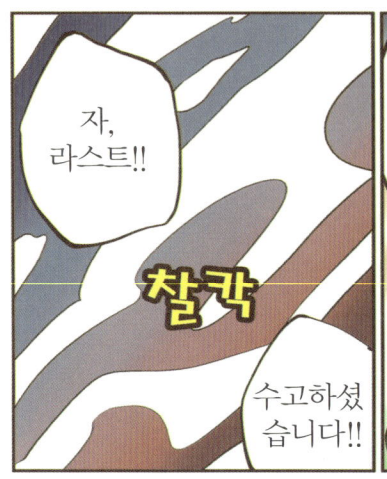
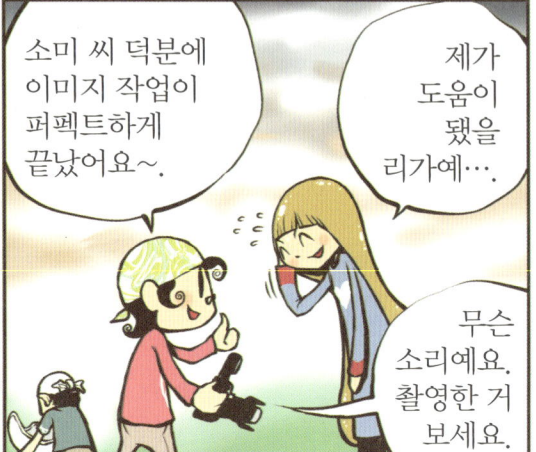
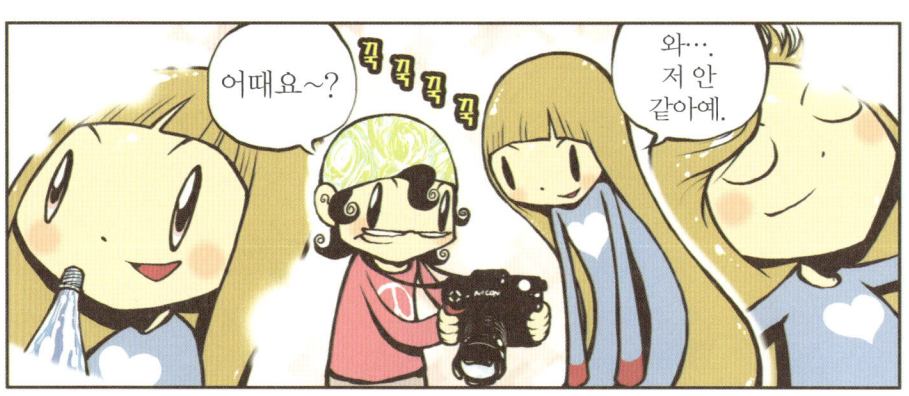
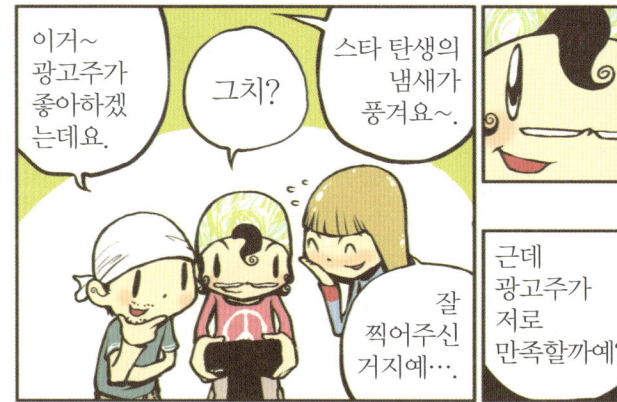

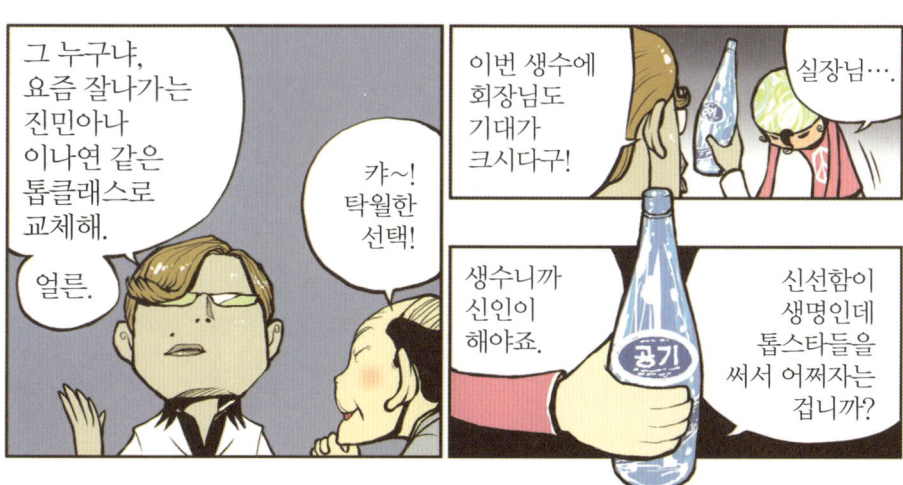

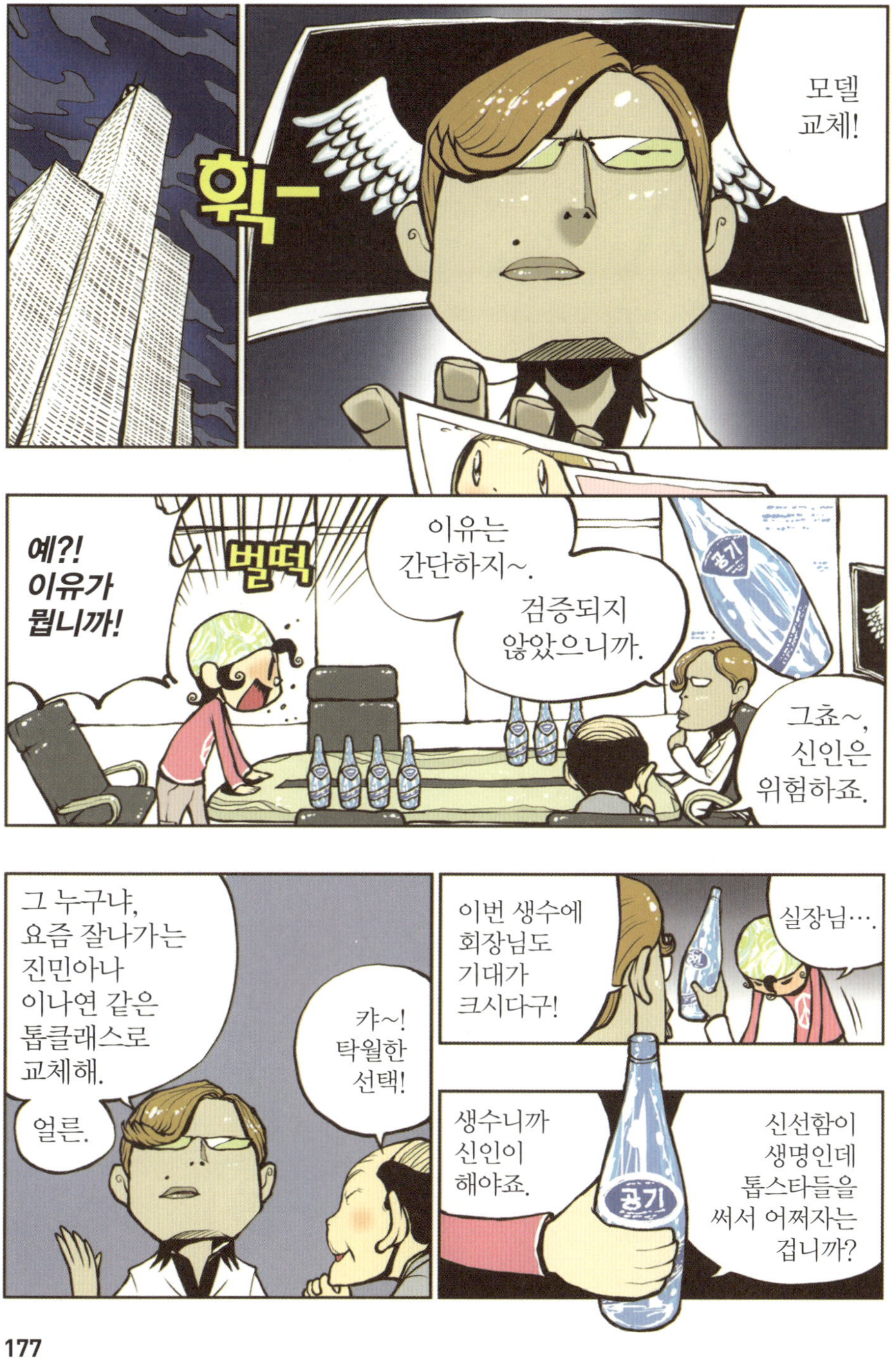

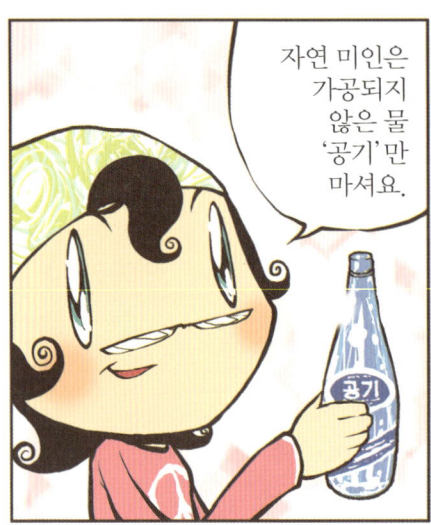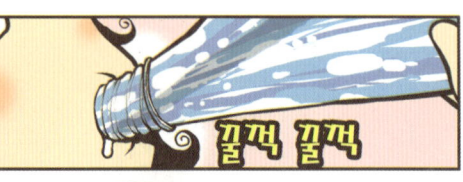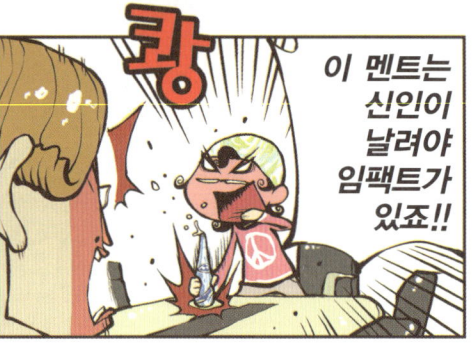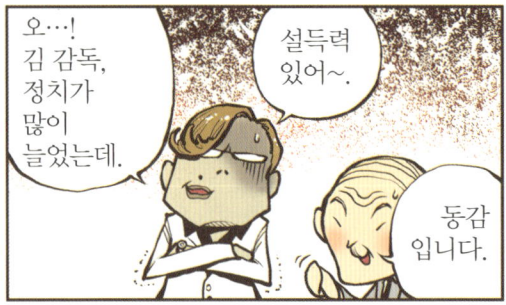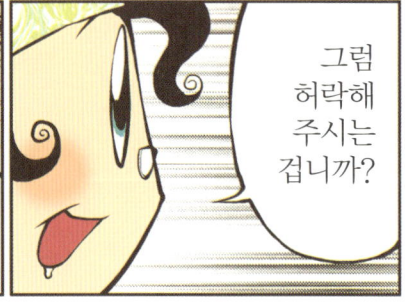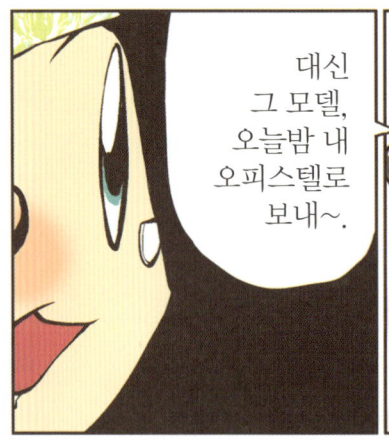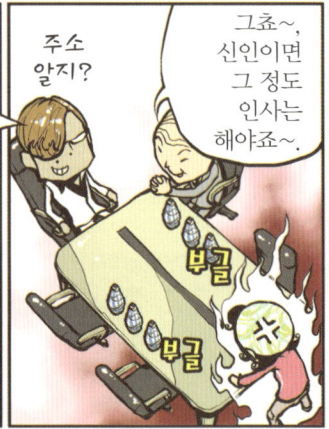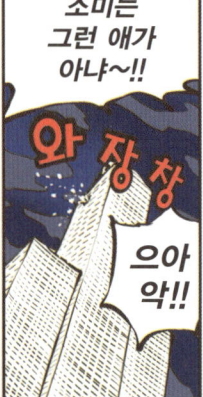

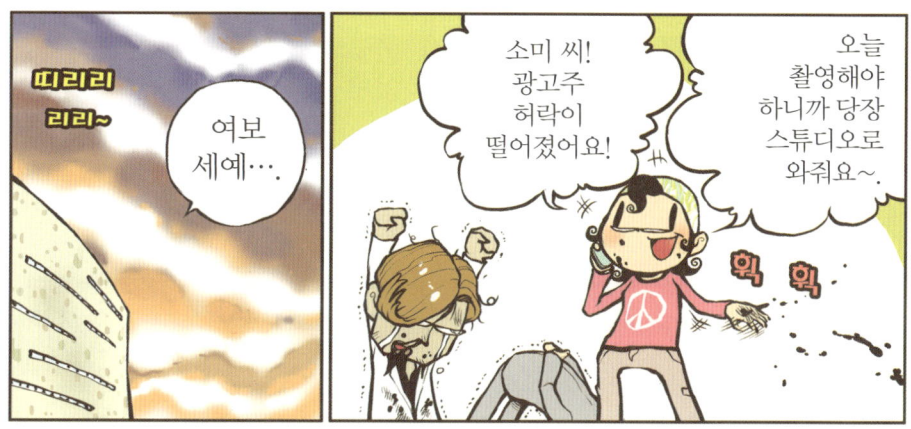
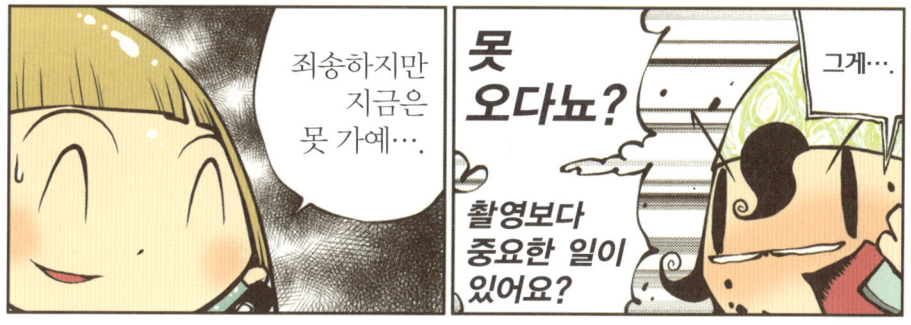
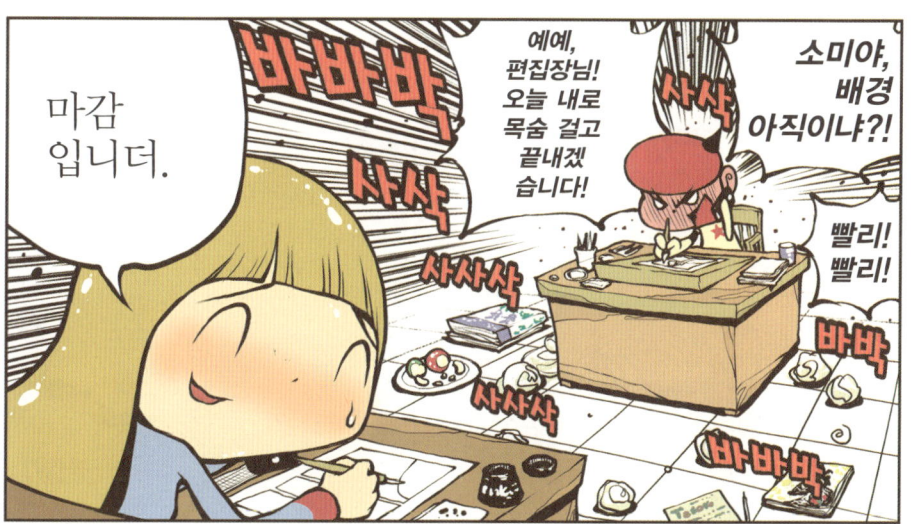

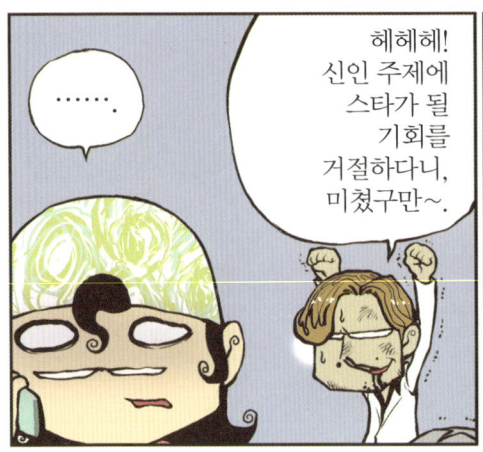
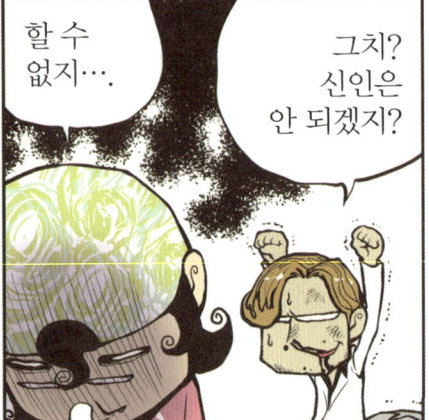
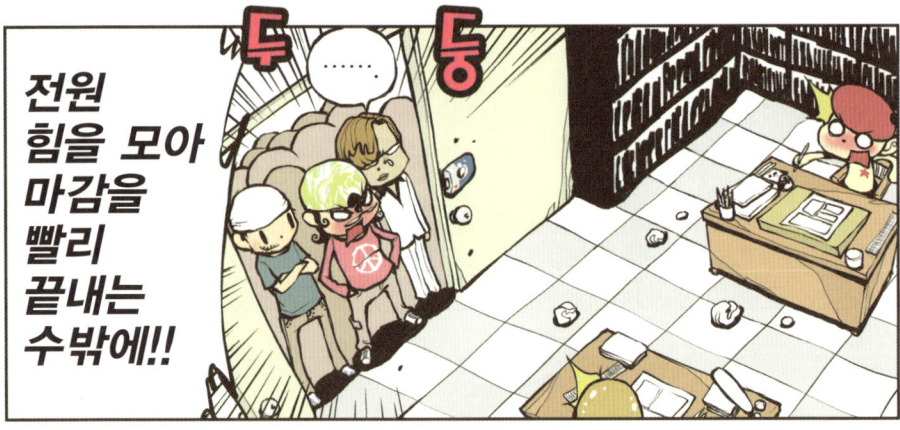
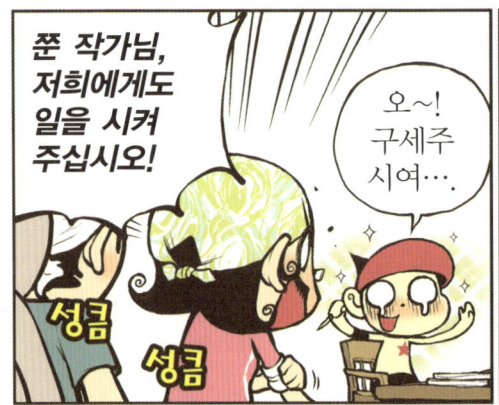
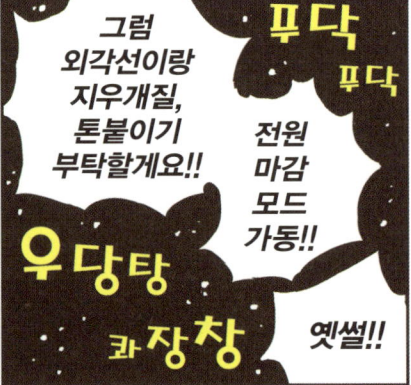

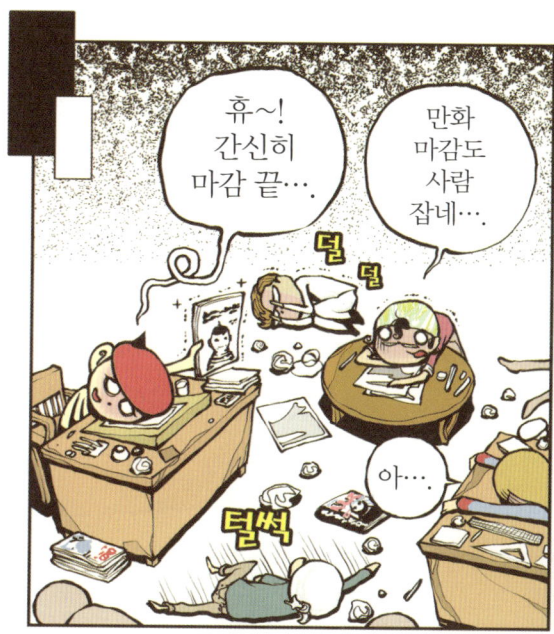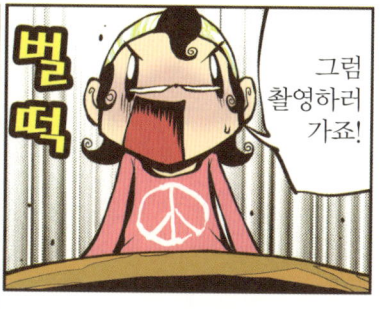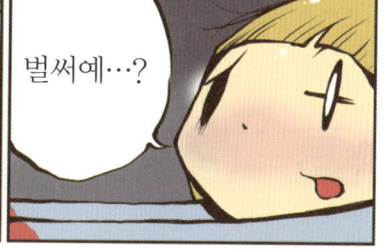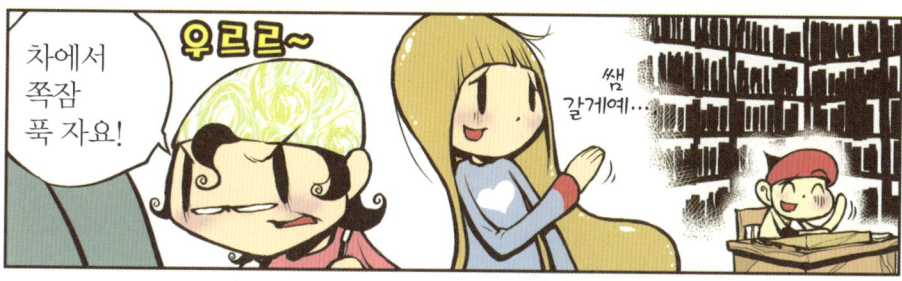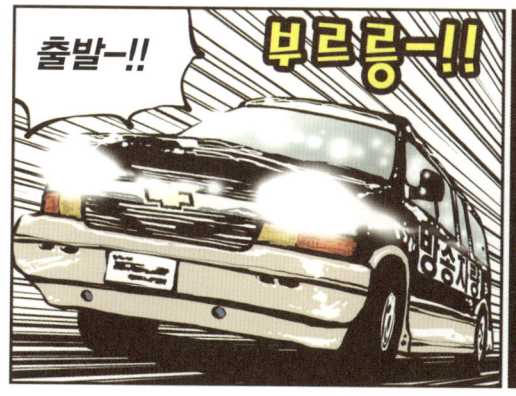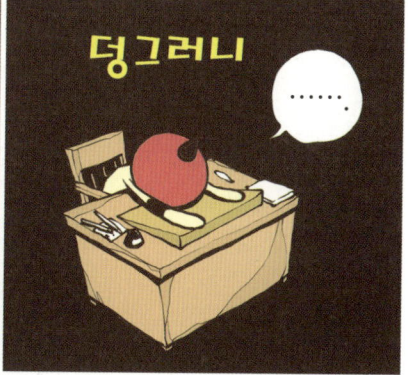

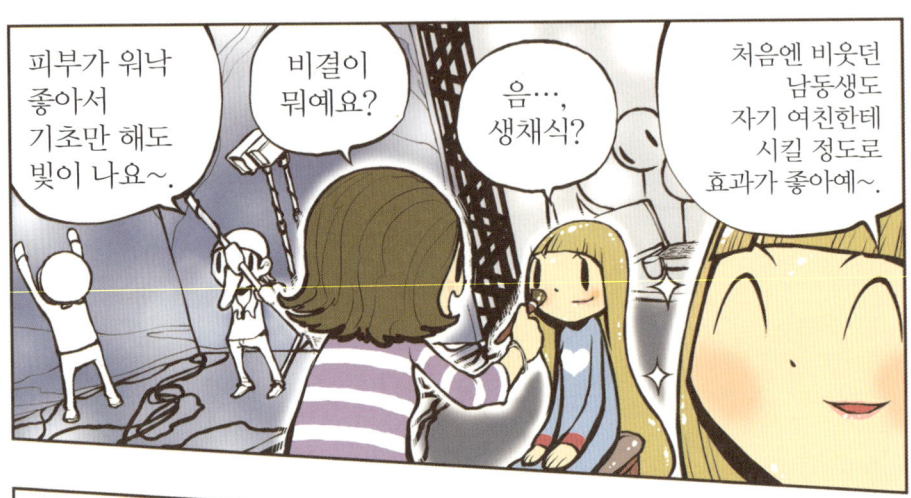
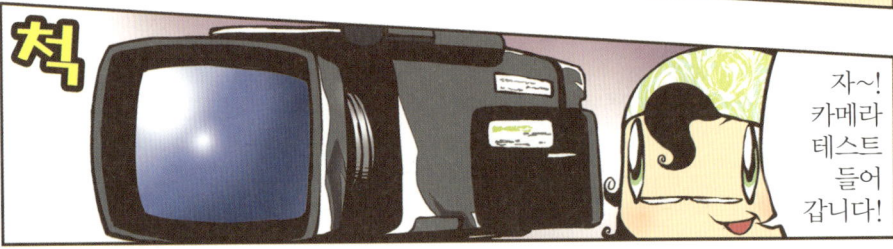
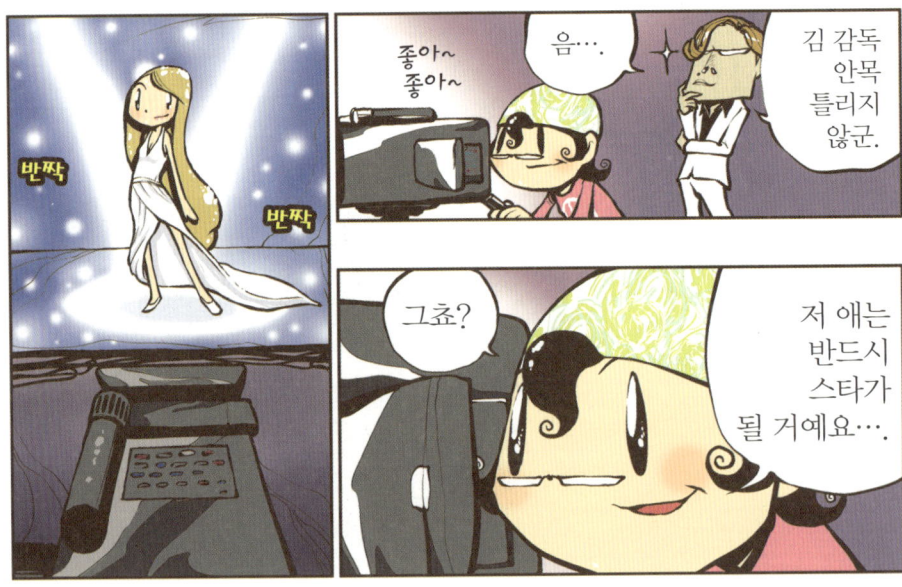

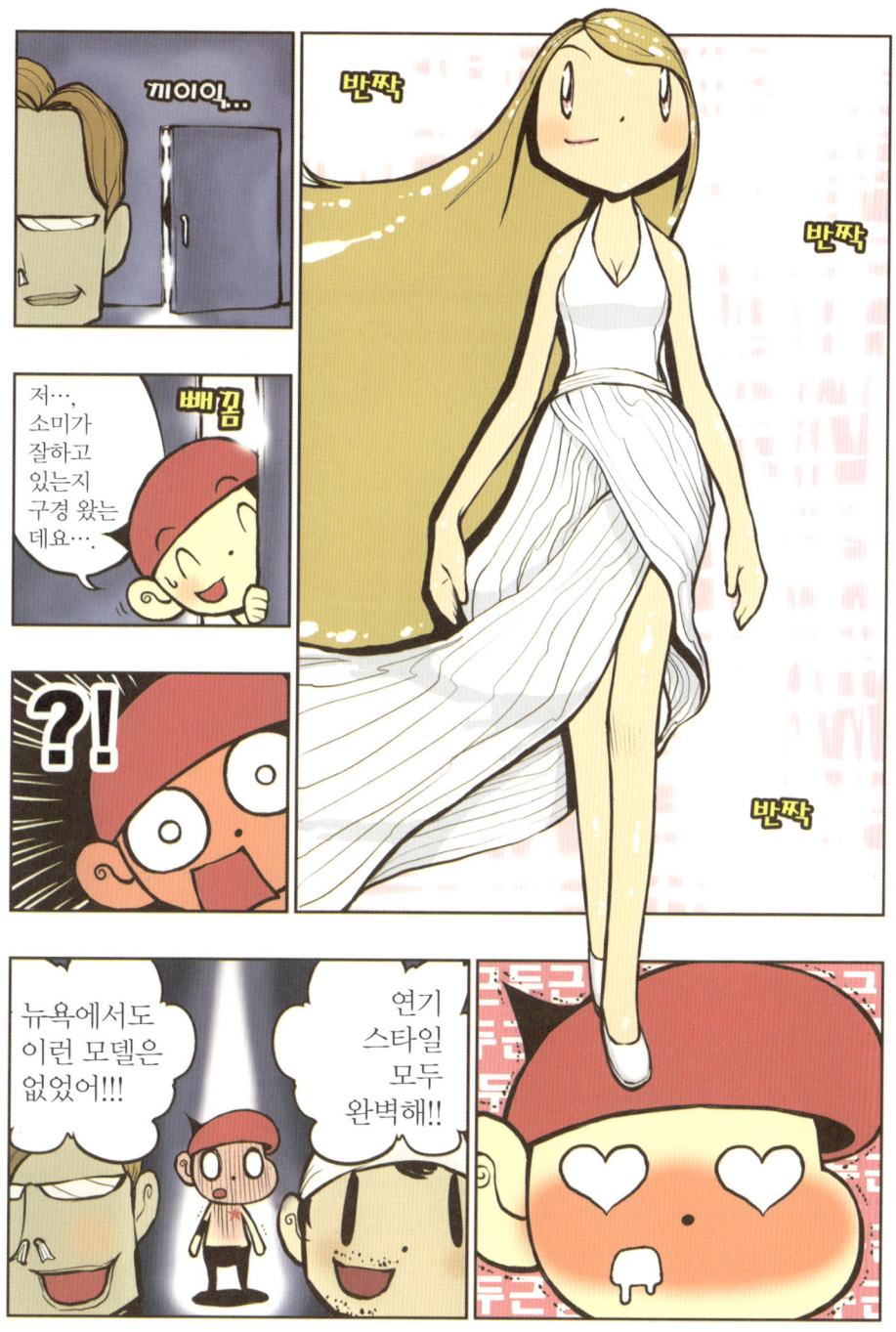

이론과 팁

할리우드 스타가 사랑하는 생채식

지상의 별, 할리우드

나탈리 포트만과 기네스 펠트로 그리고 브래드 피트와 크리스천 베일을 비롯, 토비 맥과이어, 마돈나, 나오미 와츠, 리브 타일러, 케이티 홈즈, 캐머런 디아즈, 리스 위더스푼, 케이트 윈즐릿, 페넬로페 크루즈, 킴 베이싱어, 패멀라 앤더슨, 애슐리 주드, 데미 무어, 클라우디아 시퍼, 앤 헤서웨이, 폴 뉴먼, 리처드 기어, 이선 호크, 리버 피닉스, 알렉 볼드윈, 톰 크루즈, 리어나도 디캐프리오, 스티븐 시걸, 조시 하트넷, 앤서니 홉킨스, 더스틴 호프먼, 마이클 J. 폭스, 이언 맥켈런까지, 이 배우들은 부동의 할리우드 스타로 전 세계인의 마음을 사로잡고 있다.

많은 이들이 그들을 선망하며 그들처럼 되고 싶어 한다. 하지만 스타의 겉모습만 따라해서는 평생 그들과 비슷해질 수 없다. 당신이 그들과 똑같은 멋진 보디 라인을 갖고 싶다면, 그들이 실제로 먹는 음식에 주목

해야 한다. 사람의 몸은 음식이 만드는 것이니, 할리우드 스타와 같은 음식을 먹어야 그들처럼 몸짱이 될 확률도 높아진다.

참고로 한국의 채식인 스타로는 박진영, 이효리, 김효진, 이하늬, 한가인, 송일국 등이 있다.

■할리우드의 밥상■

할리우드 스타의 밥상을 따라잡는 것은 생각보다 어렵지 않다. 그들이 먹는 음식 대부분은 동네 슈퍼에서도 쉽게 구할 수 있다.

위에 열거한 할리우드 스타들은 모두 채식주의자이다. 몸짱 스타들이 채식주의자라는 사실에 놀랄 수도 있겠지만, 할리우드에서는 이미 오래 전부터 채식이 유행처럼 퍼졌다. 오히려 채식을 안 하는 스타를 찾기가 더 어려울 정도다. 채식주의자라고 매끼 채식만 하는 것은 아니다. 이들 중에는 생선, 우유, 고기를 먹는 스타도 있지만 기본적으로 채소와 과일, 곡물을 중심으로 먹는다.

몸에 투자를 아끼지 않는 할리우드 스타들이 왜 채식을 선택했을까? 대답은 나이가 들어도 멋지고 탄탄한 그들의 몸매가 대신해줄 것이다.

세계 최고의 섹시 아이콘이었지만 후덕과 날씬을 넘나드는 수십 번의 변신으로 결국 팬들을 실망시킨 브리트니 스피어스, 〈글래디에이터〉의 전사에서 배불뚝이 아저씨가 된 러셀 크로우, 아시아 최고의 원조 엘프녀였지만 살찐 모습이 파파라치에게 걸려 곤욕을 치른 왕조현, 한 때의 최고 섹시 가이 미키 루크 등은 채식을 주식으로 하는 대다수의 할리우드 스타들과는 너무나 비교되는 행보를 걷고 있다. 이들의 공통점은 딱

한 가지, 육식을 즐기는 식습관이다.

채식으로 평생 날씬한 몸매를 유지하는 유명 뮤지션들도 많다. 스팅, 밥 딜런, 마이클 잭슨, 프린스, 마이클 볼튼, 저스틴 팀버레이크, 올리비아 뉴튼 존, 비틀스의 멤버 폴 매카트니, 링고 스타, 조지 해리슨 같은 유명 가수들과 전설의 홈런 왕 행크 에런, 올림픽 9관왕 칼 루이스 등 스포츠 스타들도 채식을 하면서 더 좋은 결과를 얻었다. '채식을 하면 단백질이 부족해진다', '채식만으로는 근육을 키울 수 없다'와 같은 잘못된 상식은 우리 머리에서 영원히 지우도록 하자.

채식주의자로 성공 가도를 달린 위인과 성인들의 이름은 나열하기 어려울 만큼 많다. 플라톤, 소크라테스, 피타고라스 같은 고대 철학자부터 볼테르, 몽테뉴, 프란츠 카프카, 마크 트웨인, 헤르만 헤세, 톨스토이, 조니 버나드 쇼, 타고르 같은 근현대 작가들과, 철학자 니체와 쇼펜하우어도 채식을 시작하면서 더 왕성하게 활동했다.

레오나르도 다빈치, 뉴턴, 슈바이처, 아인슈타인, 반 고흐, 다윈, 스티븐 스필버그, 건축가 가우디, 현대 무용가 이사도라 덩컨, 스티븐 잡스와 트위터의 창업자 비즈 스톤, 미국 포드자동차 창립자 헨리 포드, 니콜라 테슬라까지 이 모든 사람들이 채식주의자였다.

채식은 지구에서 가장 똑똑했던 사람들이 선택한 식단이다. 멋진 몸매를 유지하며 더 똑똑해지고, 열정적이면서도 창조적이고 싶다면 하루 한 끼만이라도 채식을 시작해보자.

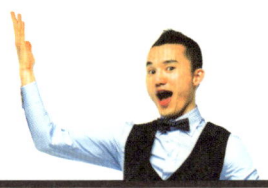

KEY POINT 맛도 영양도 두 배! **제철 과일 섭취하기**

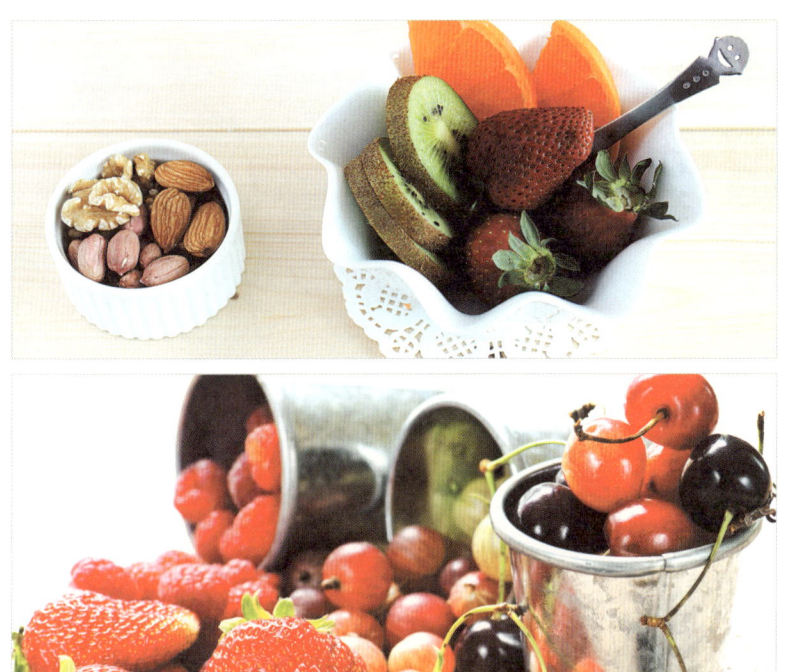

오렌지, 수박, 밤을 제외한 대부분의 과일은 모두 껍질째 먹어야 과일의 진정한 효과와 맛을 느낄 수 있다. 딸기와 방울 토마토는 꼭지도 같이 먹고, 포도와 수박은 씨까지 먹어주는 것이 더 효과적이다.

껍질째 먹으면 좋은 제철 과일
- 봄 _ 앵두, 방울 토마토, 키위
- 여름 _ 참외, 자두, 복숭아
- 가을 _ 포도, 감, 배, 사과, 대추
- 겨울 _ 귤, 천혜향

10 생채식의 기적들

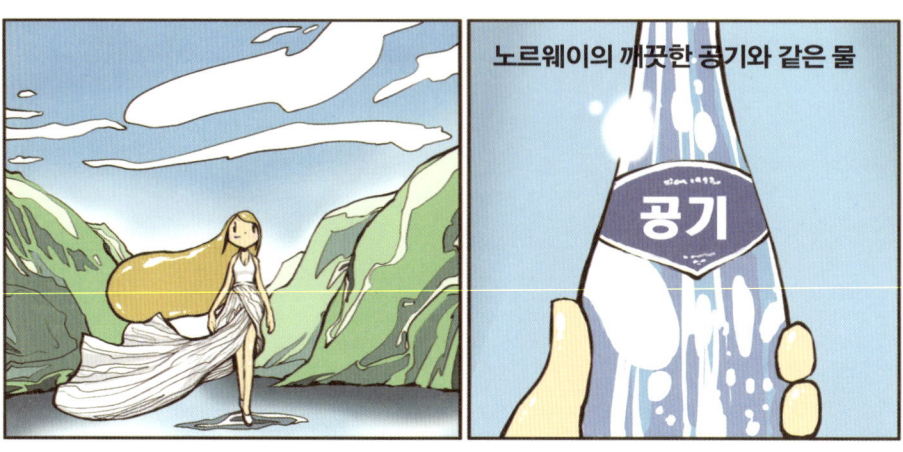

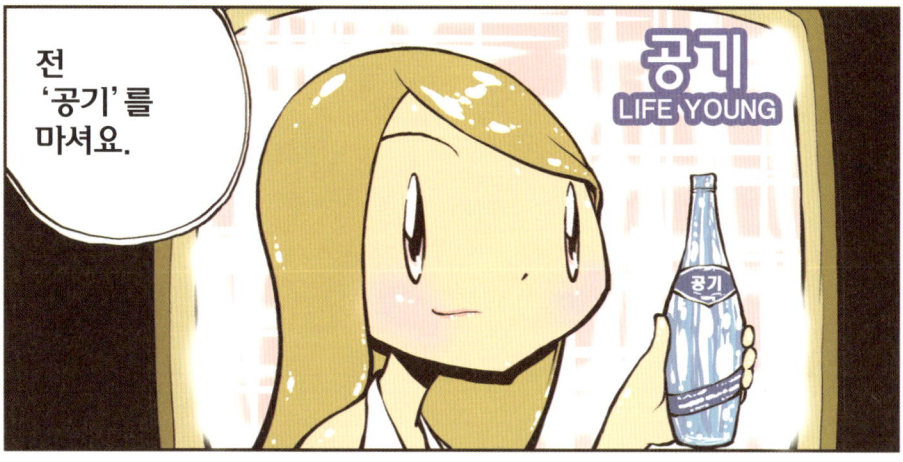

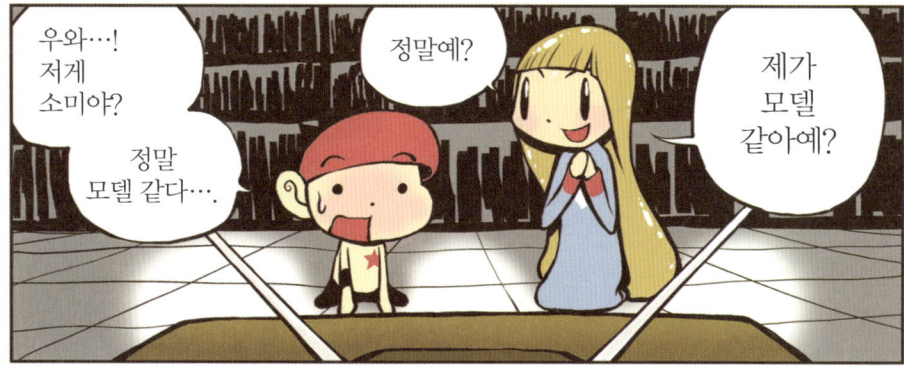

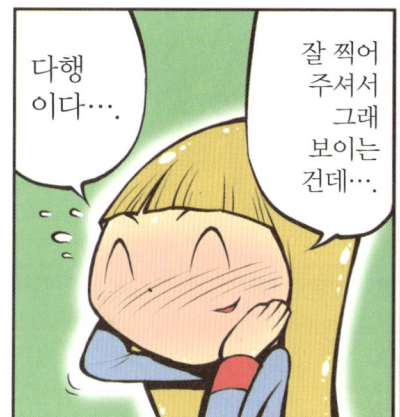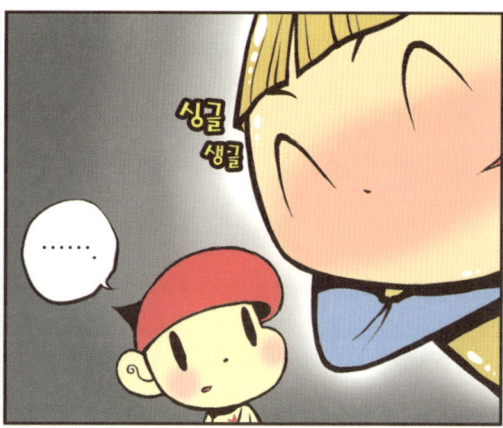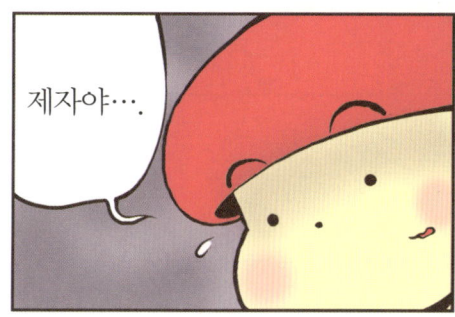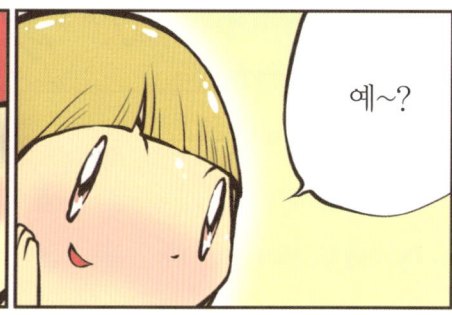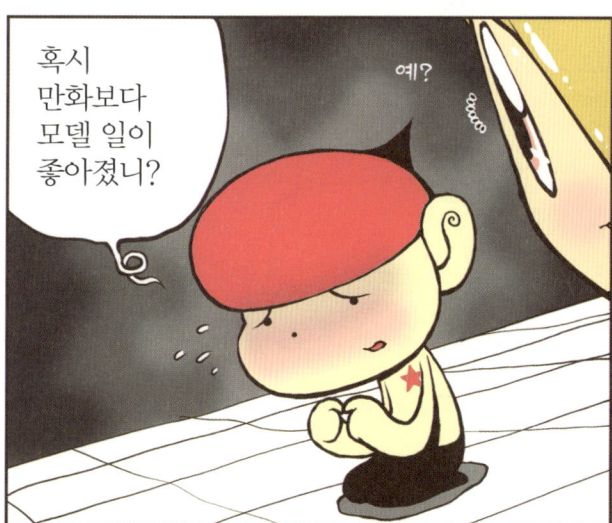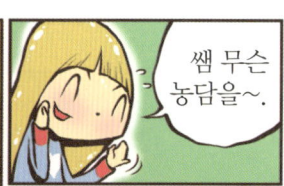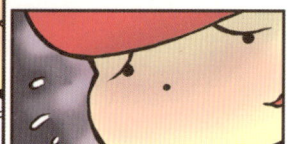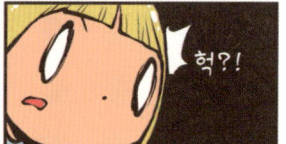

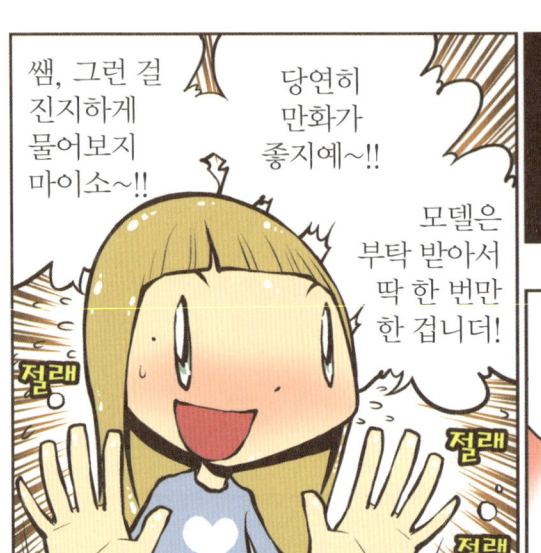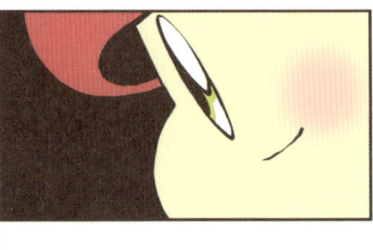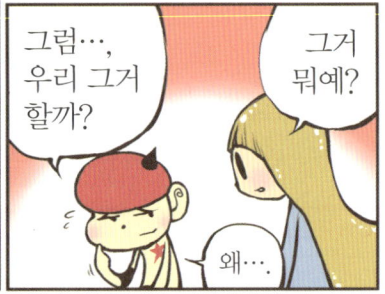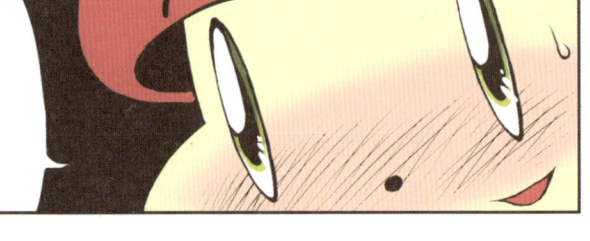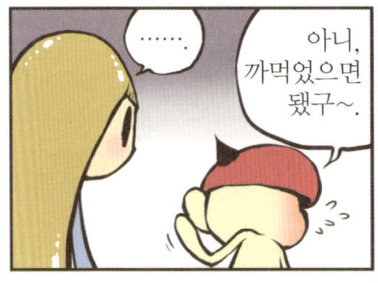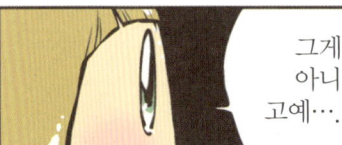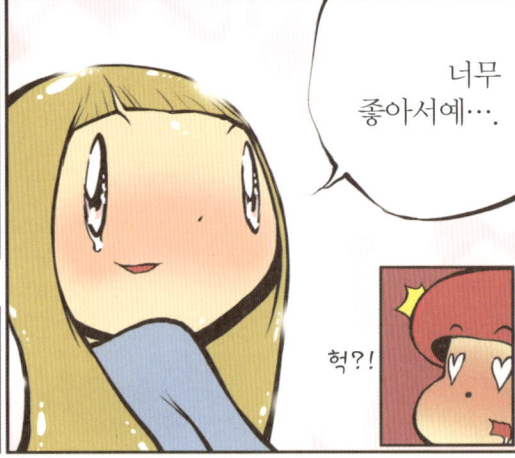

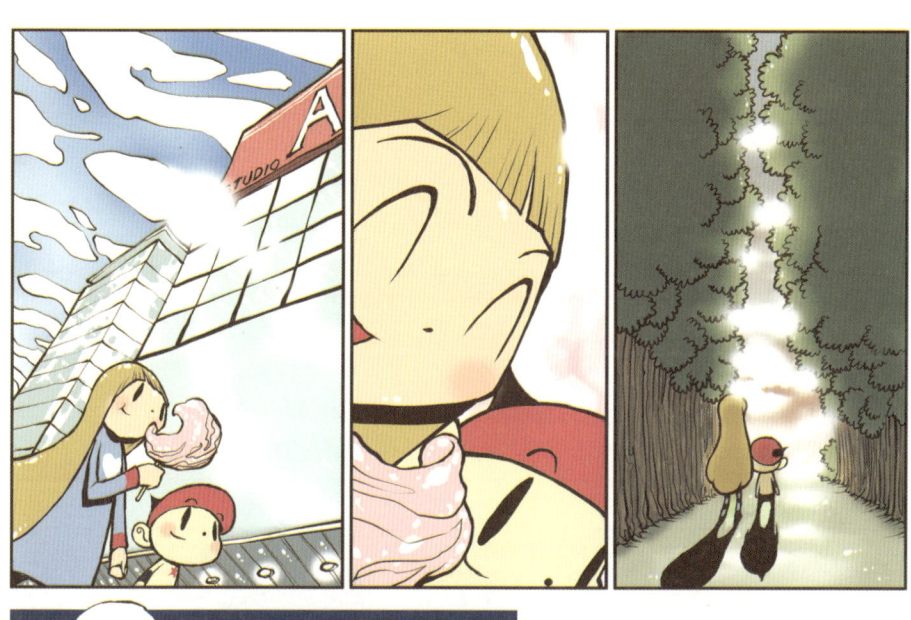

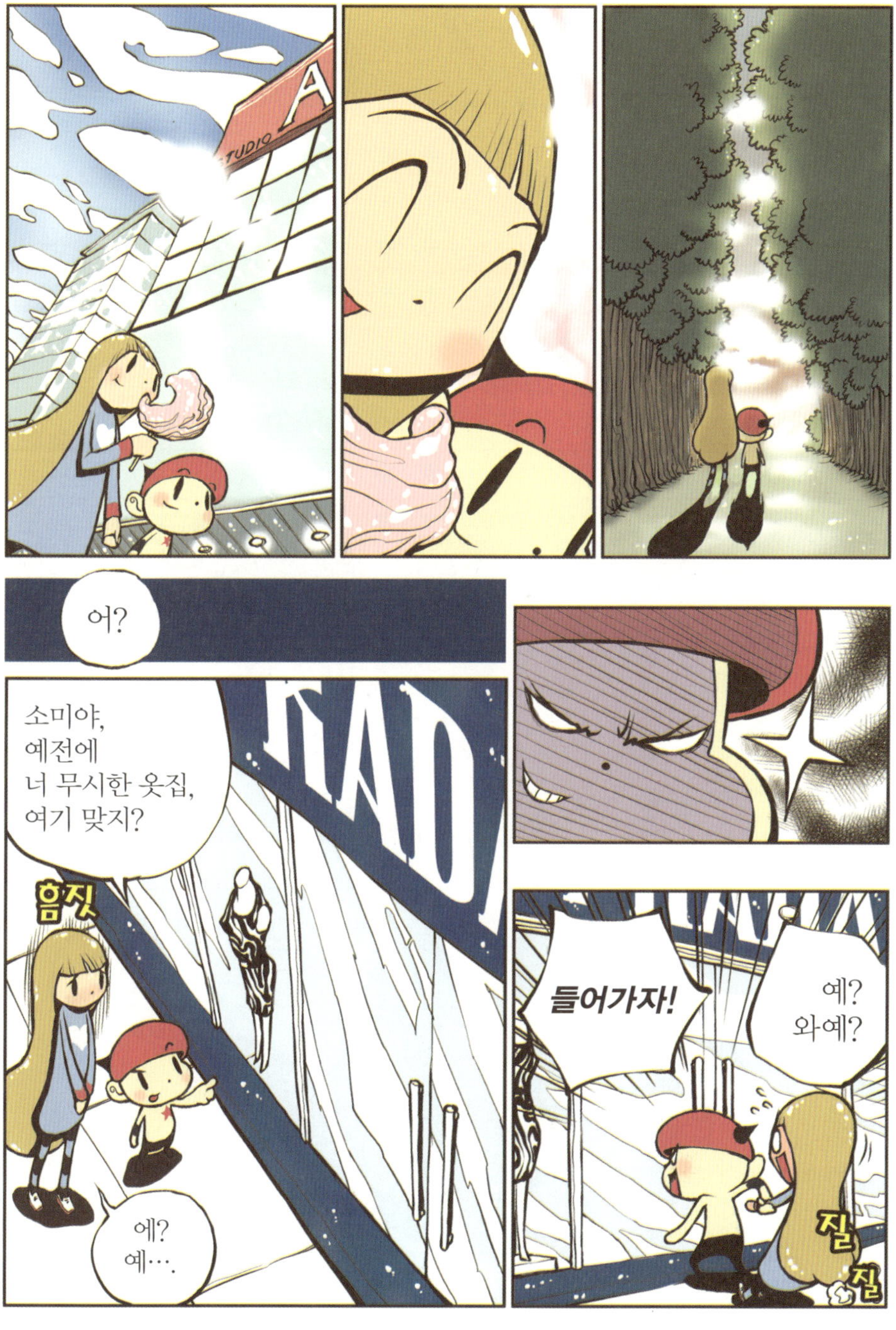

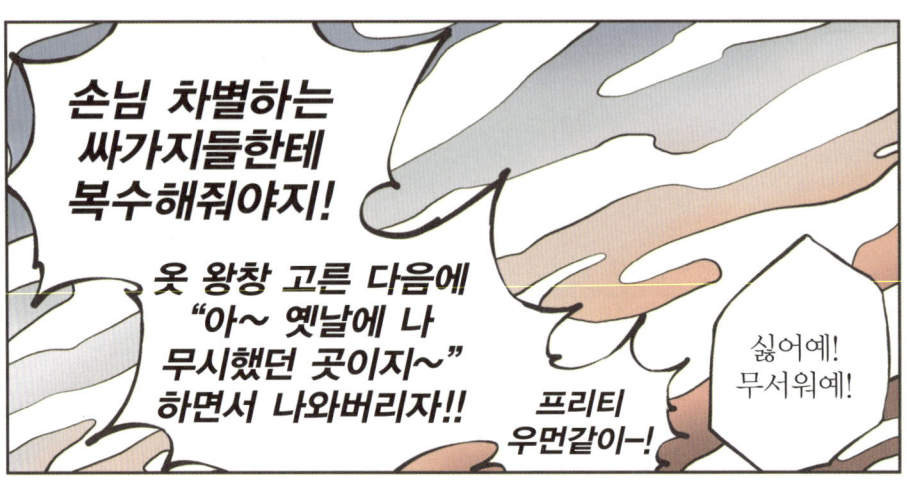
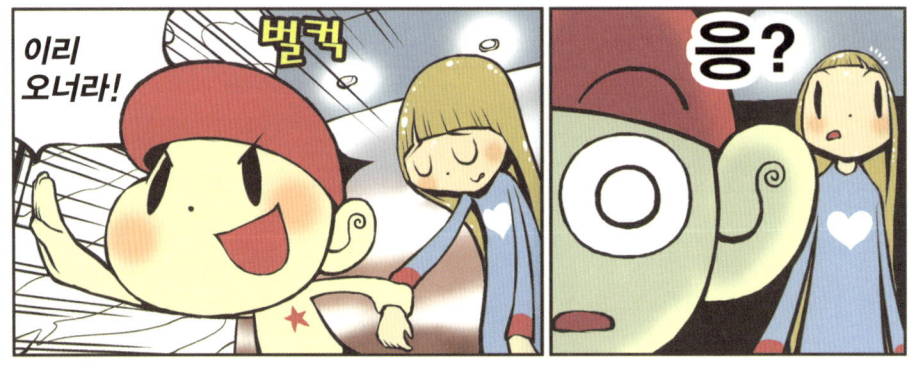
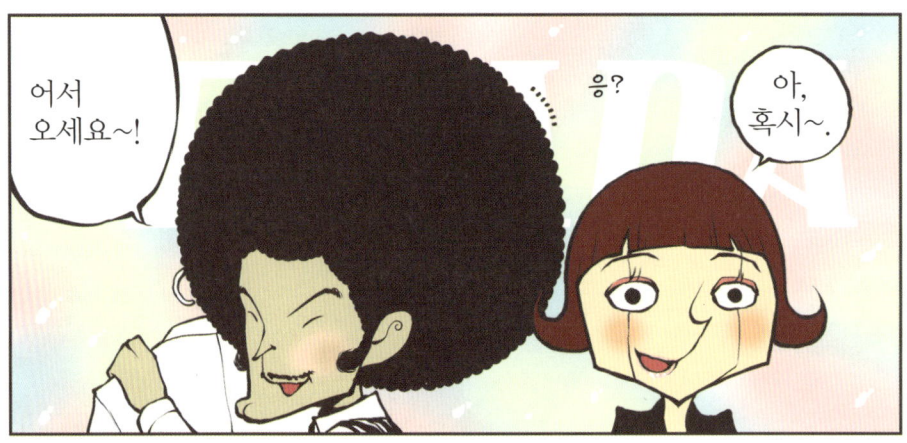

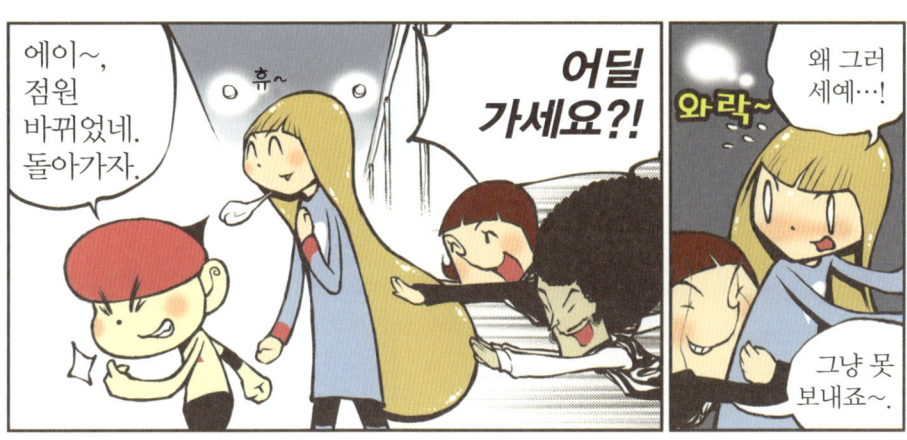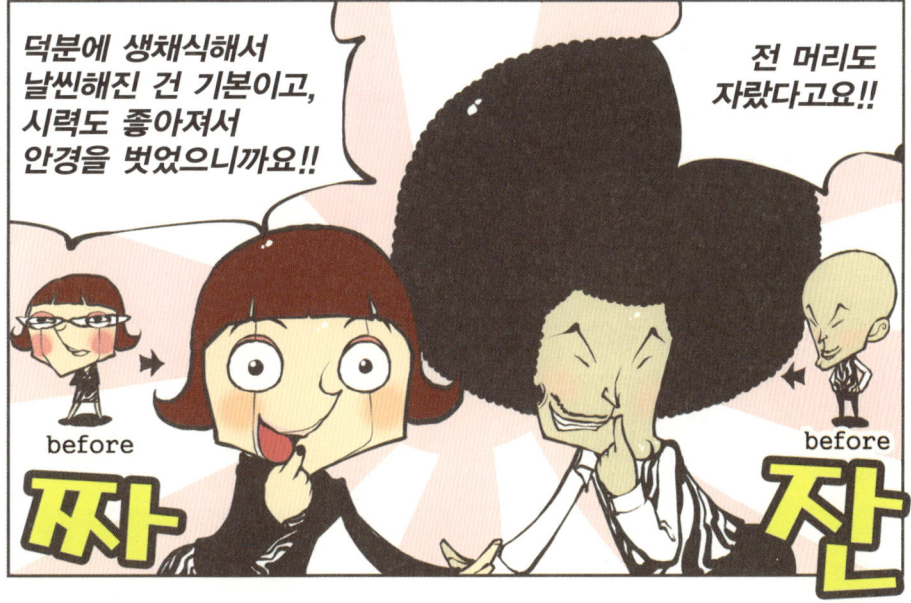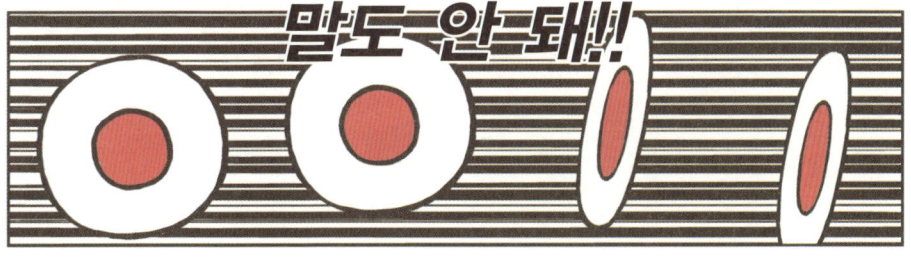

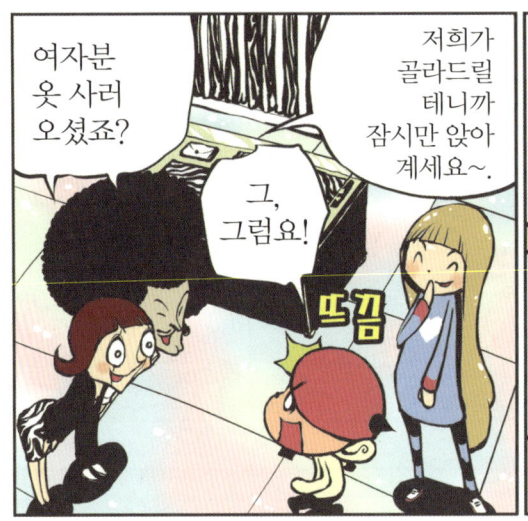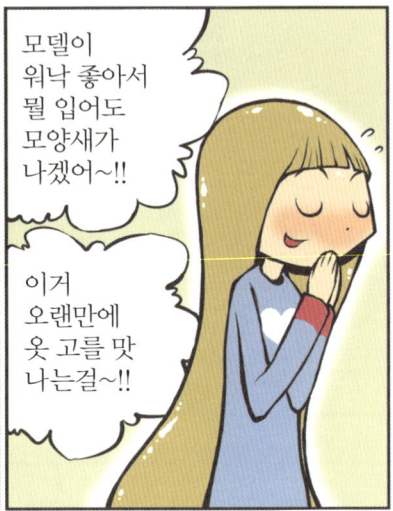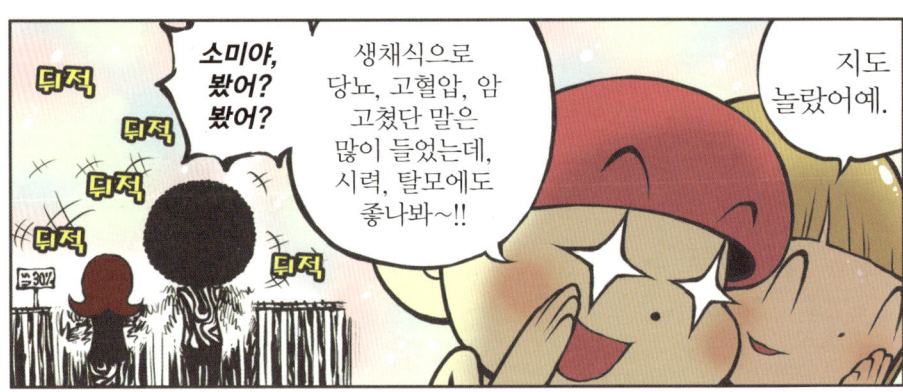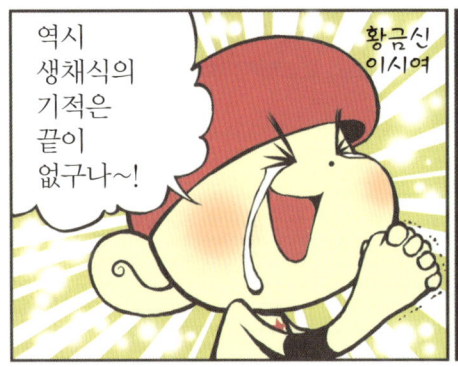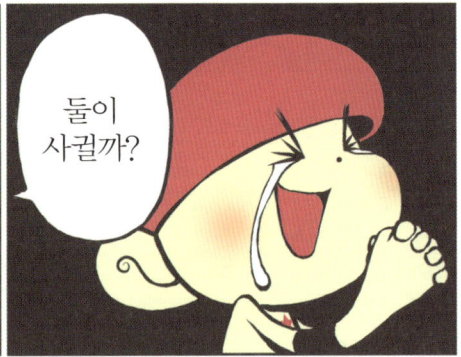

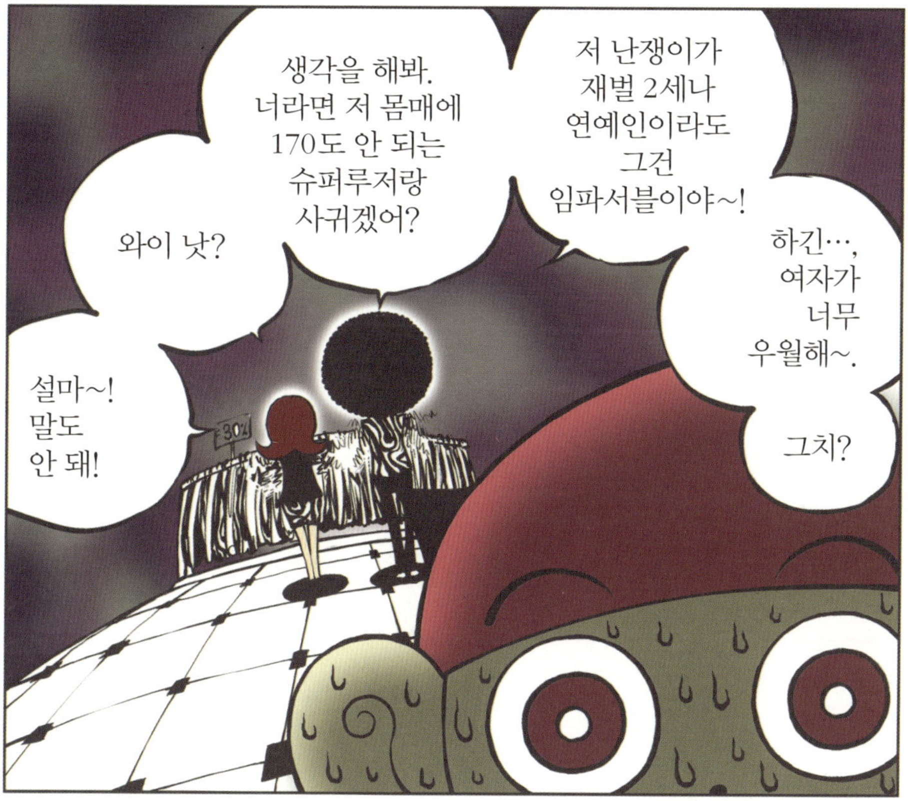

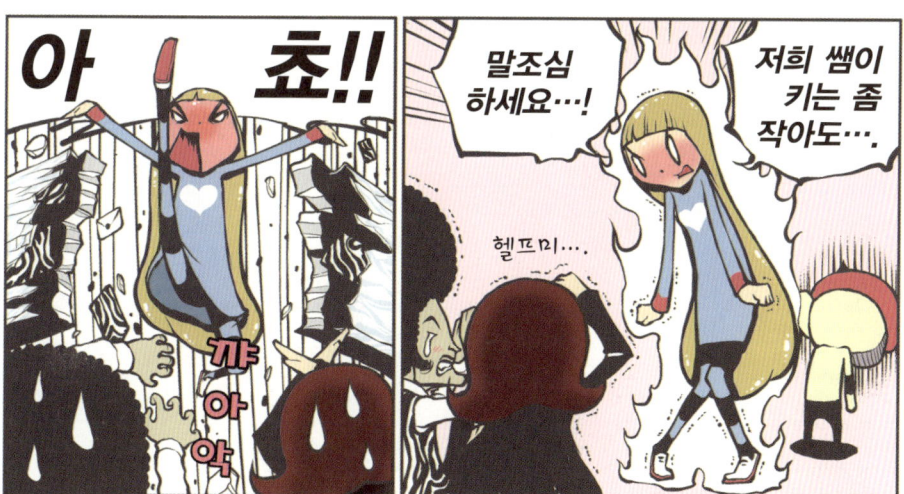

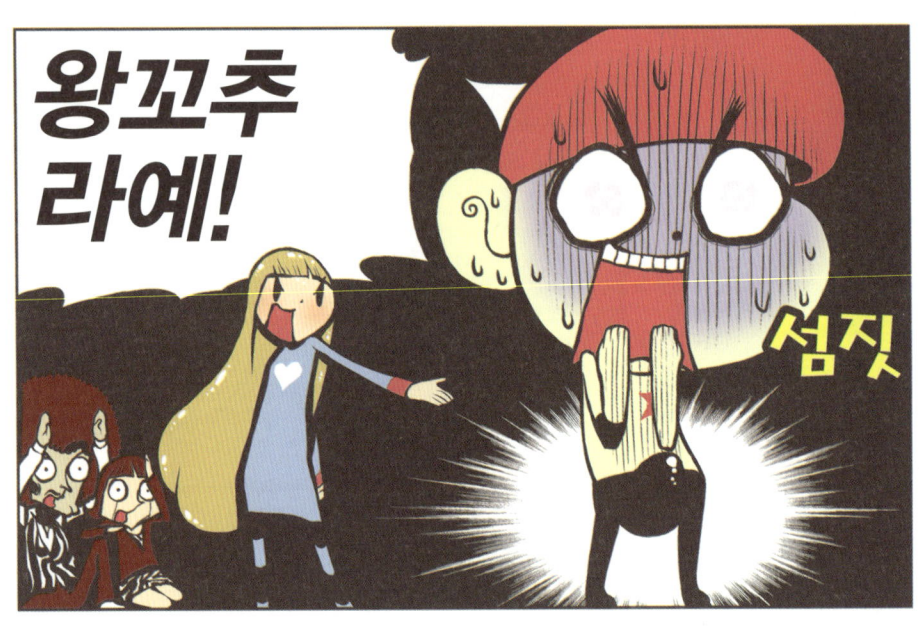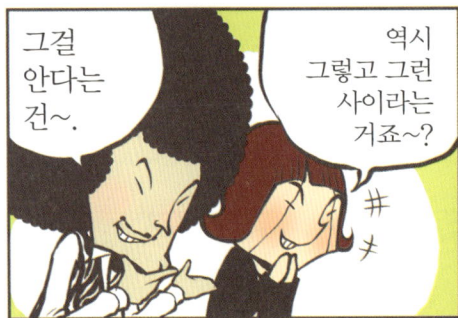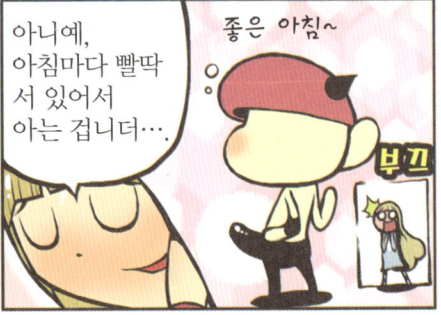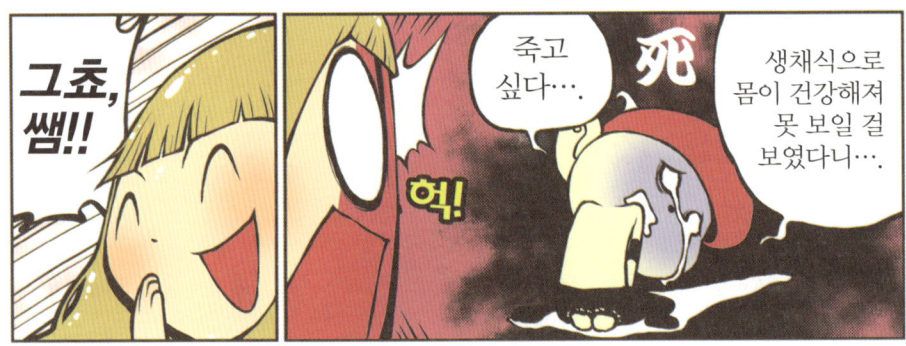

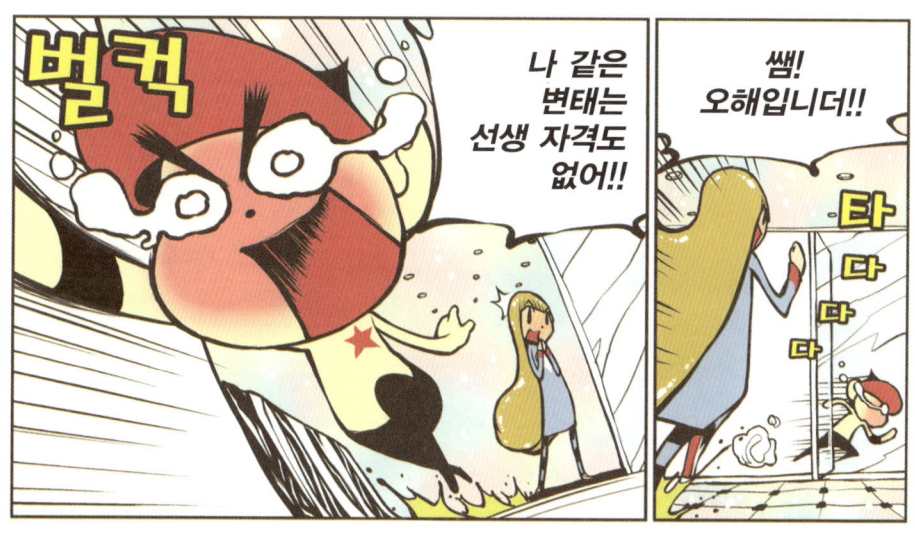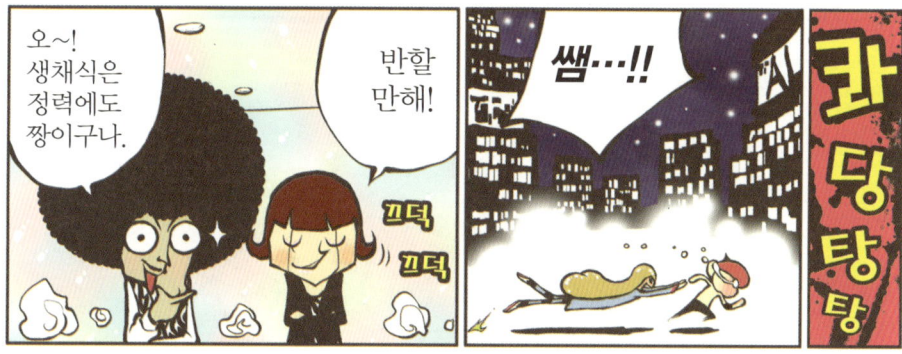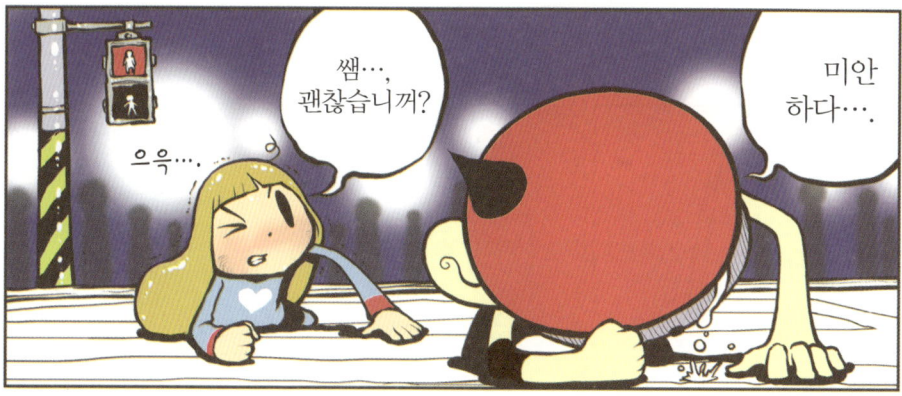

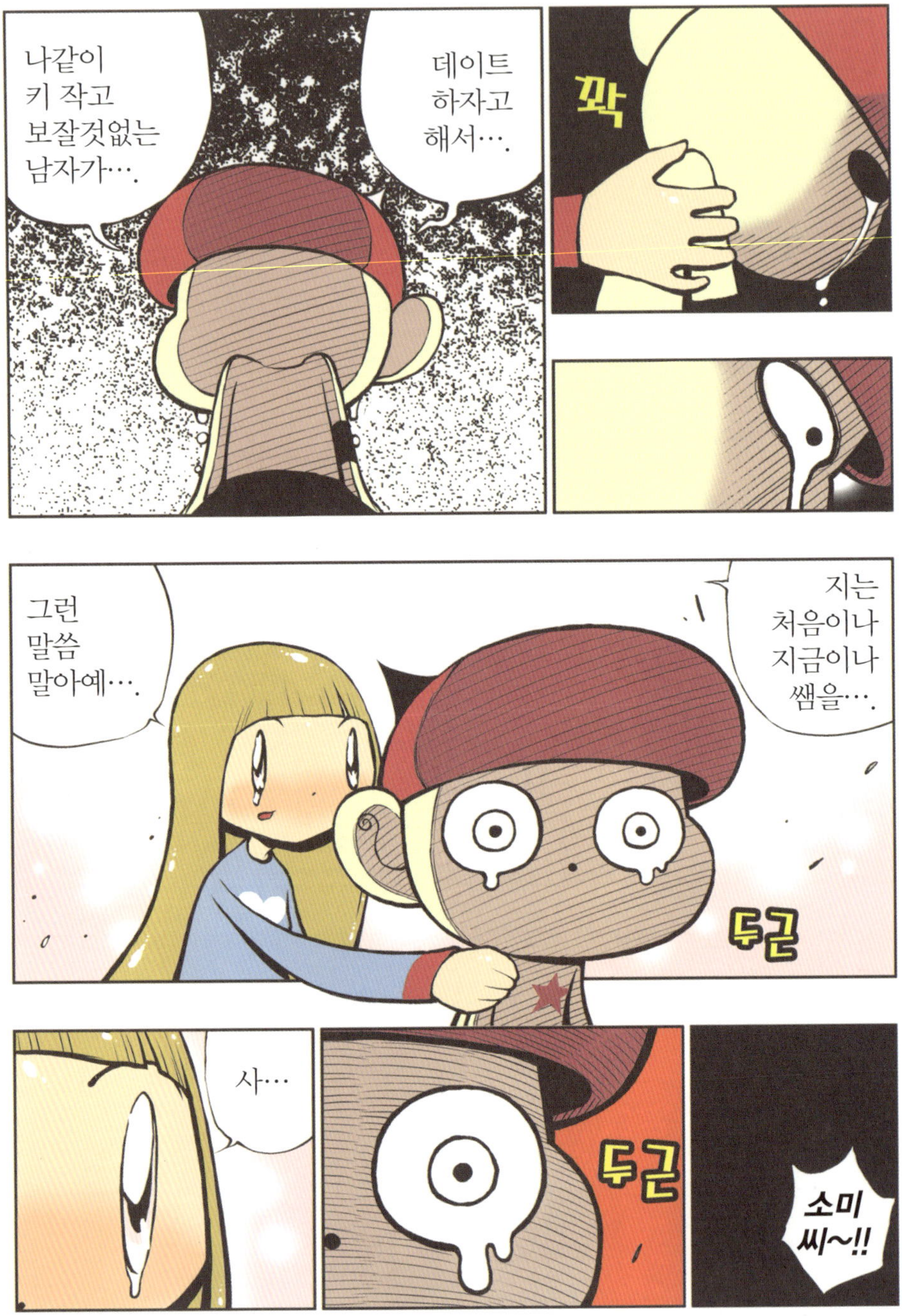

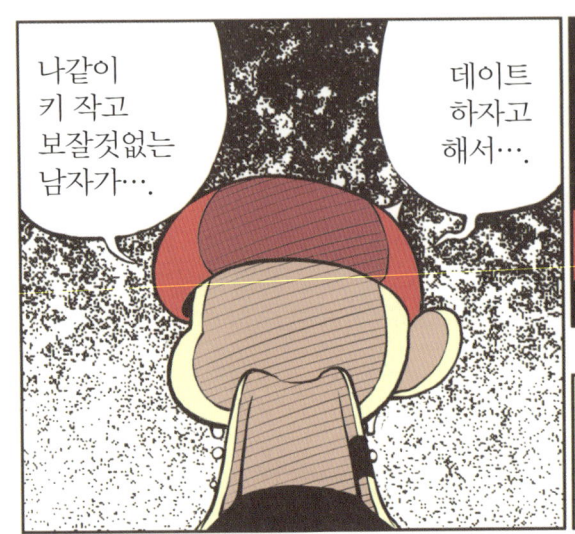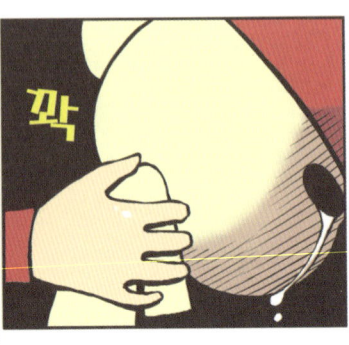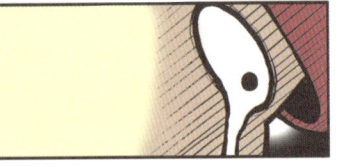

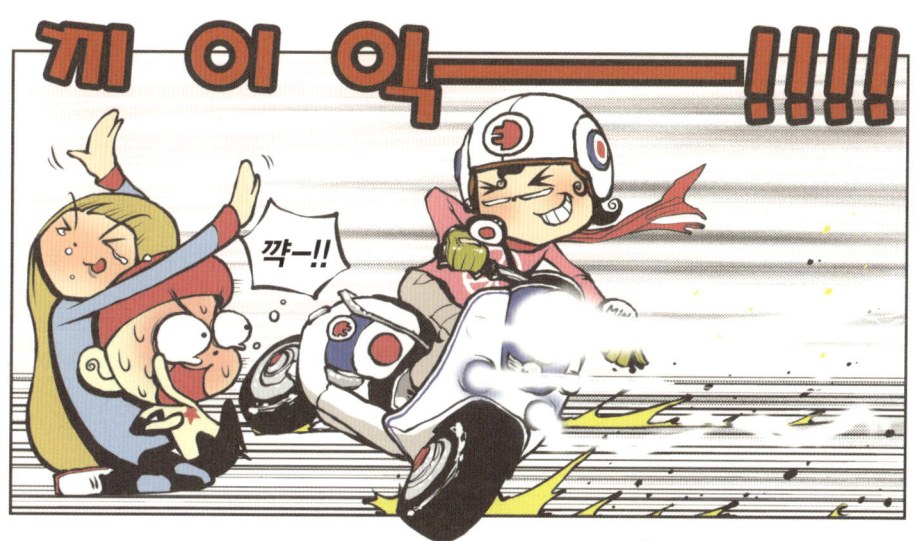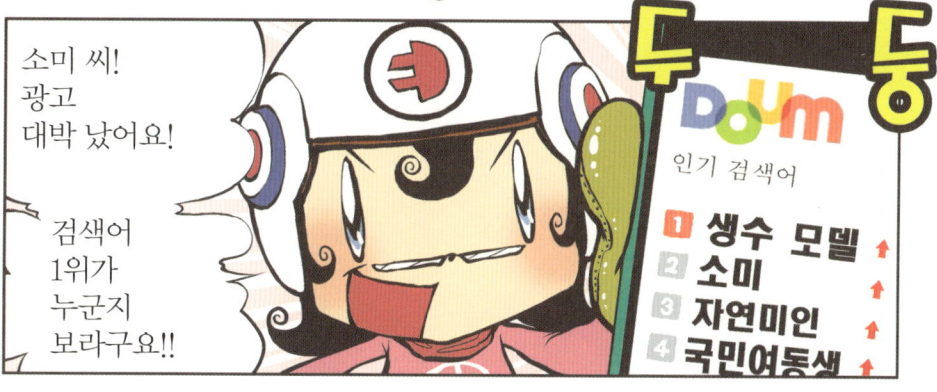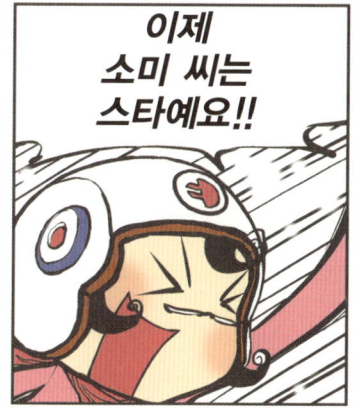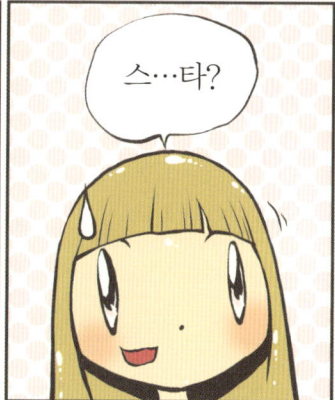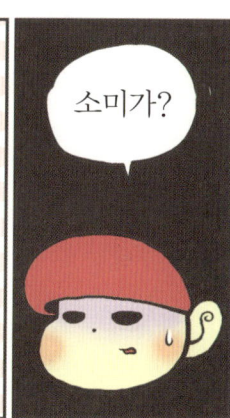

이론과 팁
배생다가 지구도 지키는 이유

▪지구 재앙의 역습▪

가족과 함께 맛있는 식사를 하고 있는데 누군가가 집안에 몇 천 톤의 배설물을 버린다면 어떻겠는가? 갓 태어난 아기를 가운데 두고 반려자와 함께 자고 있는데 누군가가 불을 지르면 어떻겠는가? 가족과 사막에서 길을 잃고 일주일 만에 물을 마시려는데 누군가가 그 물을 사막에 버리면 어떻겠는가?

분명 우리는 목숨을 걸고 사투를 벌일 것이다. 자신의 집과 가족을 지키는 것보다 중요한 일은 없기 때문이다.

하지만 우리는 기업이 우리의 집인 지구를 더럽히고, 불태우고, 물을 고갈 시켜도 방관하기만 한다. 너무 오래 방관해서 이제는 어떻게 내 집을 지켜야 하는지도 잘 모른다.

지구는 정부나 환경 단체에서 지켜줄 거라 막연히 생각하며, 지구를 파괴해서 대량 생산된 더러운 햄버거와 싸구려 고기들의 가격이 내려갈수록 세상이 좋아졌다고 느낀다. 너무 추워지고 너무 더워진 날씨에 지구가 병들었다는 사실을 다들 알고 있으면서 말이다.

지구 온난화의 심각성은 전 인류가 피부로 느끼고 있다. 이제는 인류가 생존을 위협받을 정도다. 우리에겐 더 이상 뒷걸음질할 곳도 없다. 이 현실을 받아들이고, 더 이상 육류 소비 상승 곡선과 지구 온난화의 상승 곡선과는 아무 연관이 없다는 기업의 달콤한 거짓말에 휘둘리면 안 된다.

유엔식량농업기구 FAO 의 2006년 보고서에 따르면 축산업의 온실 가스 총 배출 비율은 18%로 전 세계 자동차, 비행기, 트럭 등 모든 교통수단을 합한 것(13.5%)보다 더 많은 온실 가스를 배출하고 있다. 기후 변화의 최대 원인은 가축 사육인 셈이다.

월드워치 연구소의 2009년 보고서에서도 가축의 호흡에서 발생하는 탄소량과 지구상의 실제 가축 숫자 등을 고려하면 육류 생산에서 비롯되는 온실 가스 총 배출 비율은 최소 51% 이상이라고 지적한다.

환경오염의 진실

공장식 축산업계는 가축을 저렴하게 키우기 위해 아마존 밀림을 선택했다. 지구의 폐로 불리는 아마존 밀림은 매초 축구장 넓이만큼 불타 사라지고 있다. 불길 뒤에서 소들이 키워진다. 가축에게까지 짓밟힌 토지는 식물이 자랄 수 없을 만큼 딱딱해진다. 남은 땅도 가축의 배설물로 초토화 된다.

지금 이 순간에도 자연 파괴는 계속 되고 있다. 단지 더럽고 싼 고기를 대량 생산하기 위해, 기업은 지구를 숨쉬게 하는 아마존 밀림을 불태우고 있다.

가축들에게서 나오는 메탄가스가 지구 온난화를 가속화시키고, 축산 농장에서 나오는 배설물들이 그대로 바다로 흘러들어 물고기마저 오염시킨다.

AP통신은 2010년을 100년에 한번 있을까 말까 한 대형 환경 재앙이 연달아 터진 '지구 역습의 해'라고 보도했다. 자연 재해로만 한 해 지구촌에서 26만 명이 숨졌는데 이는 지난 30여 년간 가장 많은 숫자이며 지난 40년간 테러로 희생된 사람들을 모두 합친 것보다도 많은 숫자다.

2010년 1월 12일 규모 7.0의 강진이 아이티 수도 포르토프랭스를 강타했고 사망자는 22만 명이었다. 아이티를 흔들던 지진은 2월 칠레를 강타, 1,000여 명의 목숨을 앗아갔다. 이재민만 80만 명, 재산 피해도 300억 달러에 달하는 칠레 역사상 최악의 재난이었다.

4월엔 중국 칭하이성에 규모 7.1의 지진이 발생해 2,600여 명이 목숨을 잃었다. 여름과 함께 찾아온 홍수와 폭염은 전 세계에서 17,000여 명의 생명을 빼앗았다. 7월 말 파키스탄을 덮친 홍수로 미 위스콘신주의 크기와 맞먹는 1억 6,000만㎢가 물에 잠겼다.

로스앤젤레스에서는 기온이 섭씨 45도를 웃돌았다. 이웃나라 일본에서도 폭염으로 100여 명이 사망했으며, 18개 국가에서 사상 최고 기온을 경신했다.

10월엔 인도네시아에 지진과 쓰나미, 화산 폭발이 이어지면서 500여 명이 사망했고 수십만 명이 대피해야 했다.

세계보건기구WHO에 따르면 9월까지 59개 국가에서 홍수가 일어나 6,300명이 숨졌다고 밝혔고, 미 연방재난관리청FEMA은 2010년 한 해 대형 재난이 79건 일어났으며 이는 평년 발생 횟수인 34회의 두 배가 넘는다고 밝혔다.

환경 지킴이, 생채식

스위스리의 안드레아스 슈라프트 대참사 위험 부문 부회장은 "모든 급변은 인간이 만든 것"이라고 경고했다. 인간은 46억 년 동안 만들어진 지구를 수백 년 만에 파괴했으며 이에 따르는 '책임의 시대'가 왔다는 것이다.

지구의 운명을 바꿀 열쇠를 쥐고 있는 것은 기업도 정부도 아닌 우리 자신이다. 고기가 지나치게 소비되어 지구가 망가지고 있다는 진실을 안다면 누구나 고기 소비를 줄이려 애쓸 것이다. 하루에 단 한 끼만이라도 우리가 고기를 안 먹는다면 그만큼 지구를 건강하게 만들 수 있다.

생채식의 진정한 가치는 '지구'까지 지켜준다는 점에 있다. 우리의 하나뿐인 스위트 홈 '지구'를 말이다.

배설물과 동물 학대와 환경 파괴로 오염된 고기를 화려한 광고로 포장해 우리 입에 밀어 넣으려는 기업에게 맞서야 할 때다. 그리고 맞설 방법을 찾는 사람에게 생채식을 추천한다. 생채식은 우리의 건강과 지구 환경을 함께 지키는 최선의 식단이다.

기업들에게 현혹당해 육식을 포기하지 못하고 질병과 비만에 괴로워

하는 사람들에게 생채식으로 건강하고 탄탄해진 몸을 보여주자.

당신이 몸짱이 되면 지구도 몸짱이 된다는 사실을 기억하자.

생채식을 하는 당신은 이미 훌륭한 환경 운동가이다.

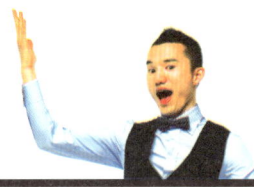

POWER TIP 지구가 건강해진다 **하루 한 끼 생채식**

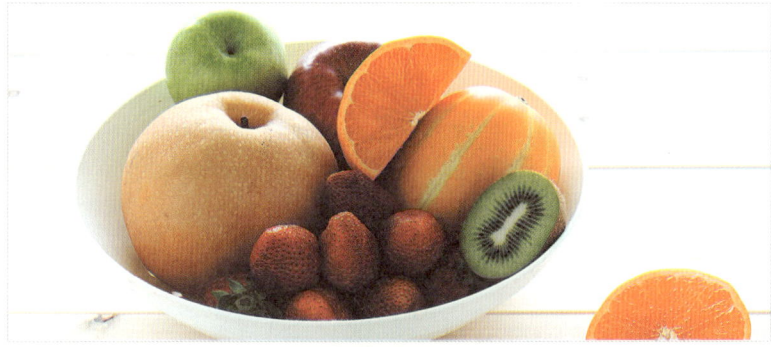

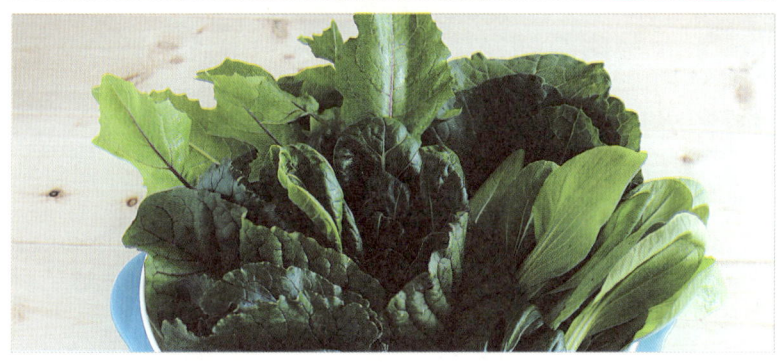

약 4,000메가톤의 온실 가스가 준다
4,000메가톤의 온실 가스가 사라지는 것은 전 세계 차량이 모두 사라진 것과 맞먹는다.

약 1200억 그루의 나무를 심는다
1200억 그루의 나무가 10년 동안 자라게 둔 상태와 맞먹는 탄소 줄이기 효과를 가져온다.

264,800리터의 물이 절약된다
햄버거 네 개를 안 먹는 게 샤워를 6개월 안 하는 것 보다 물을 더 절약한다. 또한 축산용으로 쓰이는 땅과 가축에게 먹이는 곡물로 배고픈 사람을 도울 수 있다.

11 할리우드 스타도 선택한 채식

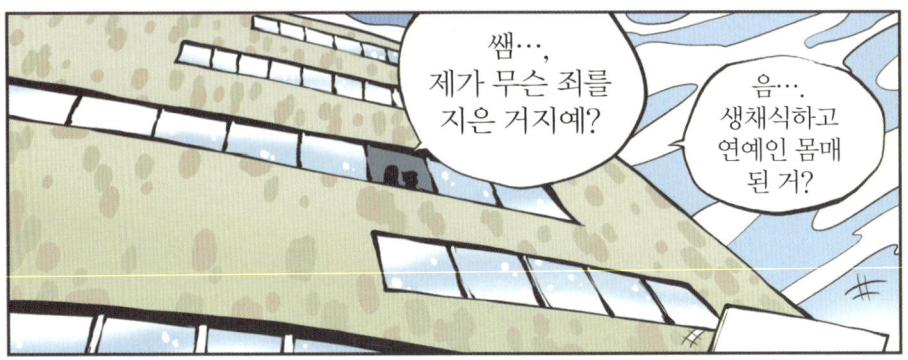

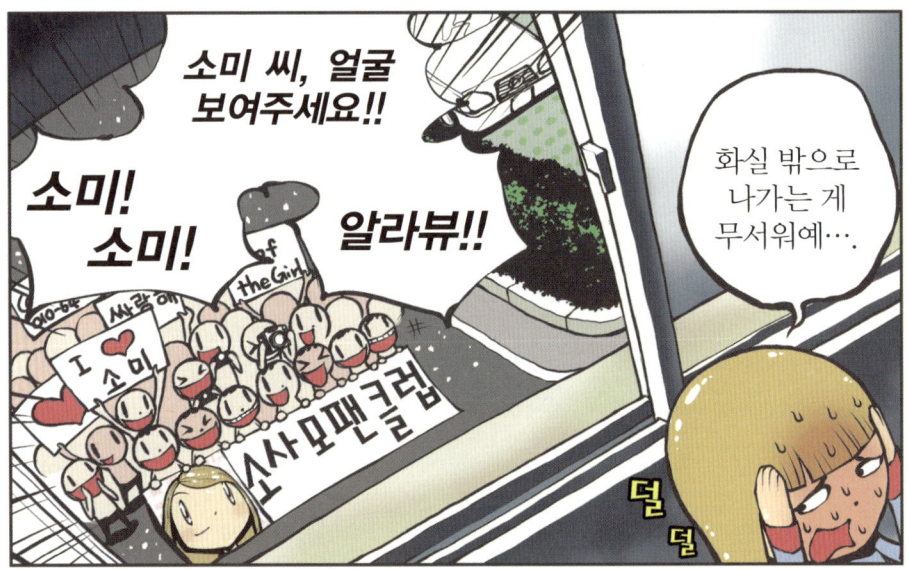

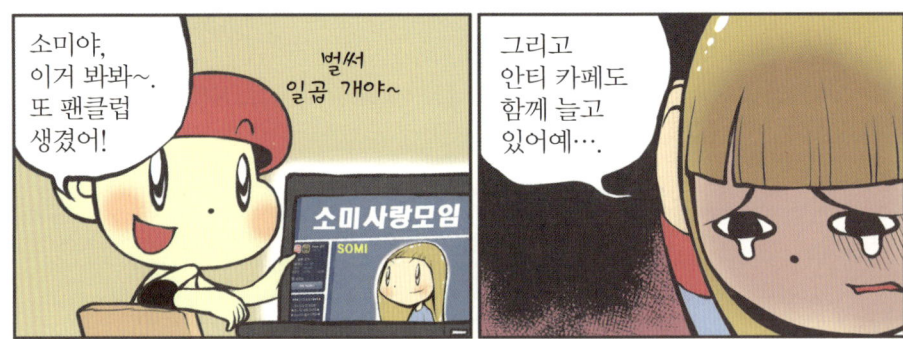

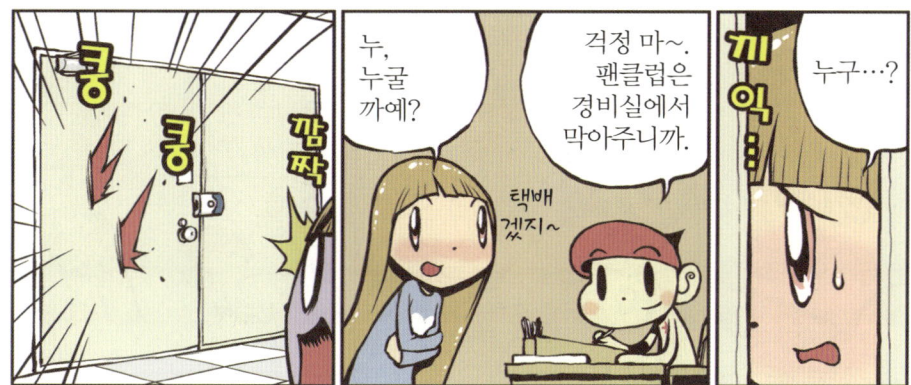
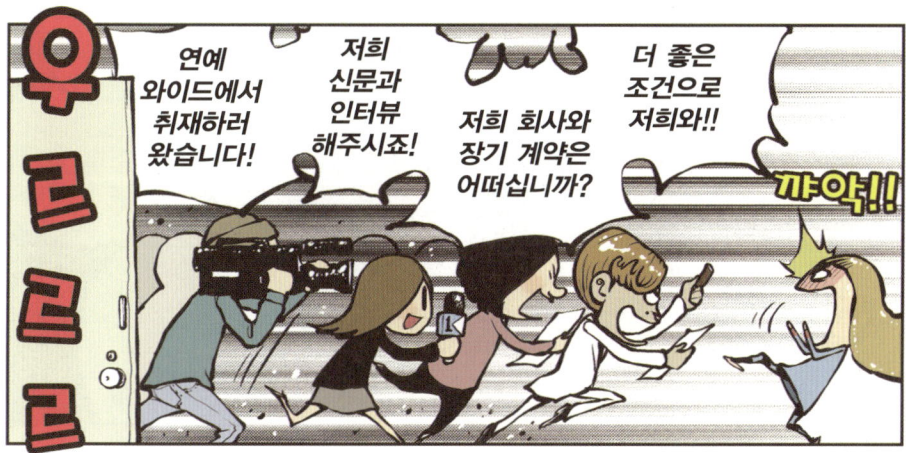
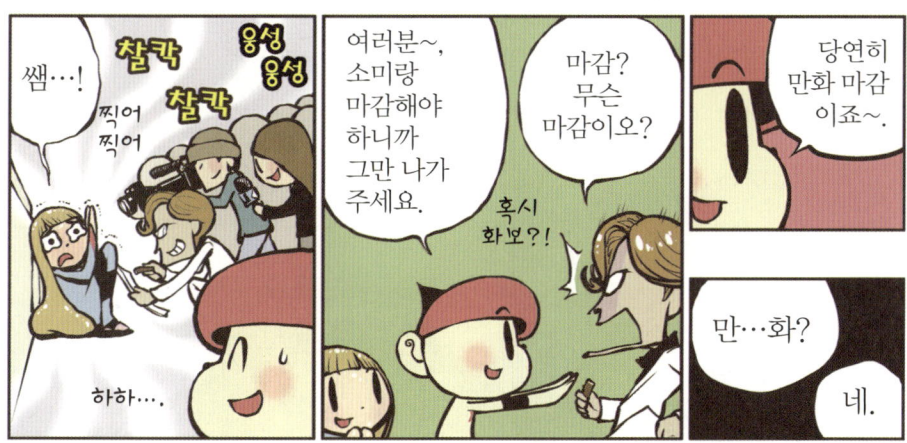

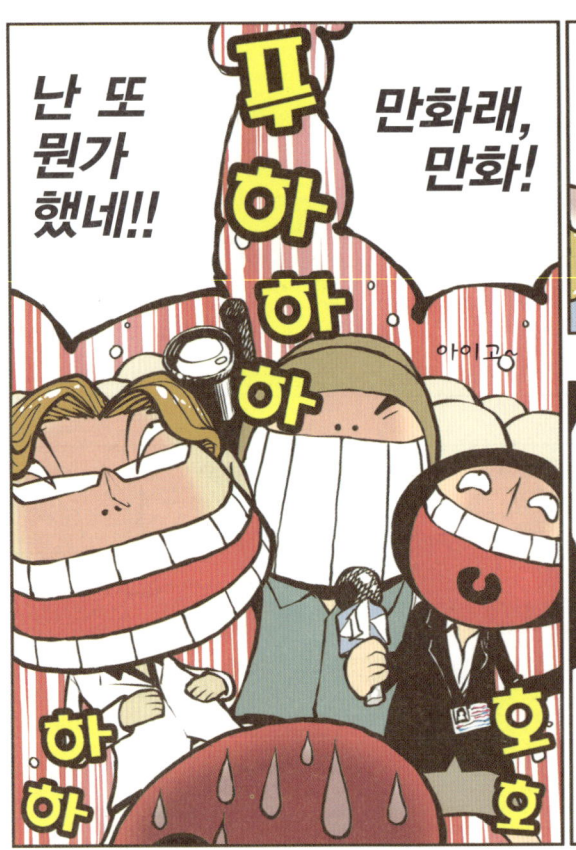
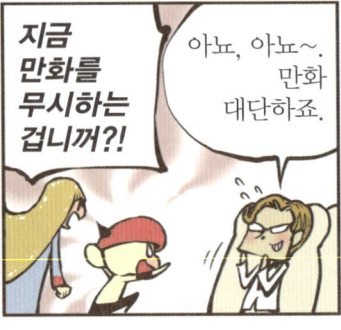
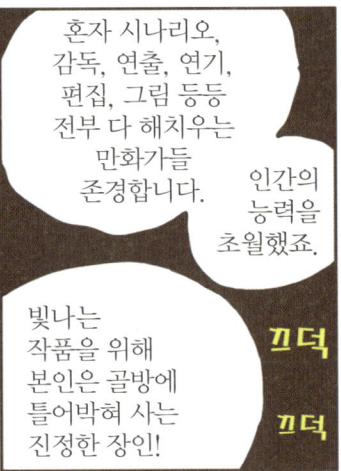
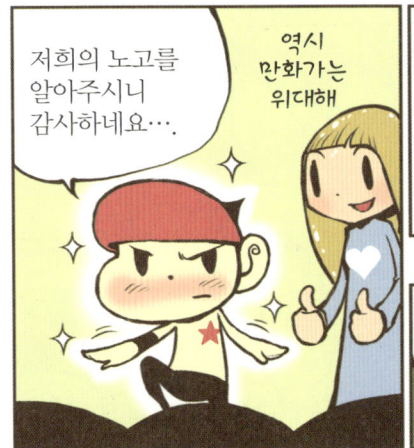
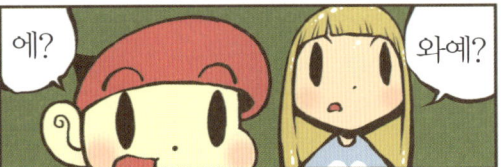

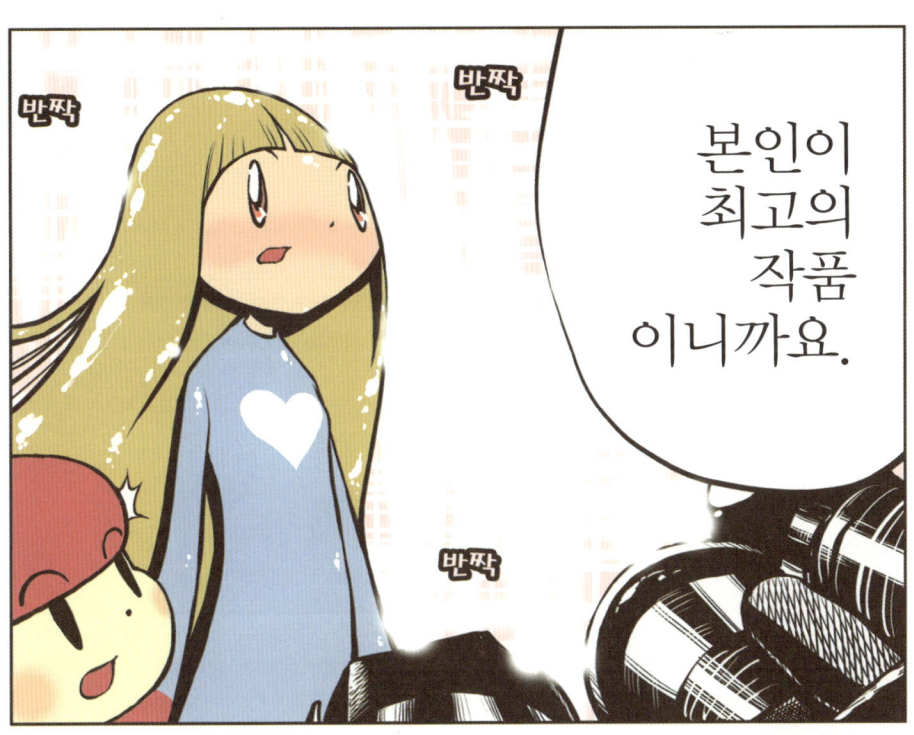
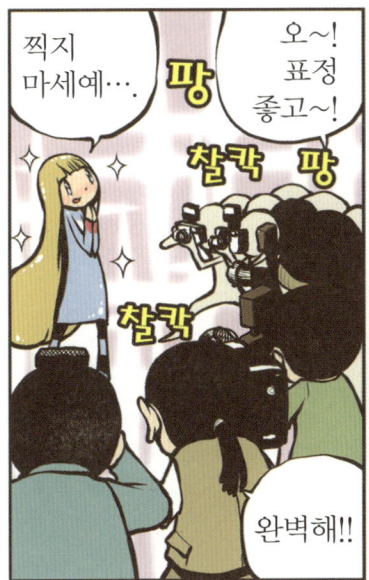
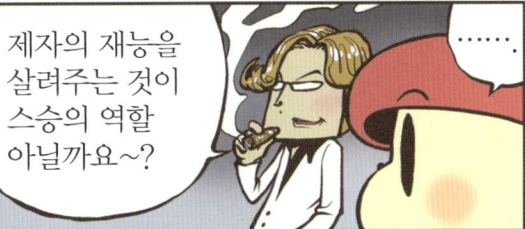
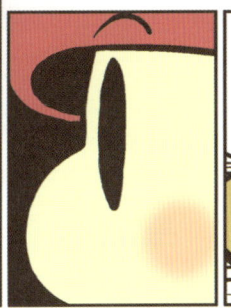
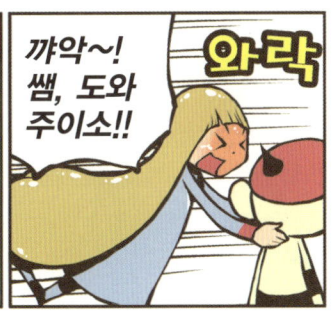

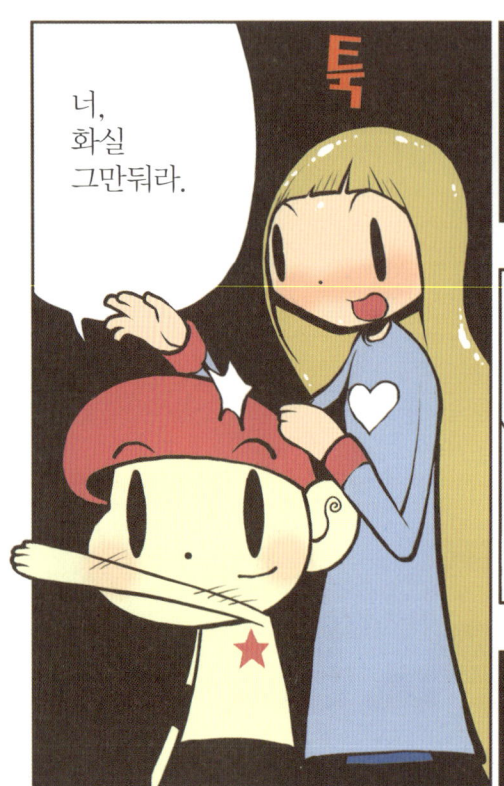
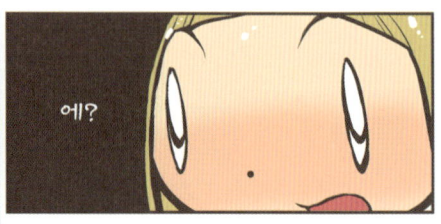
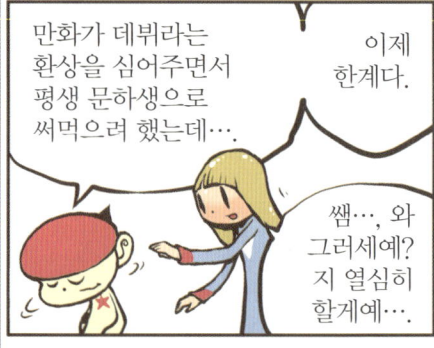
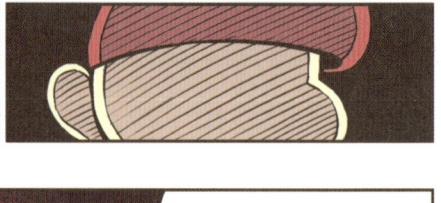
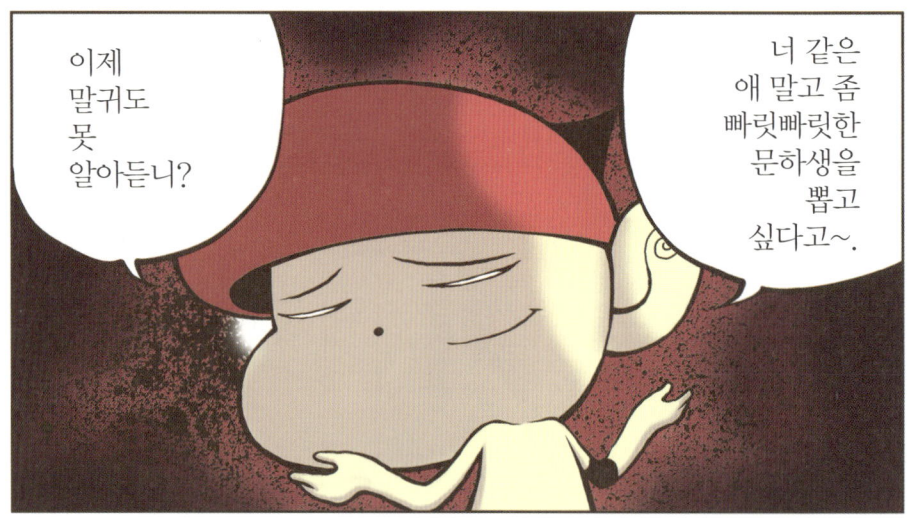

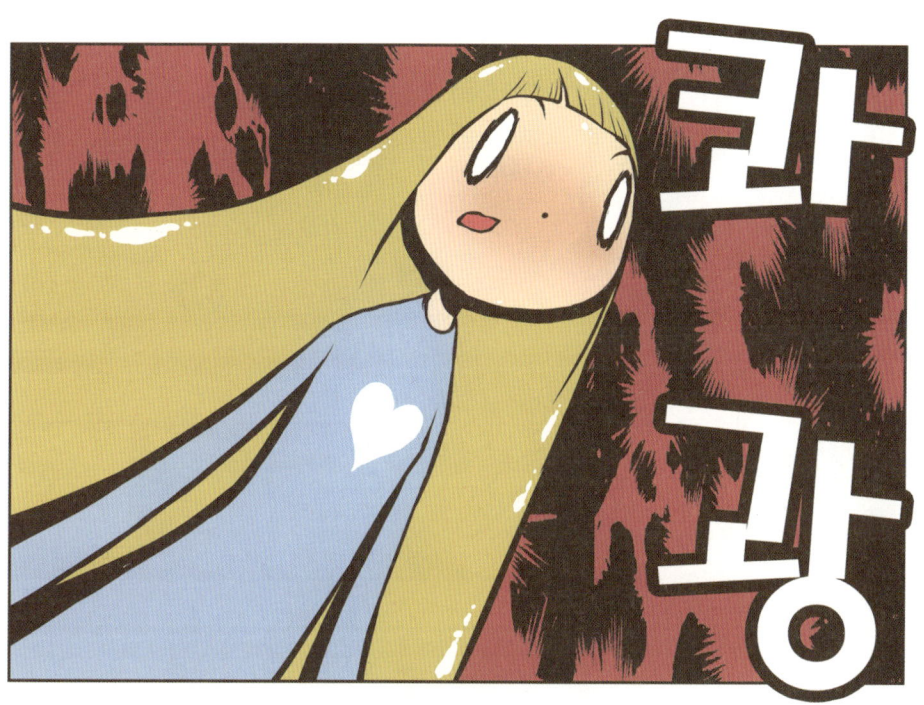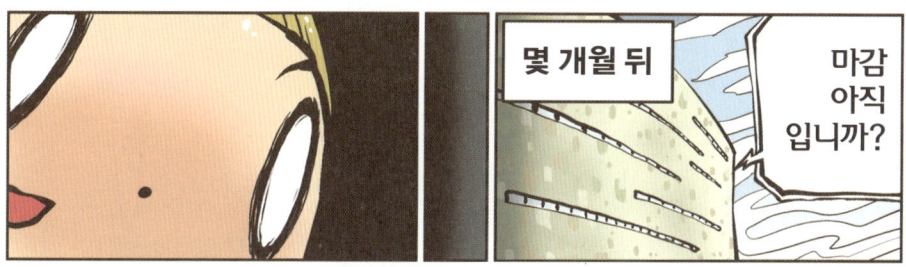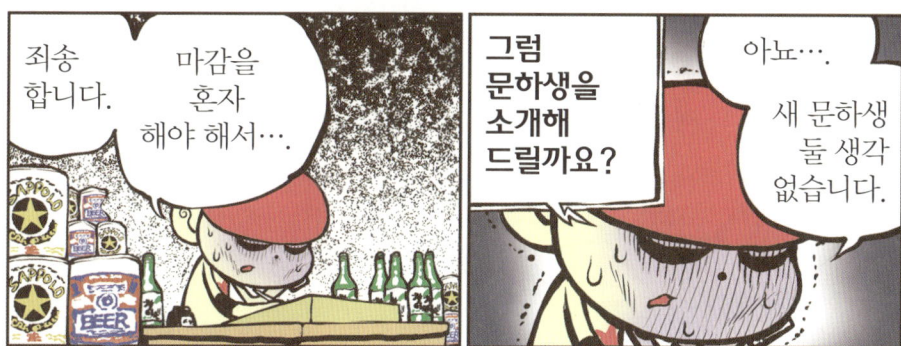

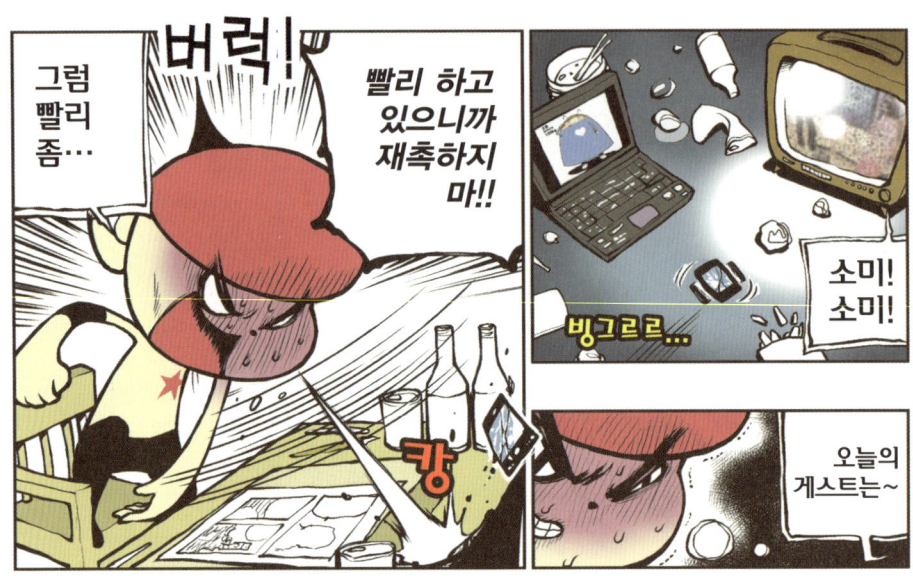

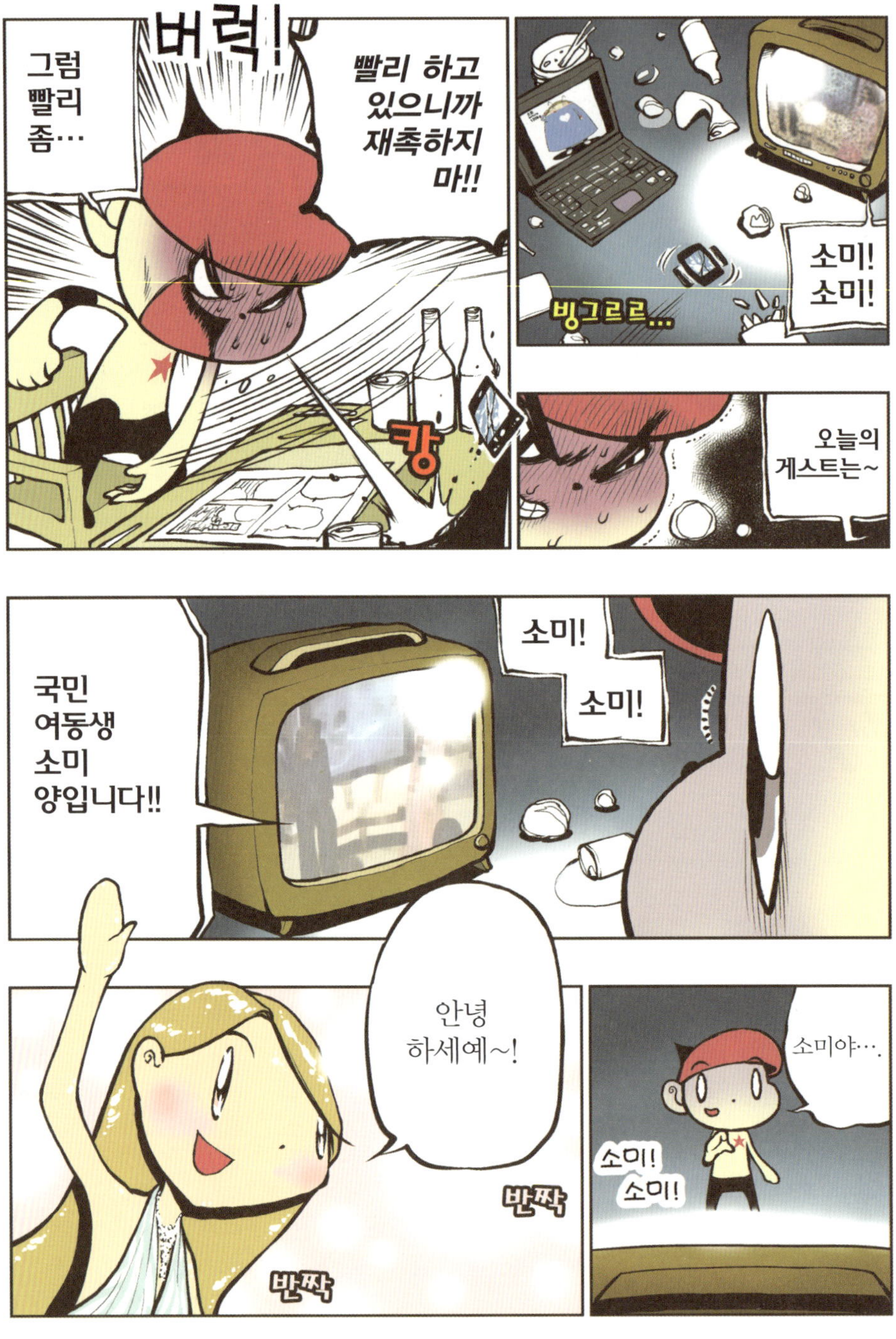

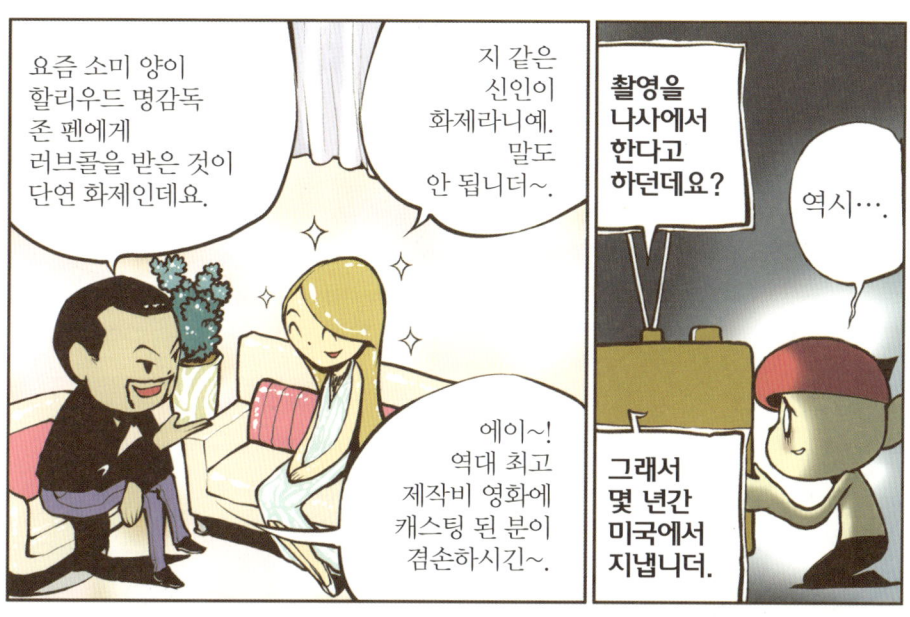
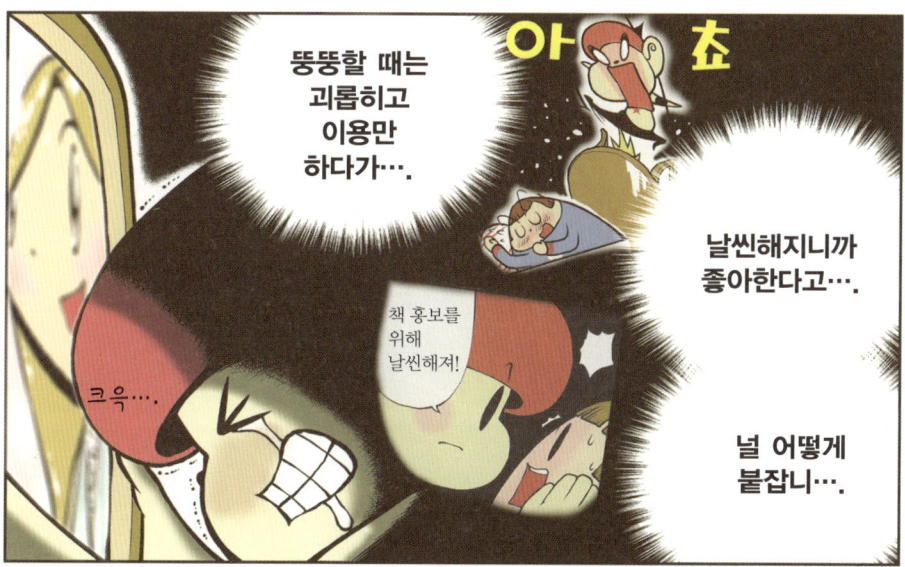

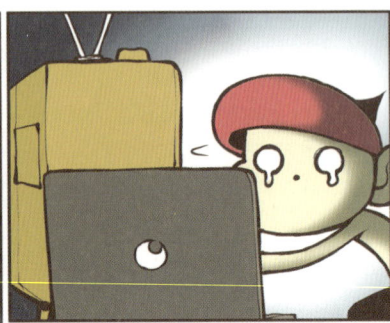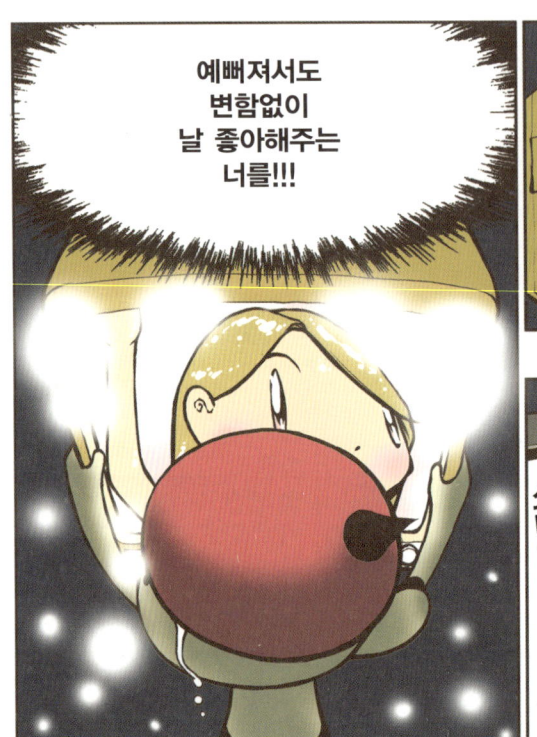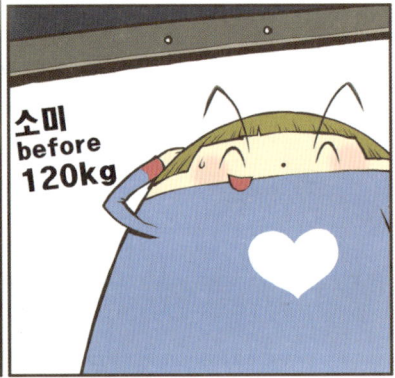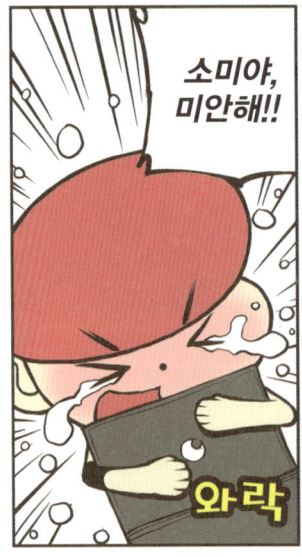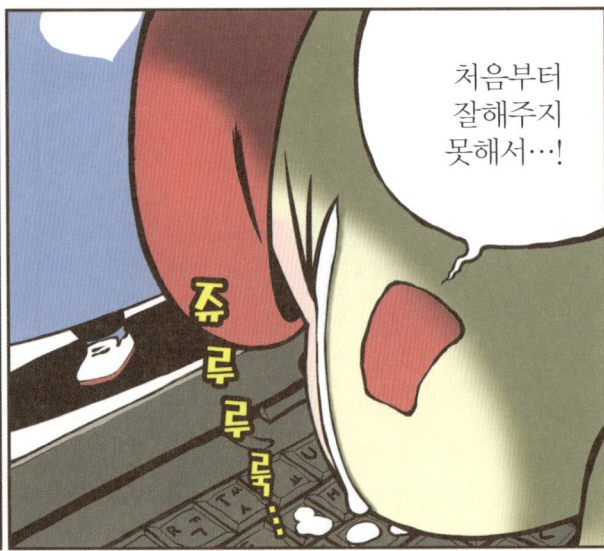

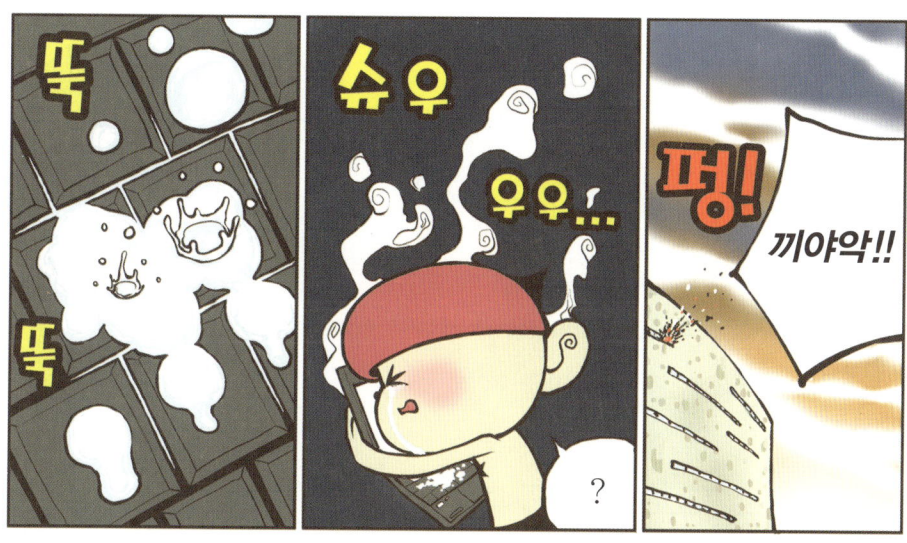
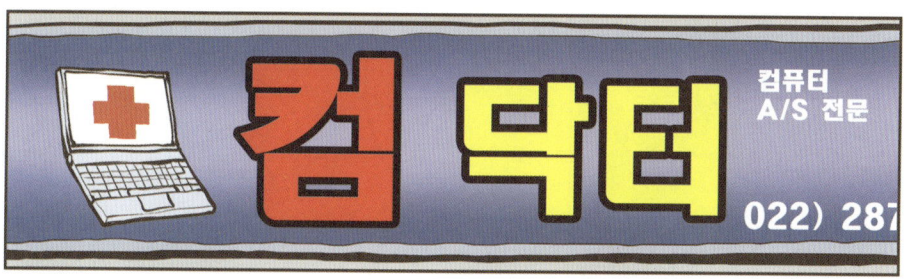
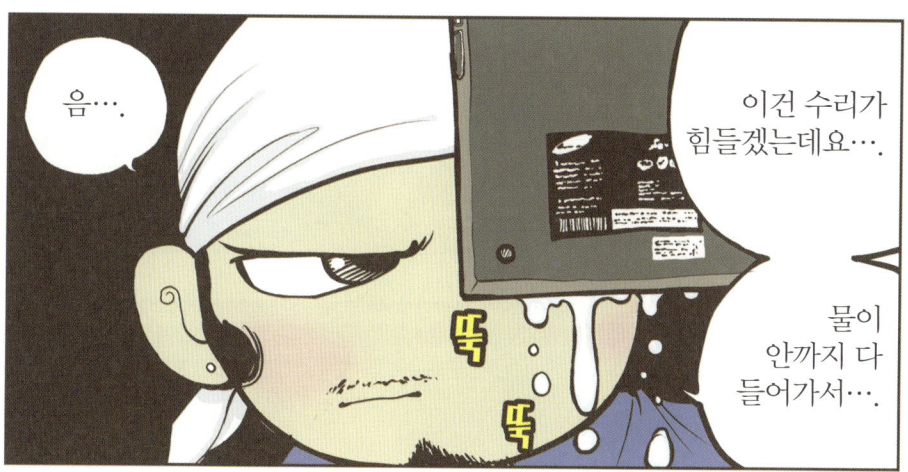

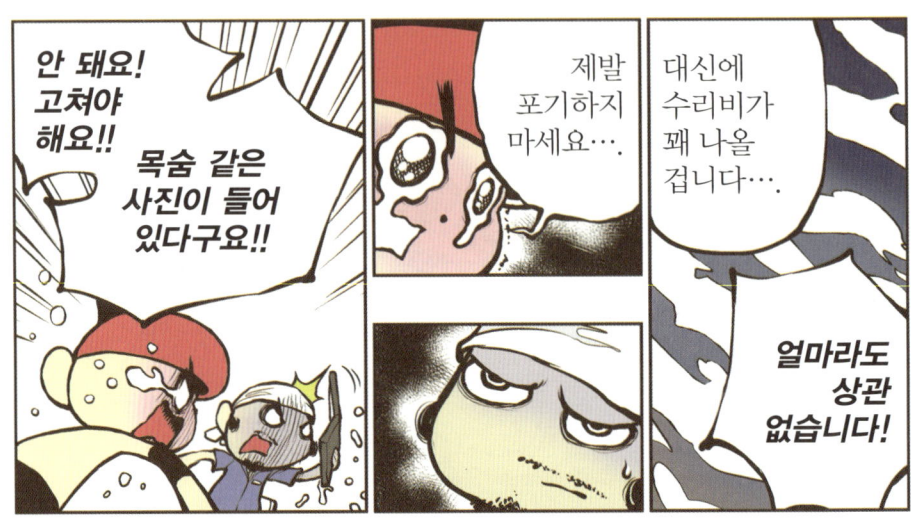

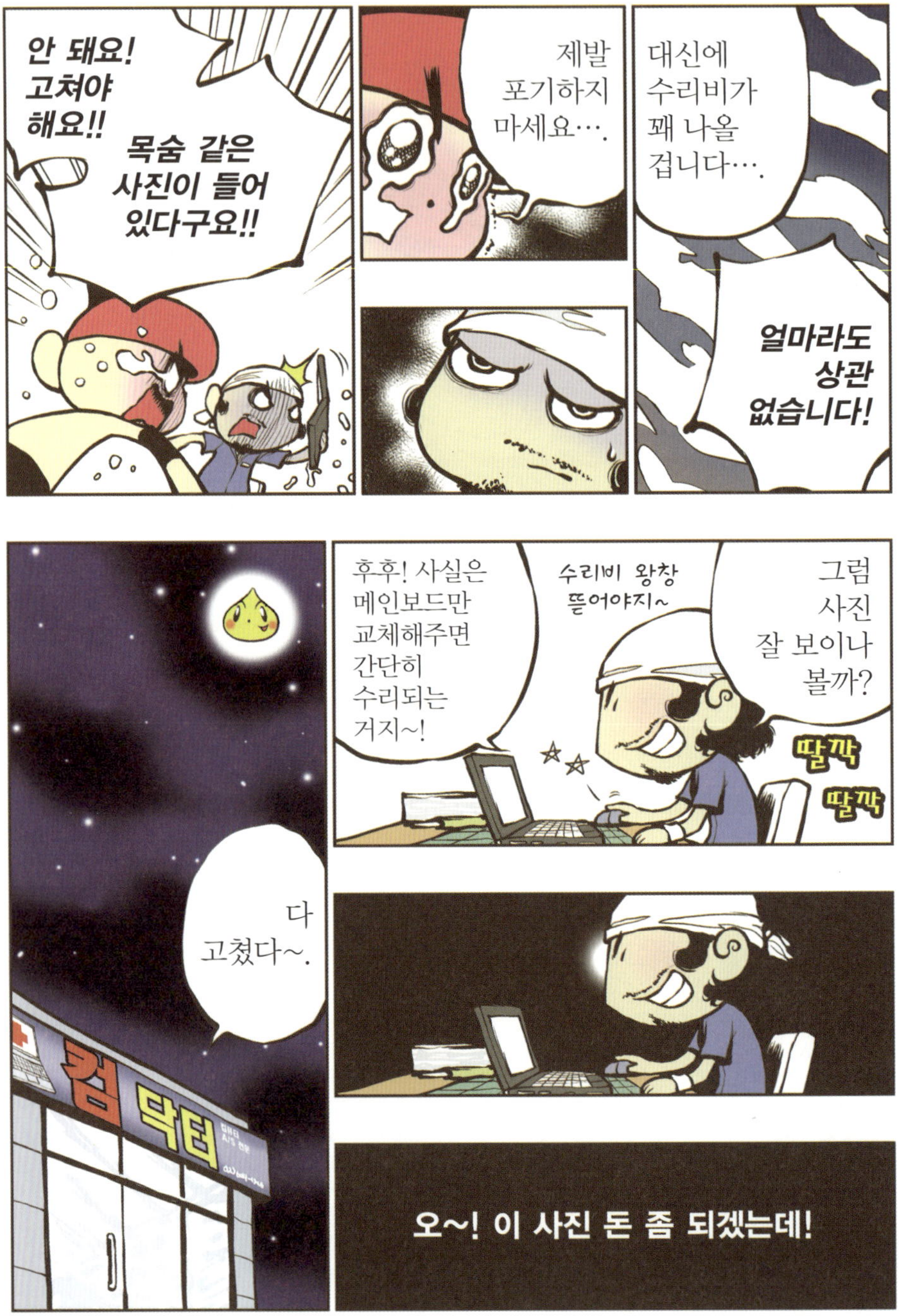

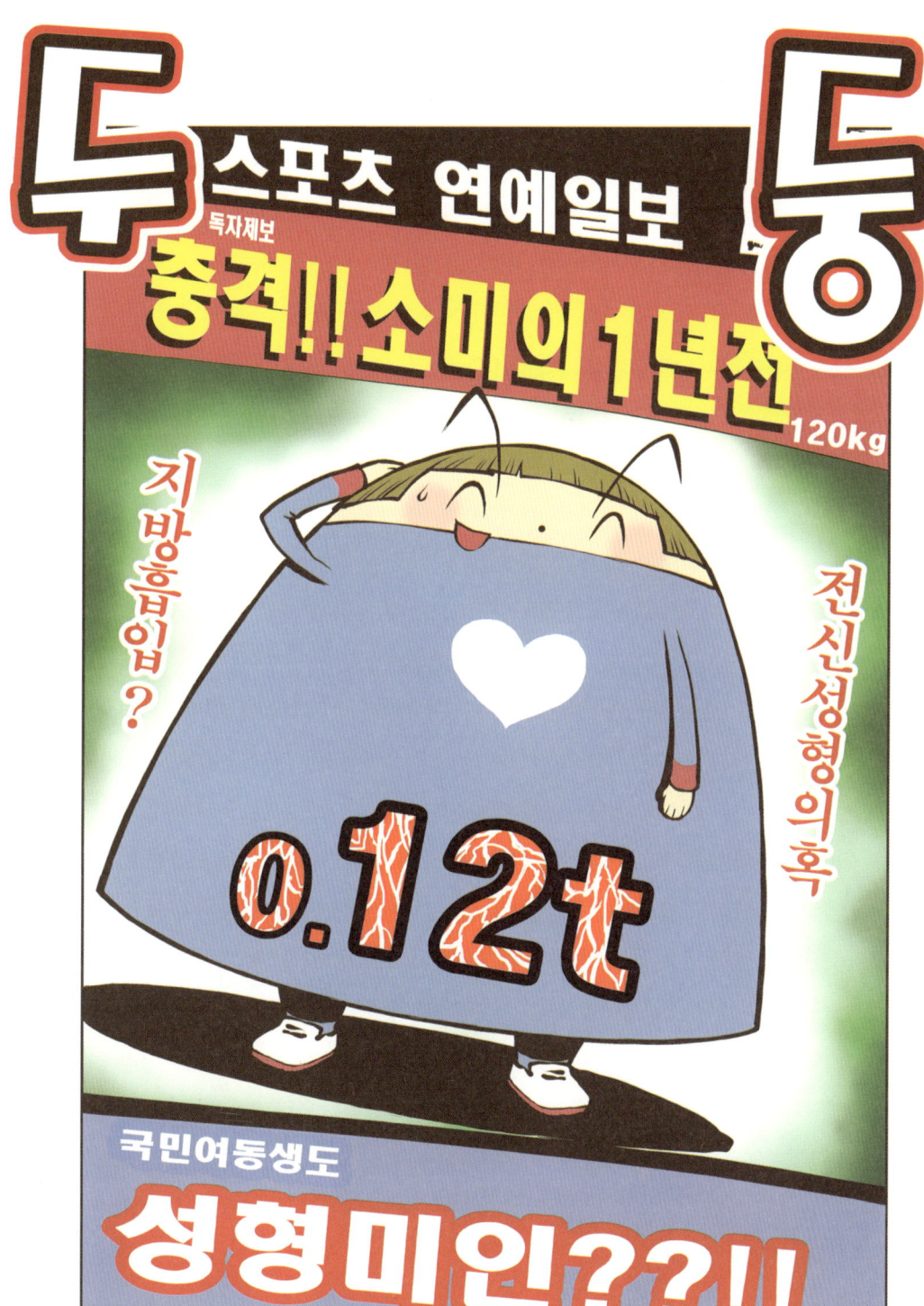

이론과 팁

배생다 Q&A 완전 정복

Q1 어떤 생채식 재료를 구입해야 할까요?

현미는 유기농, 무농약 현미를 먹는 것이 좋다. 아니라도 씻어 먹으면 되지만 농약을 안 쓴 현미가 영양 면에서 뛰어나다. 가끔 현미찹쌀, 발아현미를 먹는 사람도 있는데 추천하지는 않는다. 값이 현미에 비해 비싸며 영양 밸런스 면에서도 현미를 따라오지 못한다. 유기농, 무농약 현미는 어디에서든 쉽게 구할 수 있지만, 그중에서도 그날 도정된 부드러운 현미를 구입하길 추천한다.

채소와 과일 역시 유기농이 좋지만 꼭 유기농일 필요는 없다. 담금 물에 넣고 꼼꼼히 씻어주는 방식만으로도 농약이 충분히 제거된다는 식약청 발표도 있으니 국산 제철 과일을 물로 잘 씻어 먹으면 된다.

견과류는 반드시 생견과류를 먹어야 한다. 가장 좋은 것은 국산 생땅콩이며, 국산이 거의 없는 아몬드나 호두, 해바라기 씨는 외국산으로 대체하면 된다. 볶은 견과류는 생견과류가 없을 때 어쩔 수 없이 먹는 대체 식품 정도로 생각하면 좋다.

Q2 현미를 꼭 열 순가락(약 100g) 먹어야 하나요?

배생다의 베이스는 현미인 만큼 정량을 먹도록 노력해야 한다. 최소한 일곱 순가락 이상은 무조건 먹어야 한다. 대부분 배생다를 하고 허기지고 힘이 없다는 사람은 현미 양을 안 지킨 사람들이다. 너무 배가 불러서 못 먹는 타고난 소식 체질을 제외하고는 현미를 정량 먹어야 배생다의 효과를 온전히 누릴 수 있다.

가끔 현미를 먹고 배가 아프다는 사람이 있는데 대부분 꼭꼭 씹지 않고 넘겨 버렸기 때문에 생기는 증상이다. 현미를 천천히 오래 꼭꼭 씹어 먹으면 고소한 맛도 생기고 소화 문제 역시 사라진다.

Q3 현미 먹으면 사각 턱이 되지 않나요?

치아는 뼈와 동일한 조직이라 씹어서 부서지는 자극을 주면 더욱 튼튼해진다. 하지만 턱과 치아가 튼튼해진다는 것이 부피 팽창으로 이어진다고 생각하면 오산이다. 배생다를 한 많은 사람들이 턱 걱정을 했지만, 한 달만 지나면 대부분 무의미한 걱정이었음을 스스로 깨달았다. 물론 단 한 건도 턱이 넓어졌다는 보고는 없었다. 선천적인 사각턱인 내가 생현미로 턱이 더 넓어졌다면, 난 아마도 생채식을 하지 않을 것이다.

Q4 채식만 하면 골다공증이 생긴다고 하던데요?

거짓말이거나 몰라서 하는 말이다. 반대로 고기, 생선, 우유, 계란 같

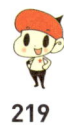

은 동물성 식품이 몸을 산성화시켜 몸이 이것을 바로 잡는 과정에서 뼈에서 칼슘을 가져다 쓰기 때문에 골다공증이 생기기 쉽다. 실제로 핀란드, 스웨덴, 영국, 미국처럼 유제품 소비가 많은 낙농업 국가들의 골다공증 환자 비율이 세계에서 가장 높다.

식물성 식품만으로도 충분히 칼슘을 섭취할 수 있다. 육식을 한 사람들이 30대까지는 골밀도가 더 높을 수 있지만, 나이가 들수록 채식인의 골밀도 감소 추세가 훨씬 더디기 때문에 결국은 더 골밀도가 높아진다는 연구 결과도 있다. 골다공증에도 채식이 정답이다.

Q5 어르신들도 생채식이 가능할까요?

영양적으로 가장 풍부하고 생기 있는 식사가 생채식이니 아무런 문제 없다. 40대 이상의 성인들이 하면 원기가 보충되고 면역력이 높아져 잔병치레도 줄어든다.

채식으로 성인병이나 암을 치료한 사람들의 이야기는 방송에서도 많이 보았을 것이다.

각종 성인병에 노출되어 있는 어르신들에게 특히 좋은 음식이 생채식이다. 해도 될까가 아니라 당장 시작하는 것이 좋다. 몇 년 뒤에도 건강한 몸을 유지하고 싶다면 말이다.

Q6 생채식만으로 영양이 충분한가요?

충분하다. 반대로 동물성 식품은 콜레스테롤 수치를 높여 우리 신장에 부담을 준다. 동물성 식품은 골다공증, 심장병, 암, 비만을 유발하지만 식물성 식품에는 콜레스테롤이 전혀 들어 있지 않아 오히려 몸 안의

몸 안의 콜레스테롤 수치를 낮추어 준다.

덩치가 산만 한 초식 동물인 오랑우탄, 코끼리, 기린을 상기하며 영양 걱정은 그만하자.

Q7 술과 커피, 먹어도 되나요?

술에는 여러 가지 화학 첨가물이 들어가고 간에 무리를 주기 때문에 좋은 음식이라고 할 수는 없다. 하지만 필자 역시 술을 끊지 못했다. 생채식을 시작하면서 살찔 걱정이 사라지자 오히려 양이 늘었다. 그러니 마시지 말라고는 못하겠다. 적당히 마시면서 하루 한 끼 생채식은 꼭 지키자. 커피는 하루 한 잔 정도는 괜찮다. 단 설탕과 프림, 카페인은 되도록 안 먹는 것이 다이어트의 진리라는 사실은 기억해두자.

Q8 고기, 계란, 생선, 우유를 먹어도 될까요?

생채식 다이어트 메뉴얼에 한 끼는 일반식으로 되어 있다. 이 책에 나와 있는 육식의 진실을 숙지한 뒤, 맛있게 먹으면 된다.

다만 생채식 끼니에 섞어 먹으면 안 된다. 생채식을 먹을 때는 온전히 생채식만 해야 한다. 생채식 끼니에 김치나 미역국을 포함시키거나, 우유에 현미 가루를 타고, 삼겹살 조금에 쌈 채소를 많이 먹는 방법은 금물이다.

Q9 어떤 운동을 해야 하나요?

생활 운동, 근력 스트레칭, 생활 속 유산소 운동인 계단 사용, 짧은 거리 걸어가기 및 자전거 이용, 그리고 격일 웨이트 20분을 한 뒤에 가벼운 스트레칭을 한다. 그 외에는 하고 싶은 운동을 즐기면 된다.

더 살을 빼겠다고 무리하면 역효과가 날 수 있으니, 꾸준히 할 수 있는 배생다 운동 매뉴얼을 지키자.

Q10 배생다로 살을 찌울 수도 있나요?

견과류를 먹으면 살을 찌울 수 있다. 하루 정량인 100~150g 정도를 먹어서는 살이 찌지 않으니, 그보다 많은 양을 먹으면 건강하게 살이 찔 수 있다.

지인 중에는 너무 말라서 고생하다가 배생다로 6주 만에 16kg을 찌운 사람도 있다. 너무 말라서 고민인 사람은 콜레스테롤 수치를 높이지 않고 살찔 수 있는 생채식이 최상의 선택이다. 생채식은 기본적으로 몸의 밸런스를 맞춰주기 때문에 과체중은 빠지고, 마른 사람은 건강하게 살이 오른다.

Q11 전 완전 생채식만 하고 싶은데 소금 섭취는 어떡하나요?

한국인이 위암 발생율이 1위로 높은 것은 짠 음식을 즐겨 먹기 때문이다. 소금을 지나치게 먹는 것은 위험하지만 적게 섭취하는 것은 전혀 문제가 안 된다. 채소 안에 들어 있는 소금 성분만으로도 충분하기 때문이다. 특히 녹황색 채소와 현미, 견과류에는 무기질이 풍부하기 때문에 소금에 들어 있는 무기질은 채소만으로도 섭취 가능하다. 생채식 시작이 힘든 사람들은 약간의 염분을 섞어 먹는 것도 적응 방법 중 하나일 수는 있다.

Q12 초보자들이 많이 하는 실수에는 어떤 것이 있나요?

현미와 과일을 같이 먹는 것. 탄수화물과 과일이 만나면 발효를 하게 되어 속이 조금 불편할 수 있으니 한 시간 정도 간격을 두고 먹는 것이 좋다. 하지만 일반식을 먹을 때 오는 식곤증만큼 부담스럽지는 않으니 크게 걱정할 것은 없다.

복잡하고 완벽하게 하려는 것도 문제다. 배생다는 단순하고 품이 넓은 다이어트다. 매일 먹는 끼니가 바뀌어도 하루 종일 걸려서 먹더라도 하루 한 끼 생채식만 해주면 효과를 볼 수 있는 편한 다이어트다. 완벽함에 얽매여 스트레스 받으며 폭식에 빠지지 말고, 배생다 매뉴얼만 숙지한 뒤 단순하게 몸에 좋은 과일과 채소 많이 먹어준다는 마음으로 꾸준히만 하자.

Q13 아침 과일식은 생채식이 아닌가요?

아니다. 생채식의 효과를 보기 위해서는 반드시 생현미가 필요하다.

우리 몸은 오전에 몸속을 청소하고 노폐물을 배출하느라 분주하다. 그런데 아침에 소화하기 힘든 일반식을 먹으면 소화에 에너지가 소모되어 정작 청소를 제대로 못하고 몸속에 찌꺼기를 남긴다.

자신의 몸을 진정 사랑한다면 생채식을 하든 안 하든 아침은 과일식이 좋다. 과일로 배가 덜 찼다면 한 줌의 견과류가 도움이 될 것이다.

12 생채식 론짱 커플 탄생

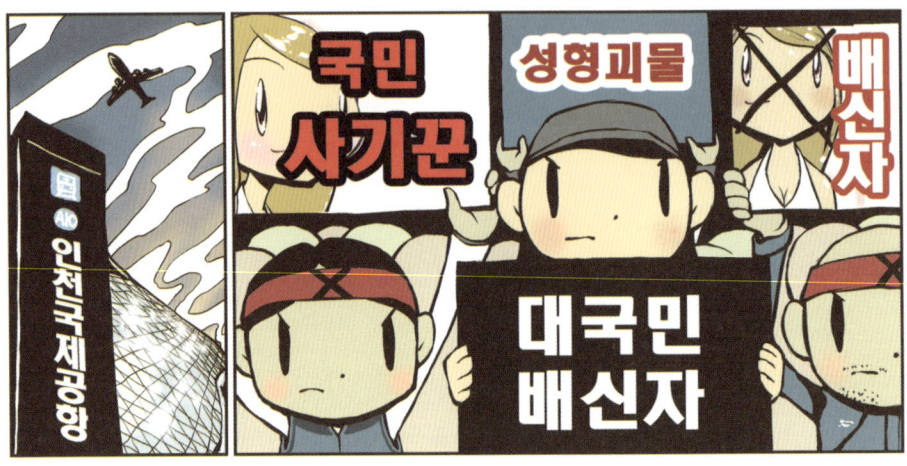

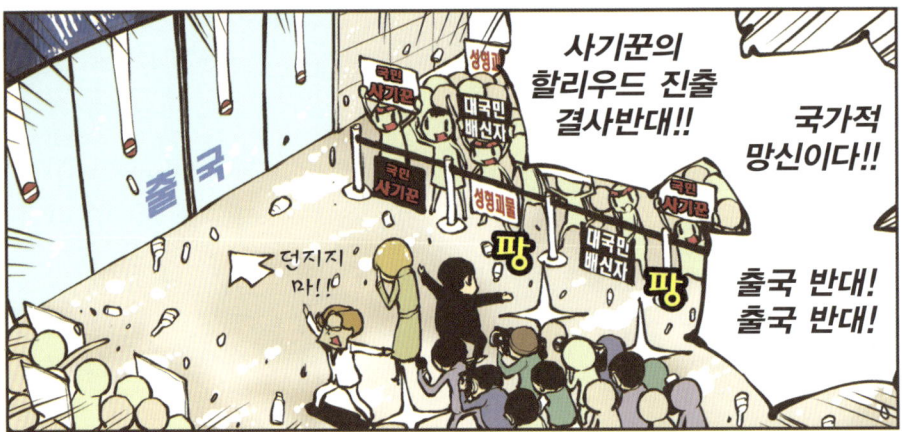

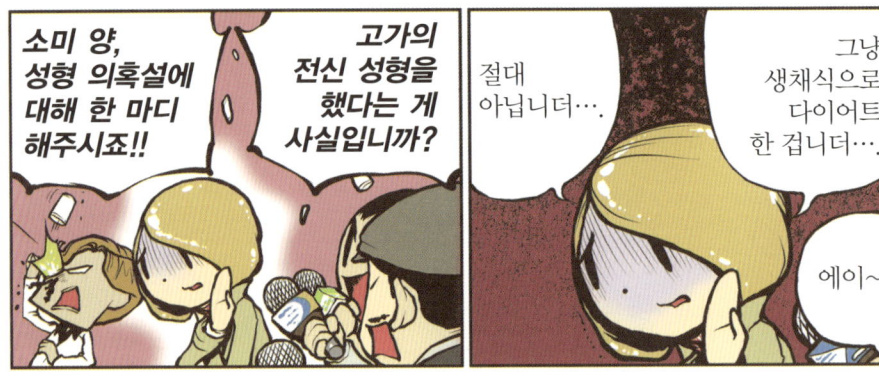

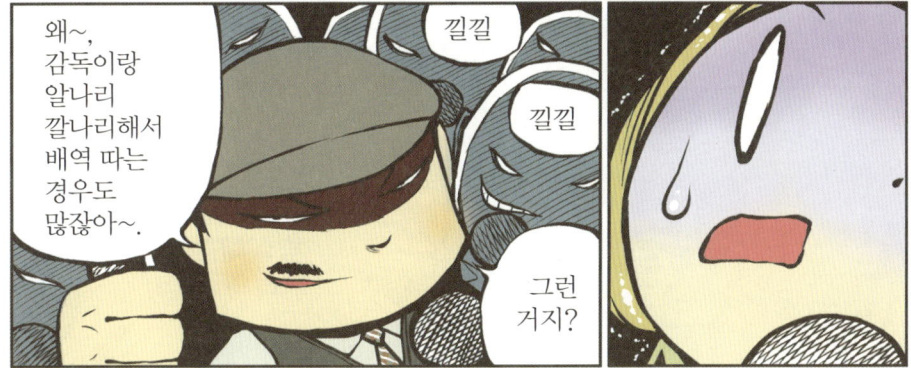

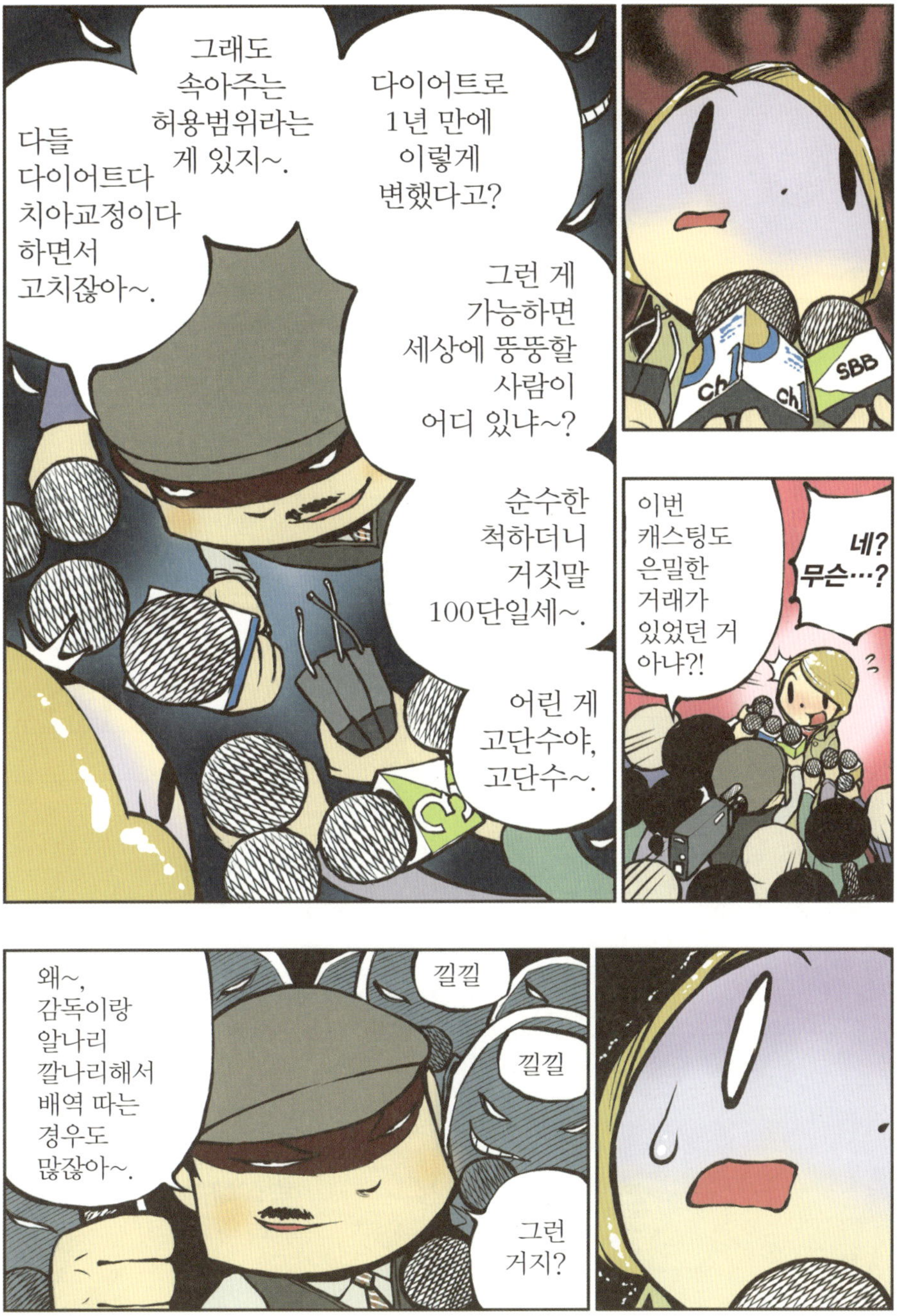

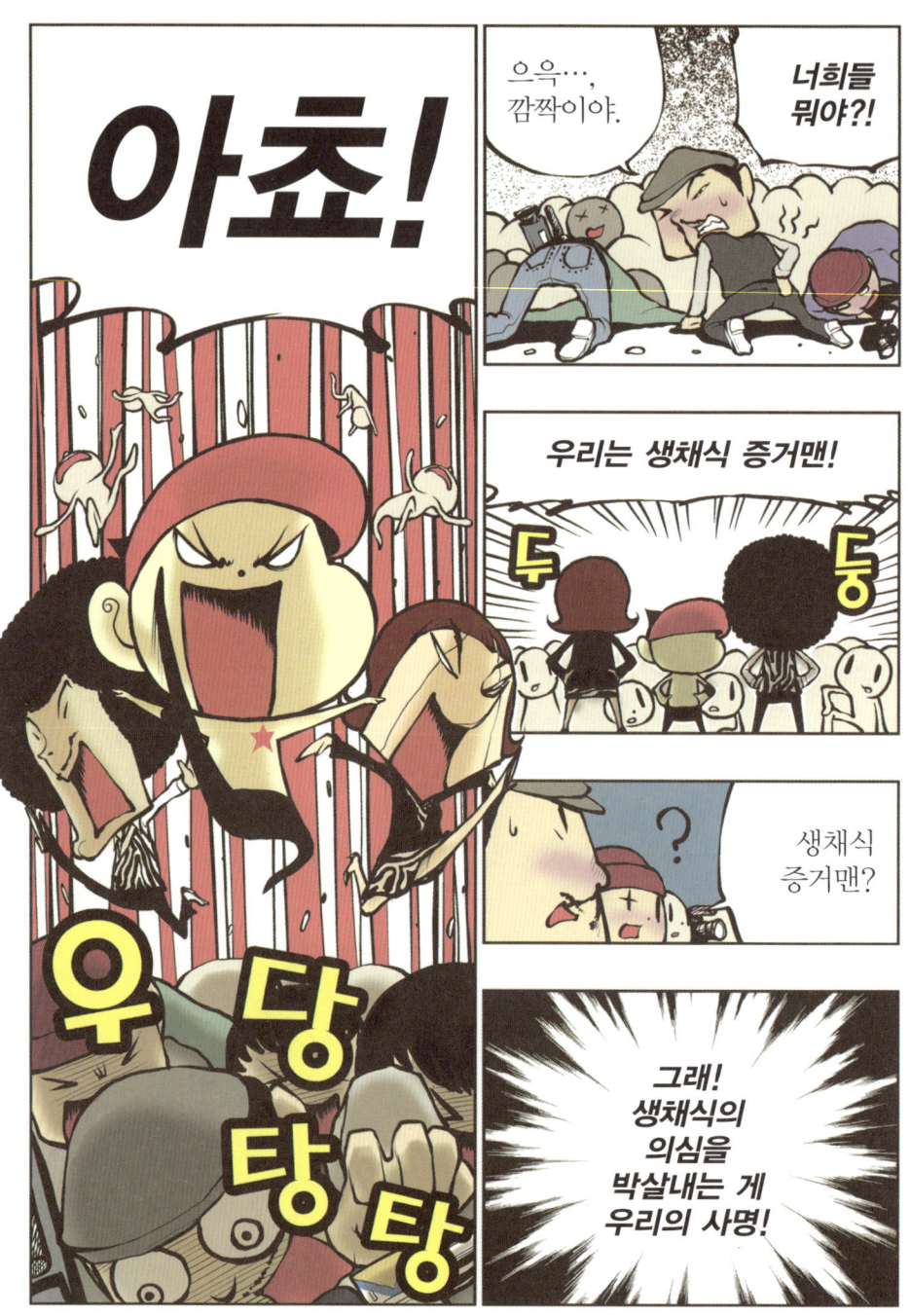

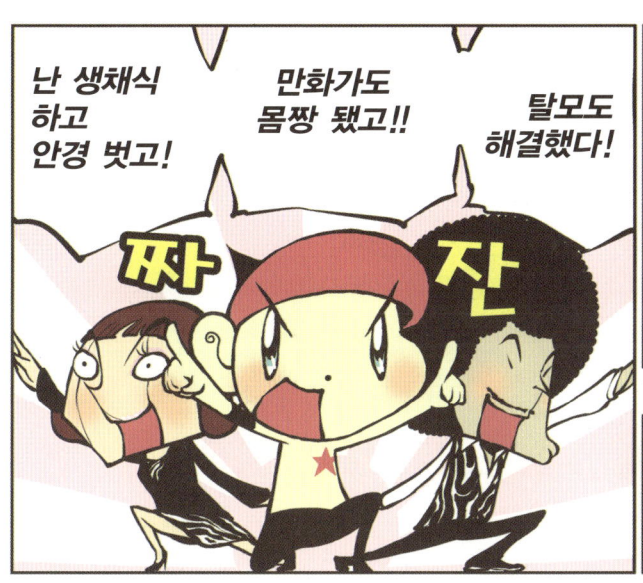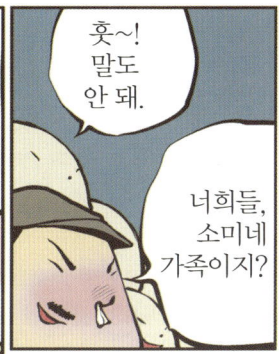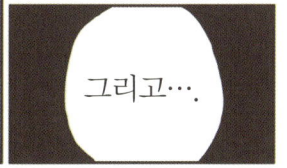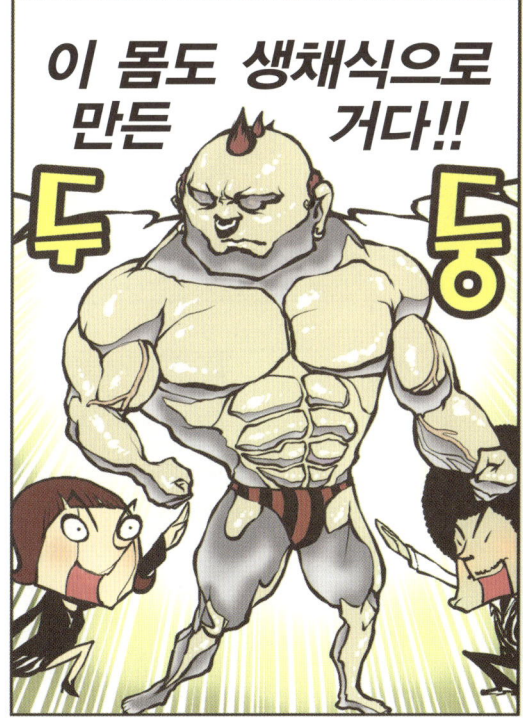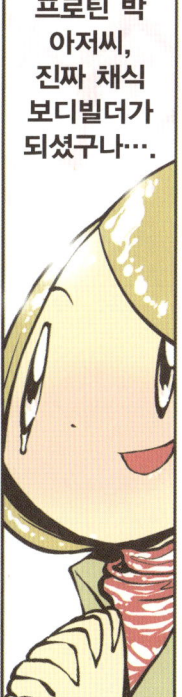

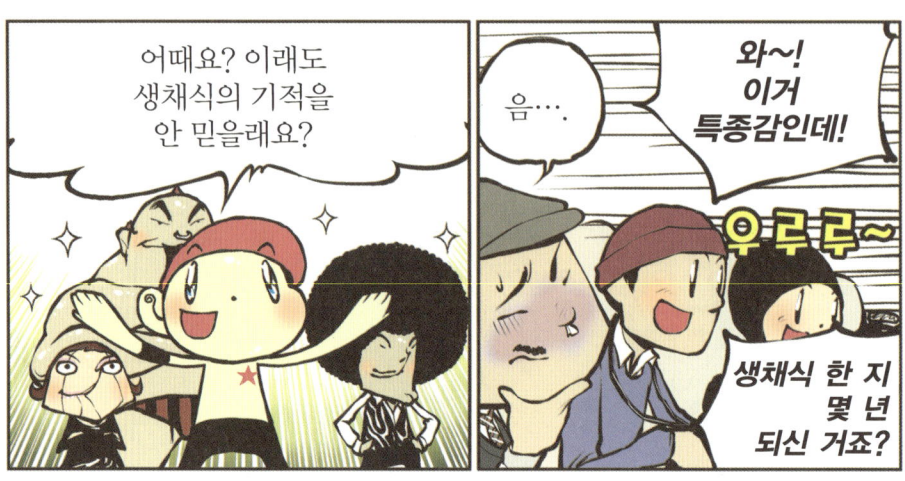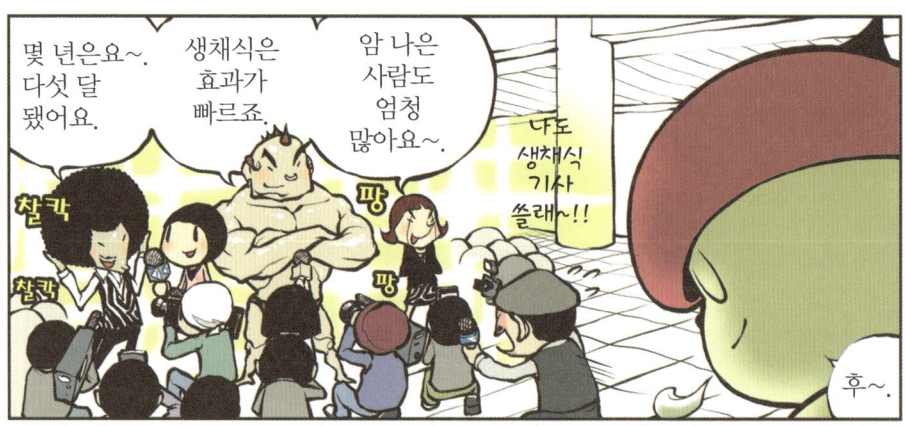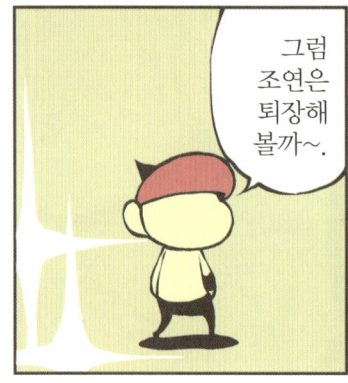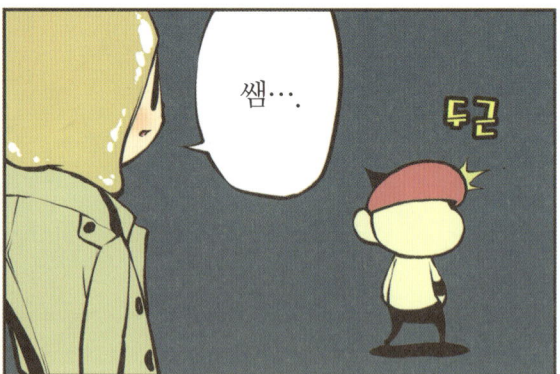

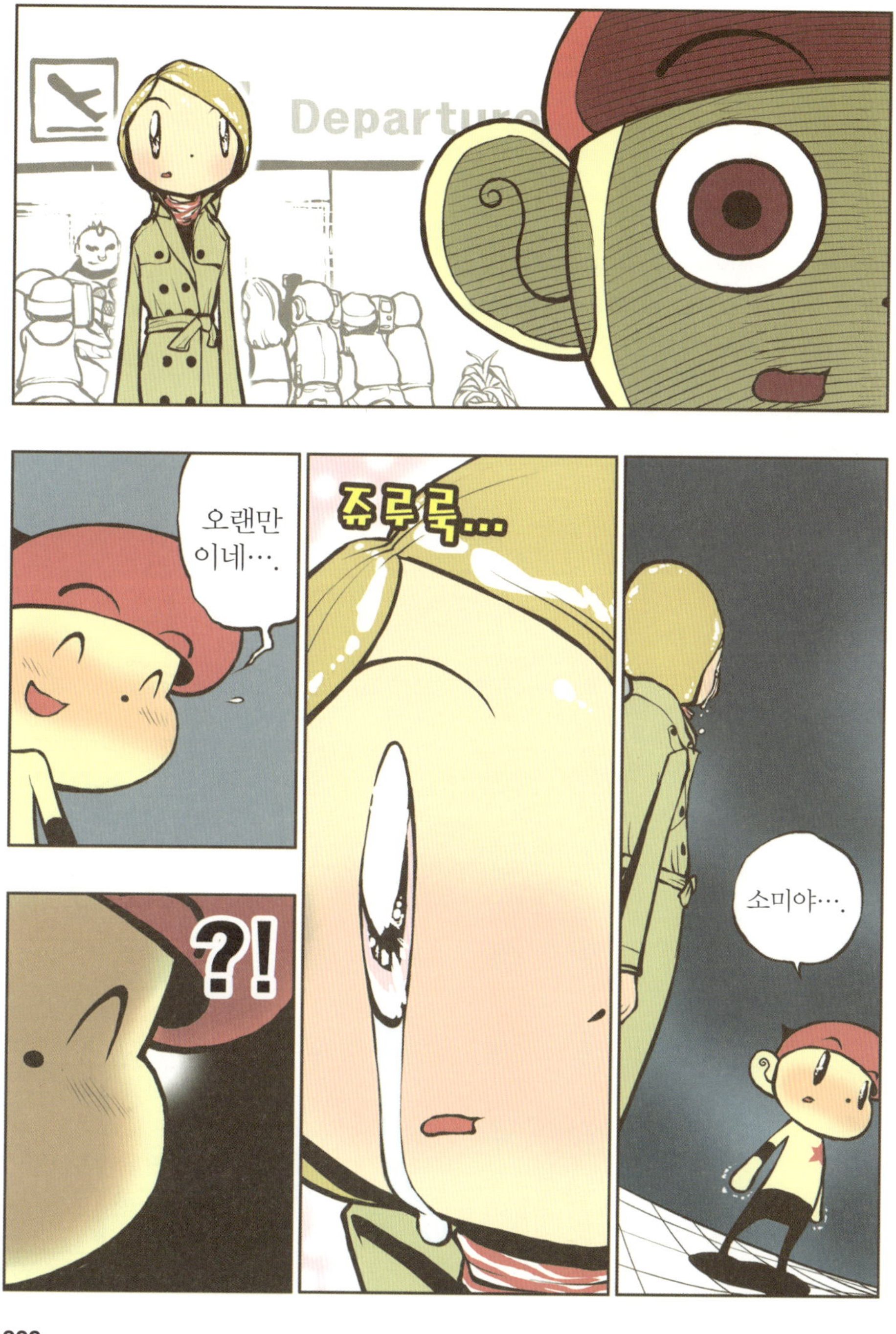

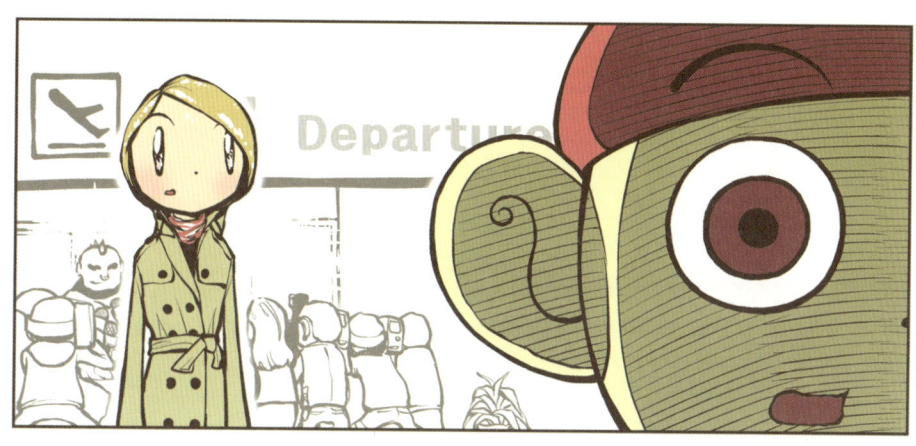

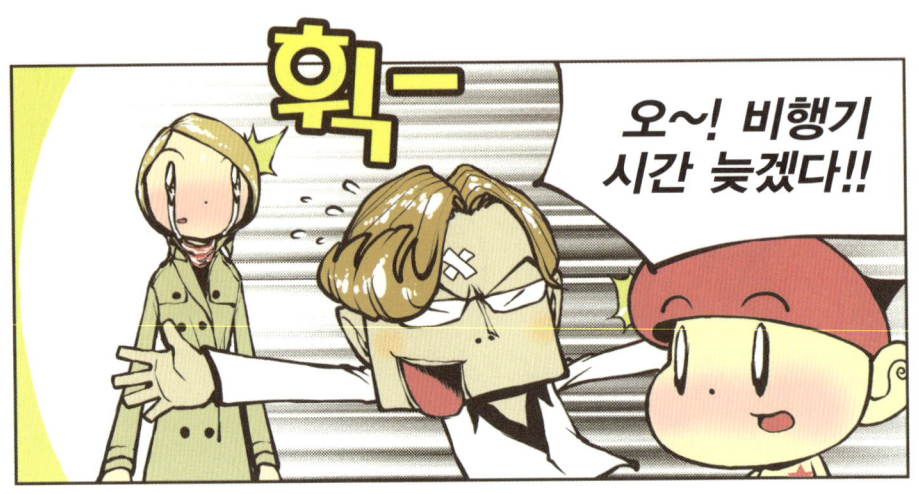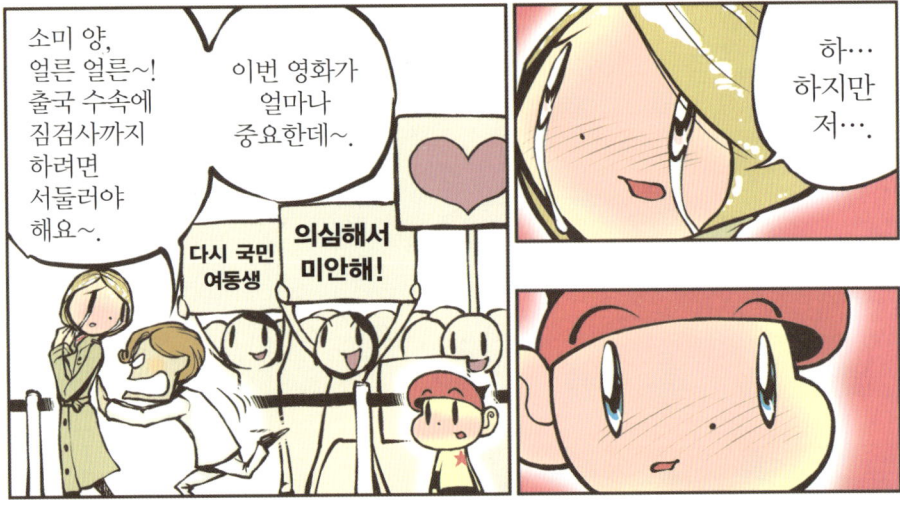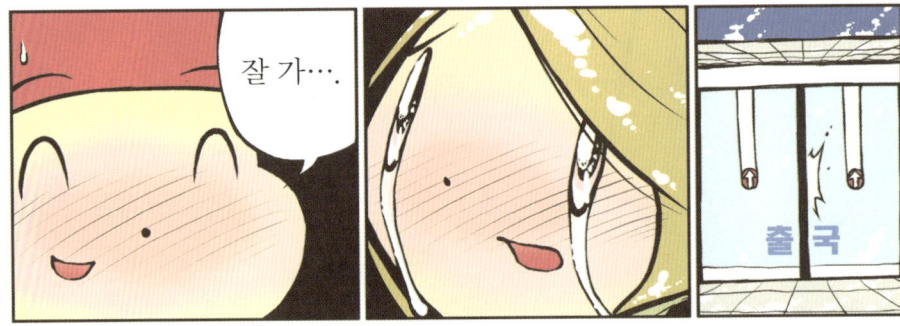

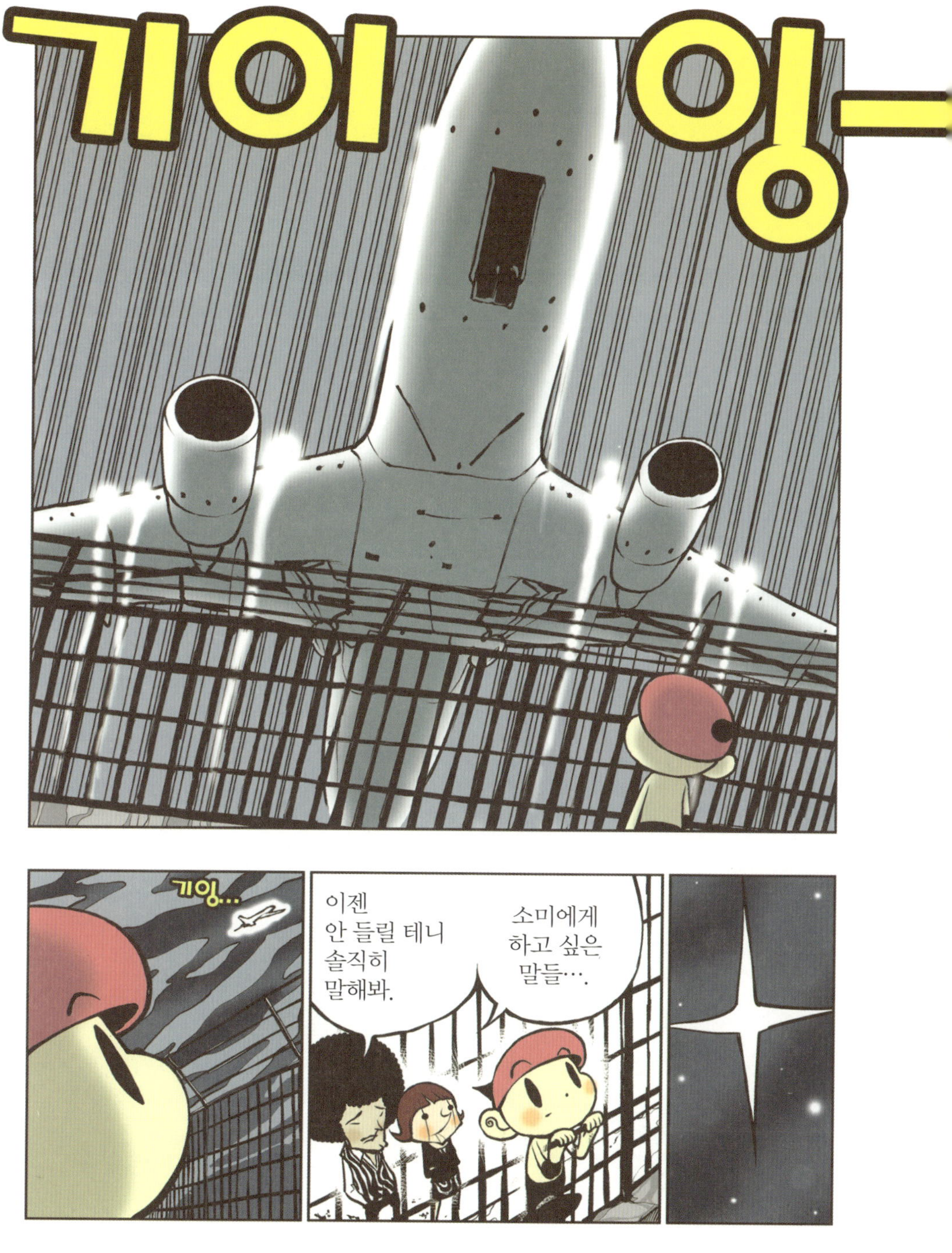

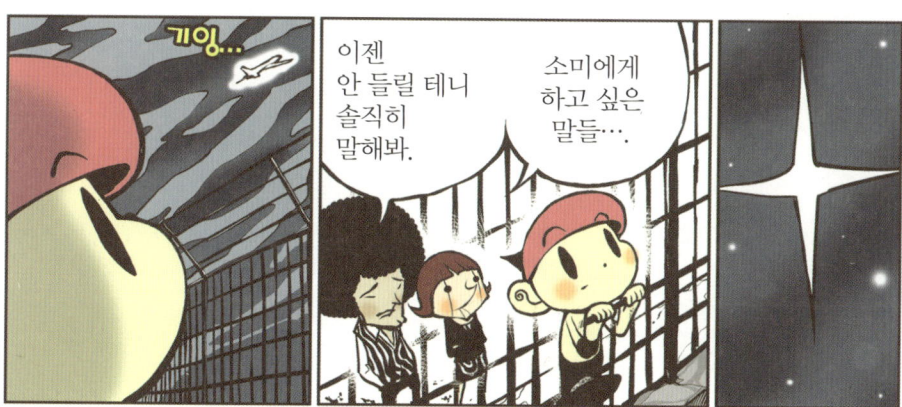

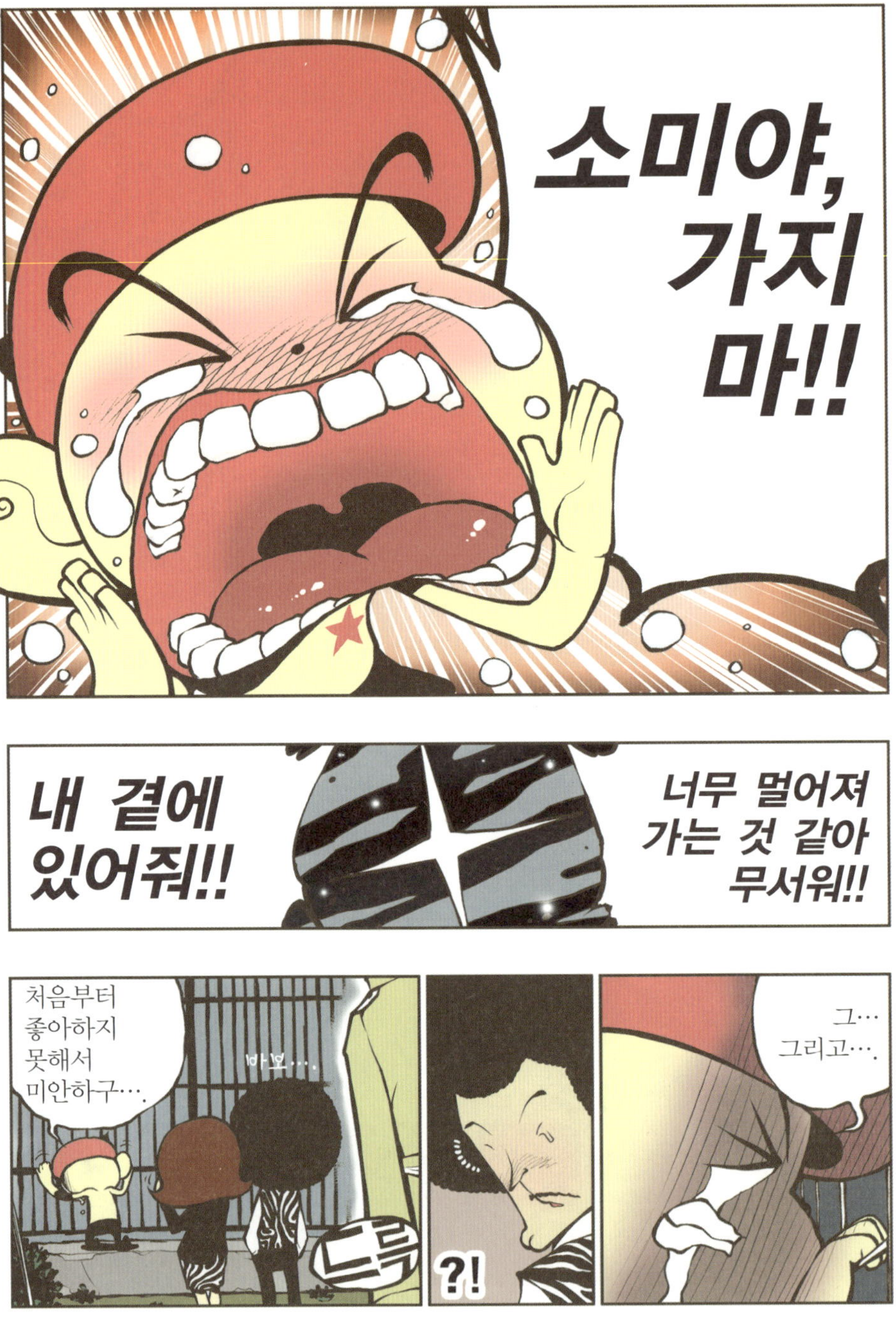

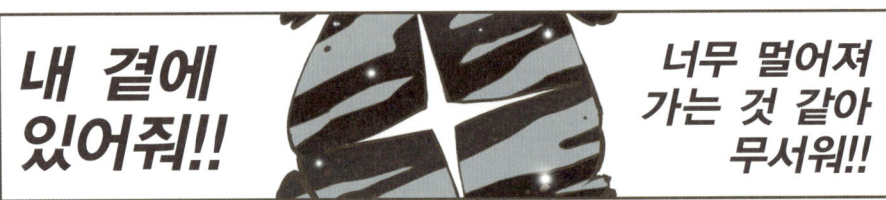
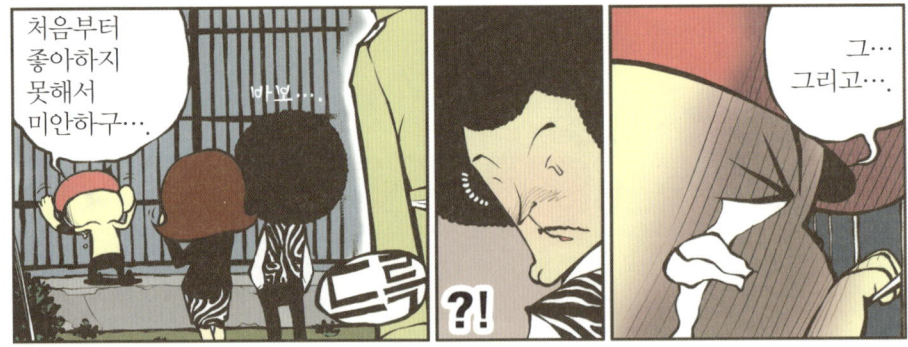

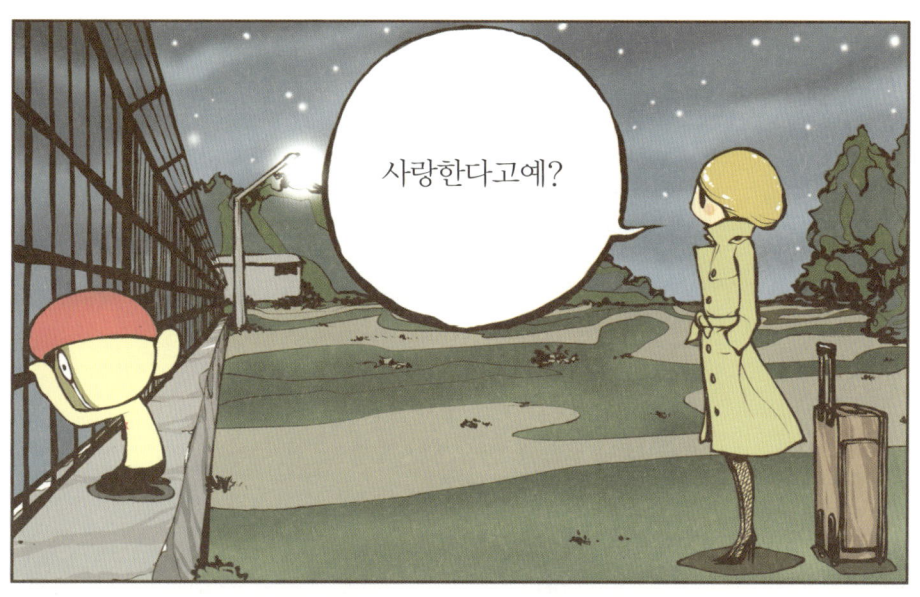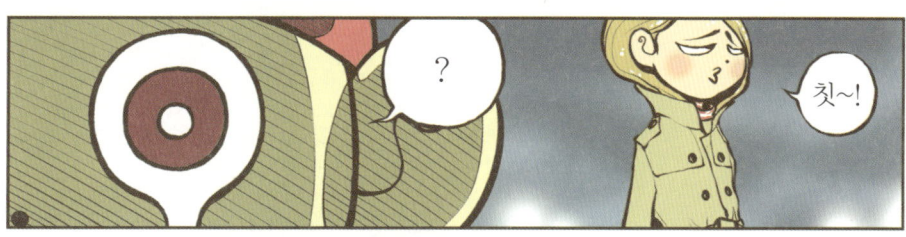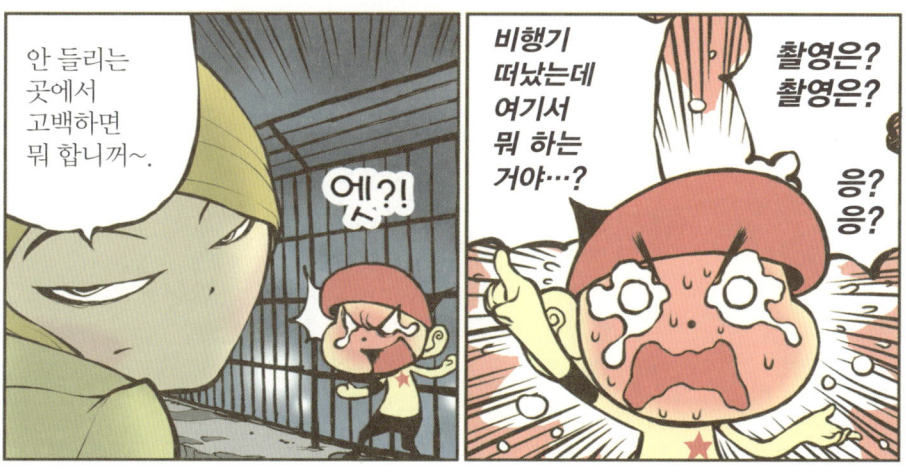

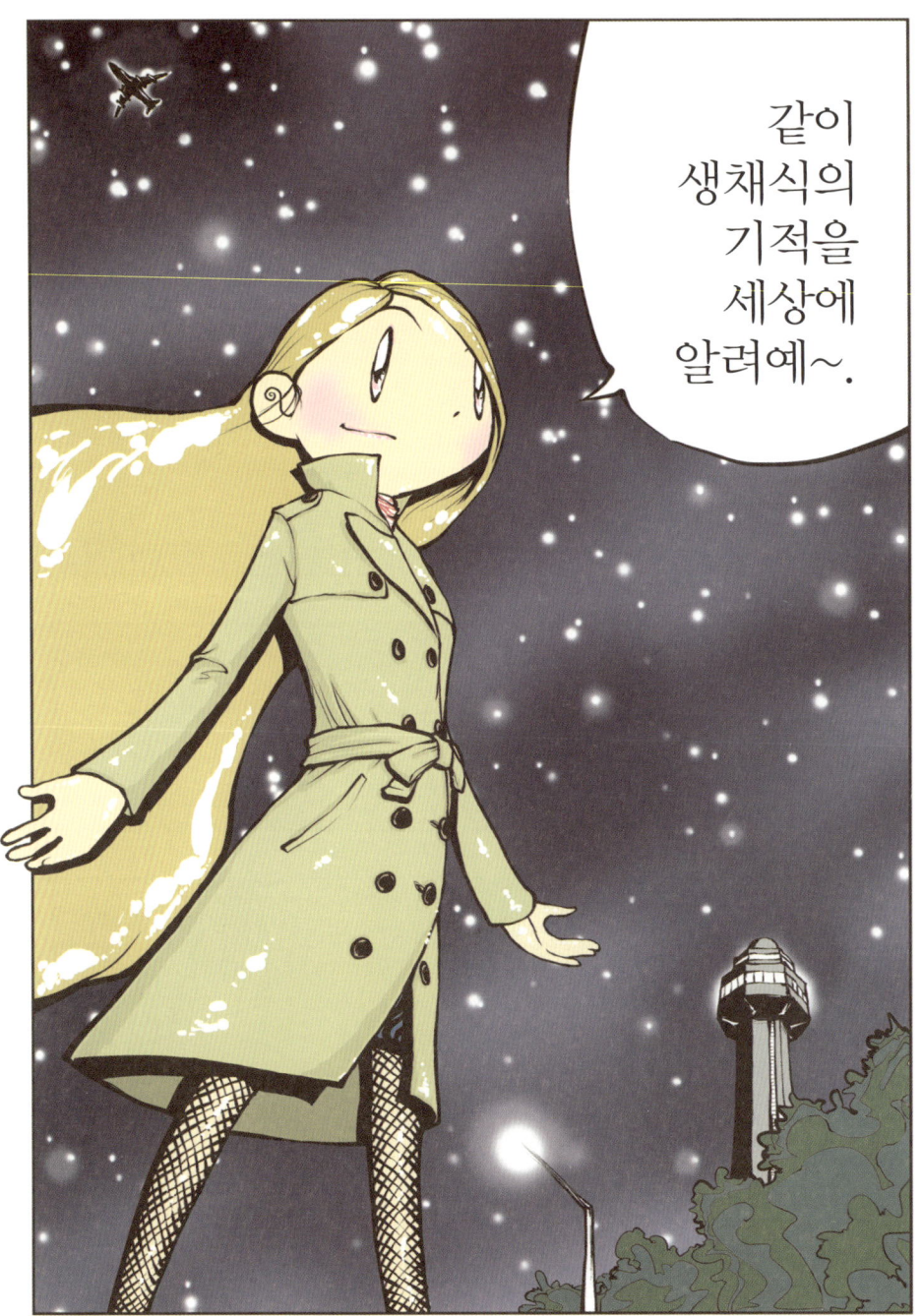

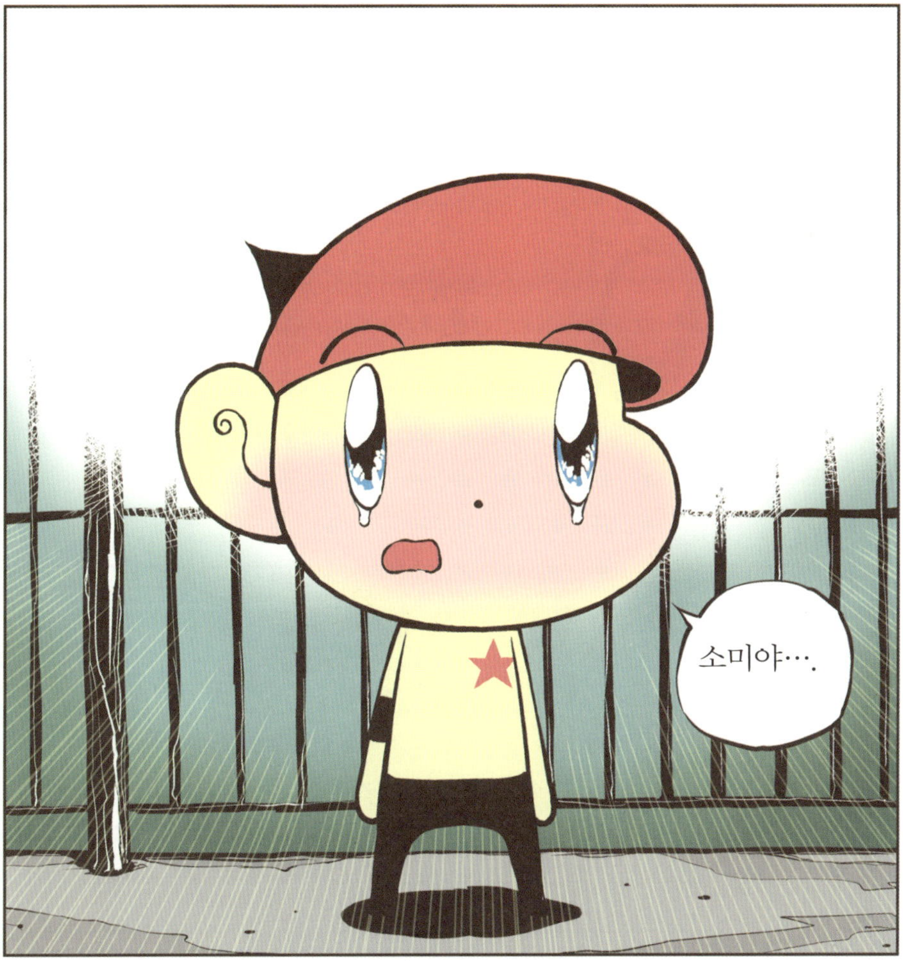

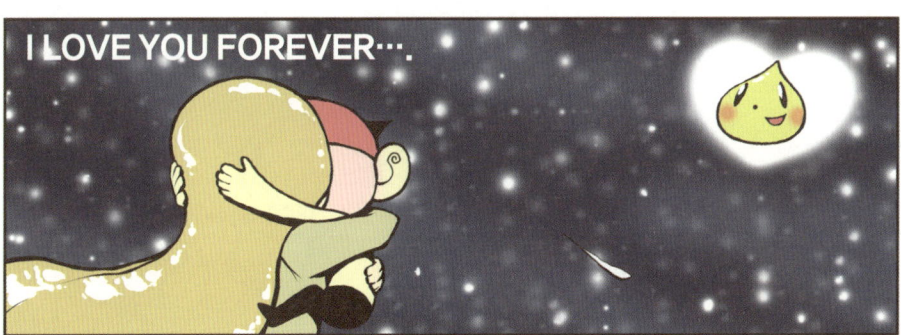

그리고 1년 후…

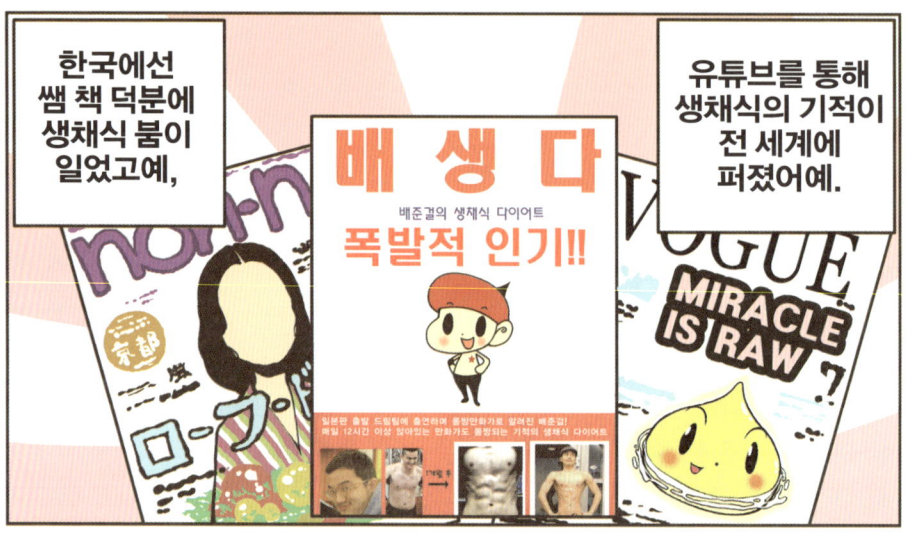

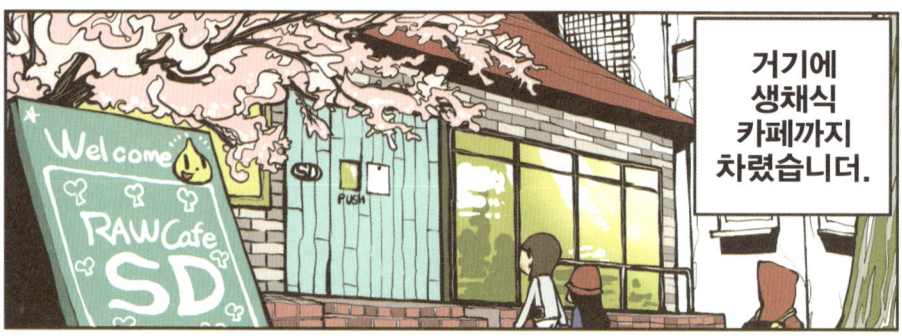

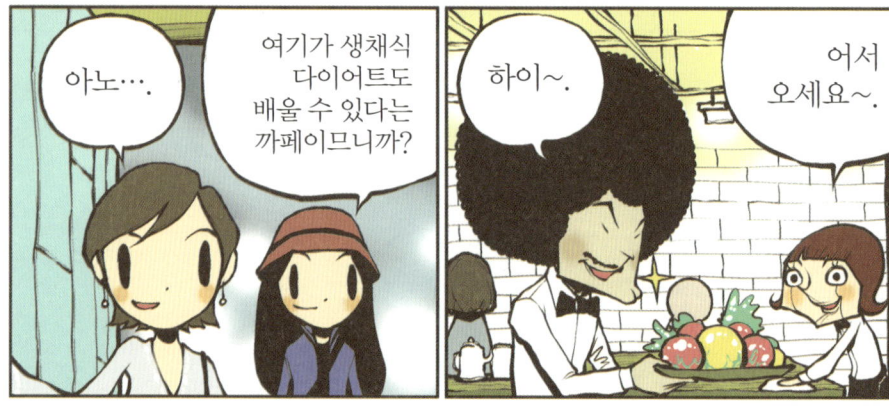

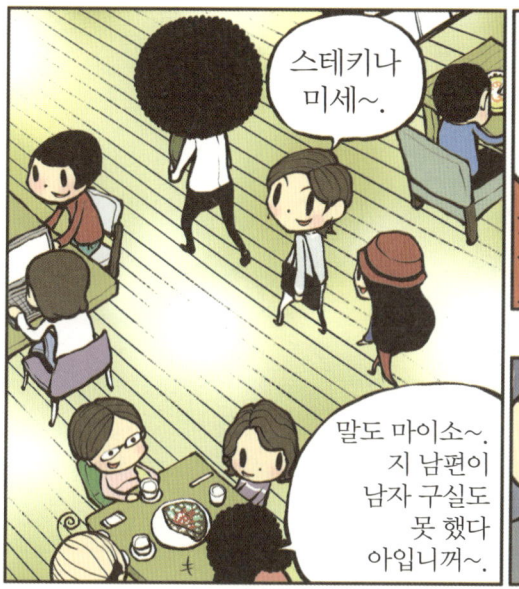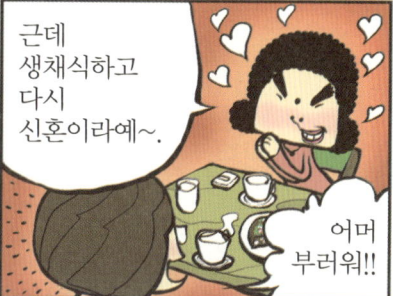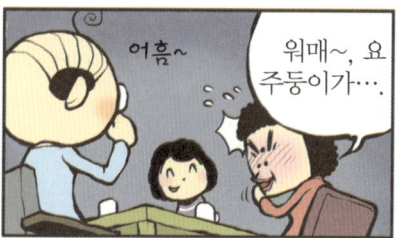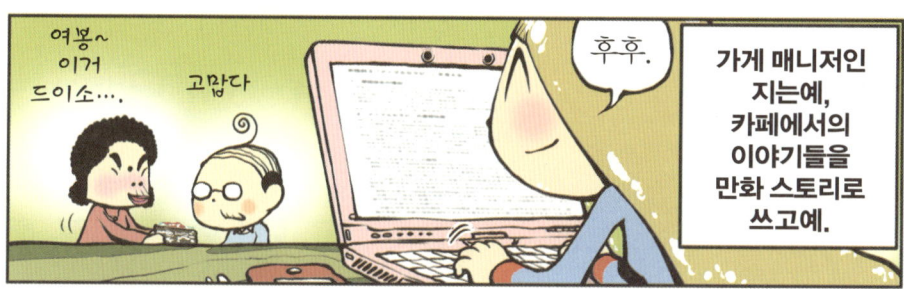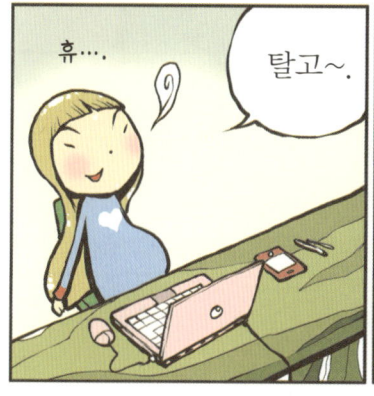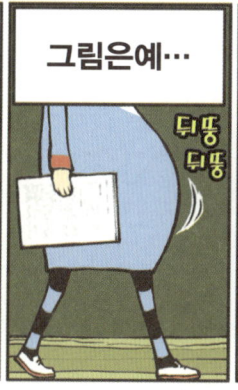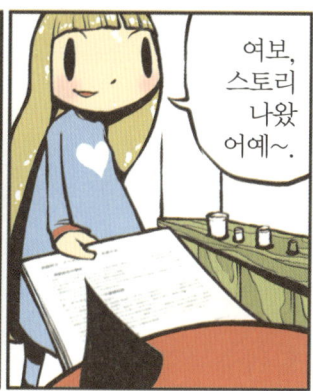

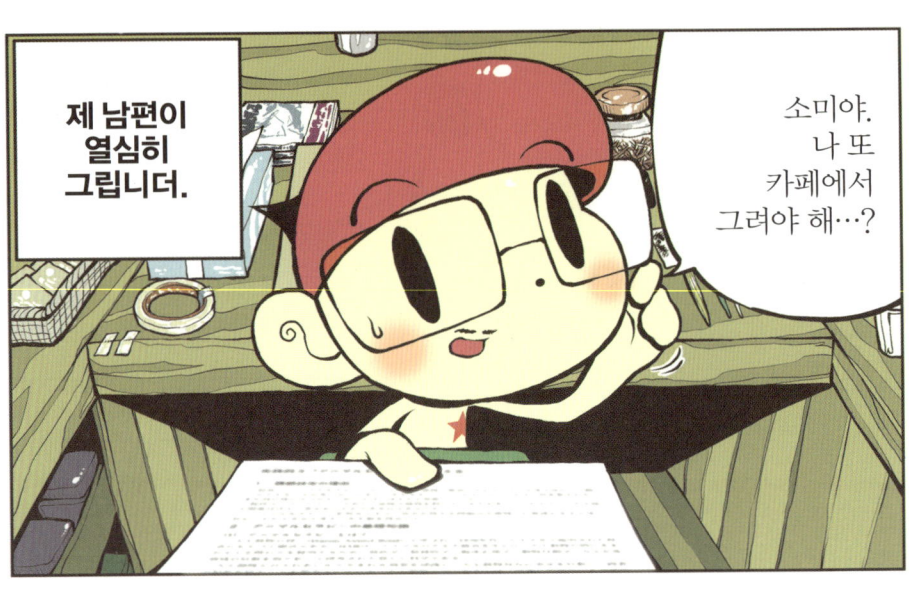

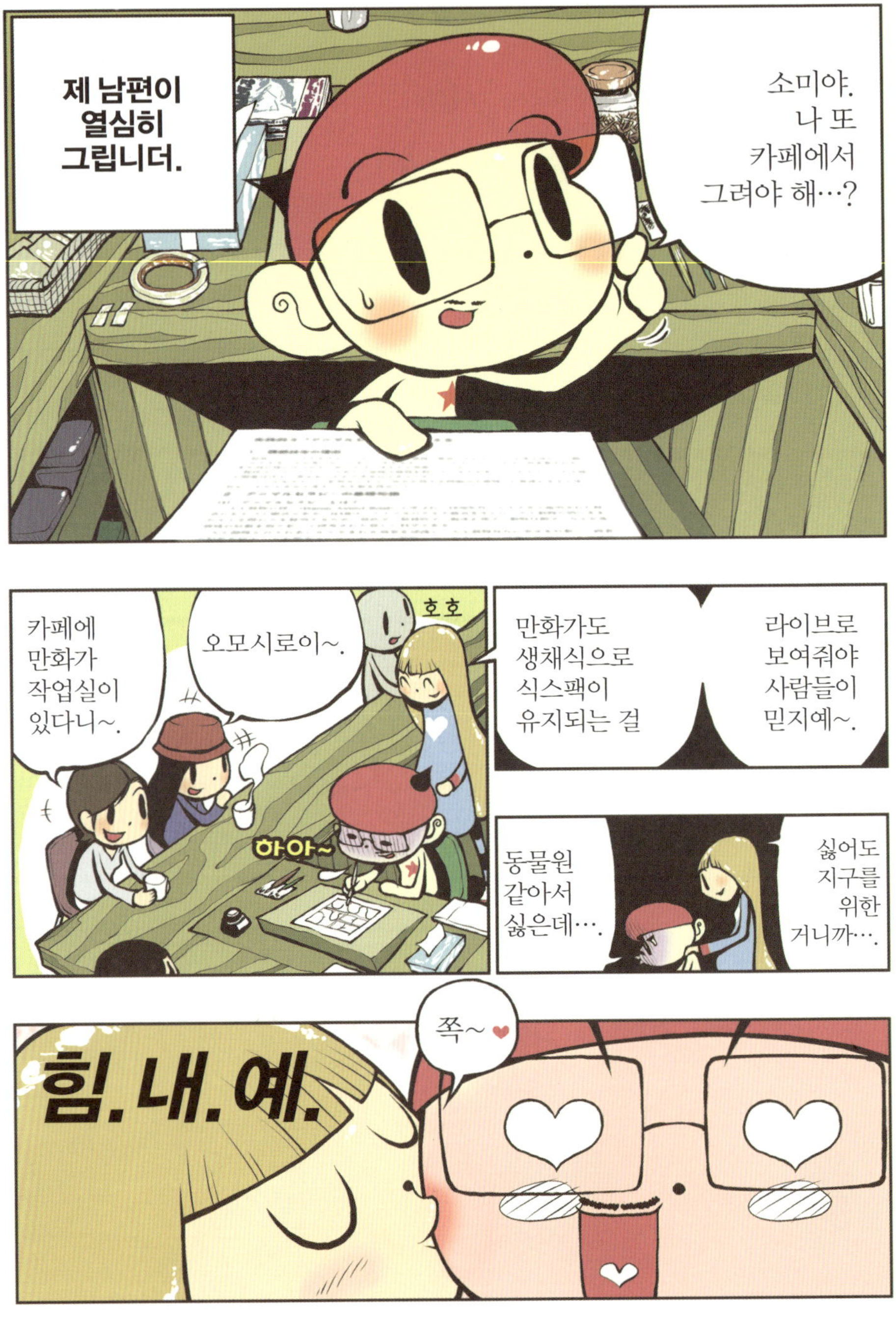

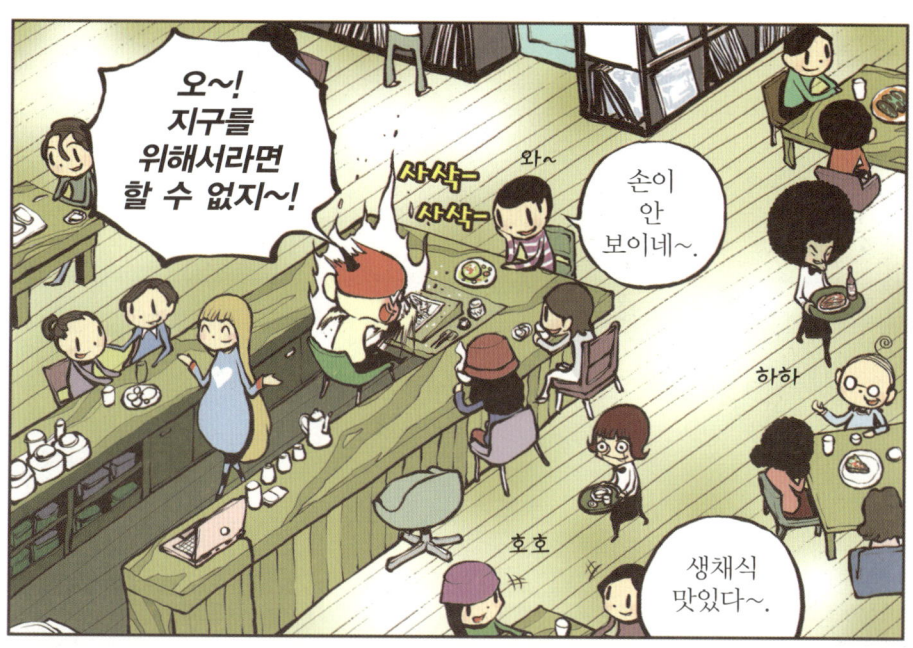
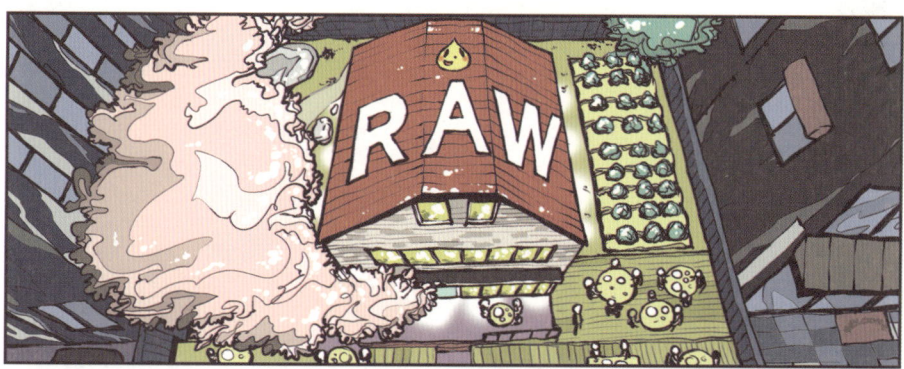
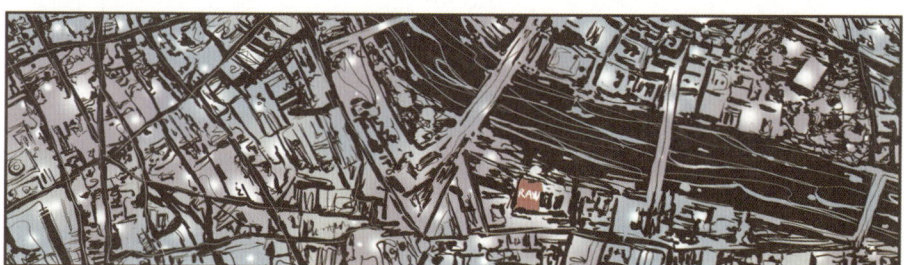

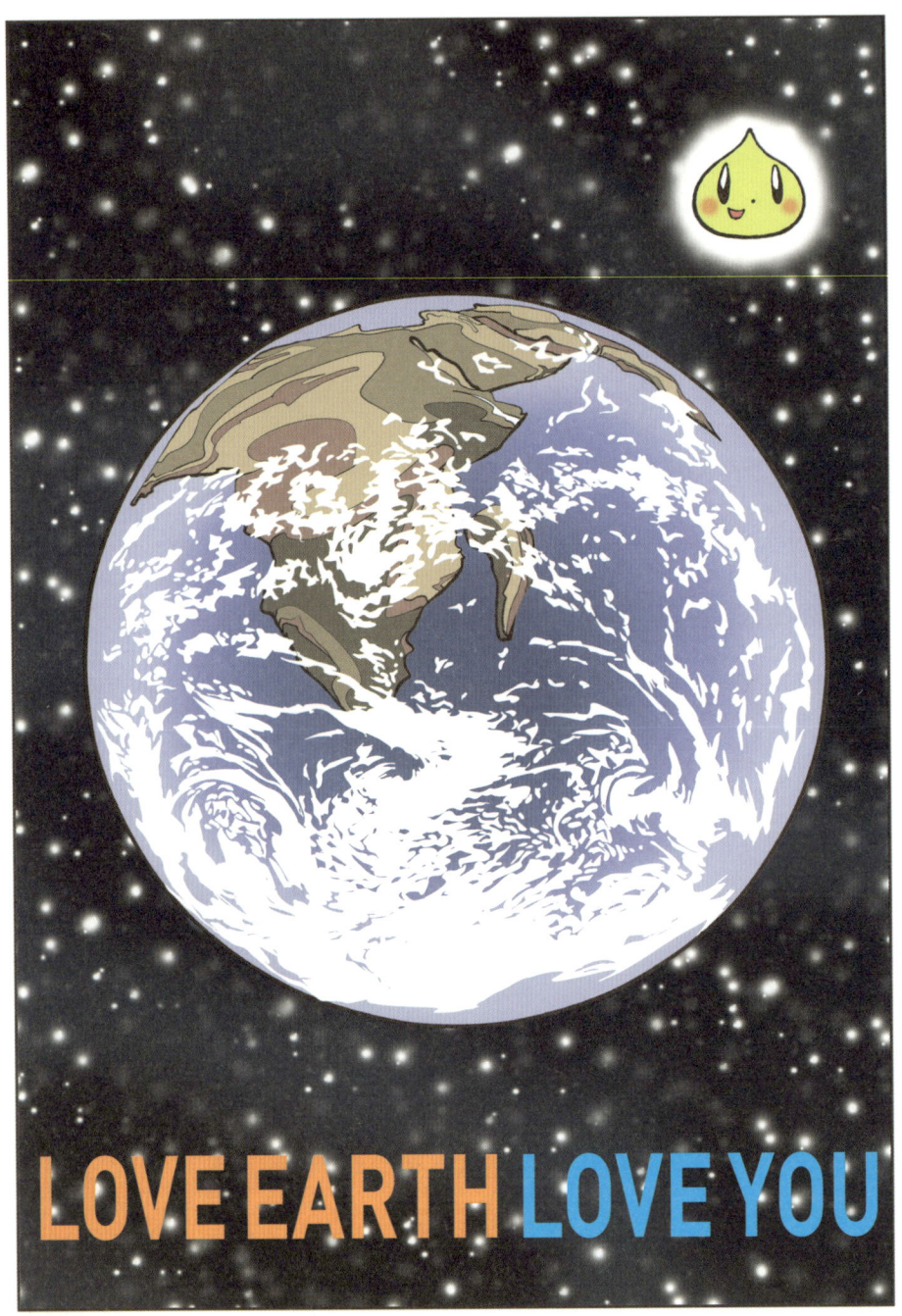

작가의 말

생채식이 온 인류에게 전파되길!

생채식을 알게 된 우리는 행운아다.

만화가인 내가 점점 건강한 몸이 되고 시력이 좋아져서도, 하루 종일 졸리지 않아 일이 잘 되어서도, 피부가 좋아져서도, 매일 열네 시간 이상 앉아 있는데 다리가 붓지 않아서도, 아마추어 미식축구 선수들에게 팔씨름으로 이겨서도, 비만 클리닉 원장에게 모델보다 날씬하다는 말을 들어서도 아니다. 우리가 행운아인 이유는 소중한 사람들이 벼랑 끝에 섰을 때 도움이 될 진실을 알고 있기 때문이다.

가슴 아픈 다큐멘터리가 있었다. 위암 말기에 신체장애가 있는 어머니가 노상에서 풀빵을 팔며 두 아이를 키우는 이야기였다. 그녀는 자식들을 위해 고통스러운 항암 치료를 받았다. 하지만 병원에선 암세포에 내성이 생겨 항암제가 효과가 없다는 말뿐이었다. 엄청난 고통만큼이나 큰 비용이 들지만 그녀의 희망은 병원 치료뿐이었기 때문에 항암 치료를 계속 받을 수밖에 없었다. 항암제와 방사능으로 점점 몸이 약해지고 병이 악화되어 가는 모습이 안타까웠다. 하지만 그녀와 아이들이 먹는 음식만큼 안타깝지는 않았다. 암 발생률을 몇 배나 높이는 발암물질이라고 전 세계의 박사들이 경고하는 햄, 소고기, 계란 같은 동물성 식품을 말기암 환자가 먹고 있었던 것이다.

발을 동동 구르며 당장 방송국에 전화를 걸어 그녀에게 채식을 권하고 싶었다. 양심 있는 명의들은 채식 프로그램으로 암을 고치고 있다고, 항암제가 치료제가 아닌 발암물질이라는 것은 미국 암 협회가 인정한 사실이니 살고 싶으면 당장 치료를 그만 두라고 말이다. 하지만 방송이 끝날 때쯤, 촬영 후 그녀가 사망했다는 글과 함께 빈소의 모습이 비쳐졌다. 남겨진 아이들의 통곡하는 모습과 사진 속에서 수줍게 웃고 있는 그녀. 지나치게 비참한 현실에 난 얼어버렸고, 그때 생채식 전파에 목숨을 걸기로 마음먹었다. 그녀의 가족에게 찾아온 슬픈 이별이 이 세상에서 영원히 사라지길 바랐고, 슬픈 동물 학대가 사라지길 바랐기 때문이다.

우리는 음식점이나 마트에서 보는 고기들이 한 때 생명을 갖고 있던 고귀한 존재라는 것을 외면하고 있다. 가축들의 존재 이유는 오로지 인간에게 먹히기 위해서라고 단정하며 음식이 되어주는 가축에 대한 감사함이 없다.

우리가 먹는 소, 돼지, 닭, 오리의 대부분은 체중을 늘리기 위해 몸을 돌릴 수도 없는 좁은 우리에서 자신의 배설물로 뒤덮인 채 단 한 번도 햇빛을 못 보고 자란다. 정상보다 다섯 배 이상 빨리 키우기 위해 지속적으로 성장 호르몬 등의 약물을 투여해 사육하는 대부분의 동물들은 면역력이 극단적으로 저하되어 있다.

이런 잔인한 환경에서 사육되니 가축들이 미쳐서 돼지가 돼지를 잡아먹고, 닭이 닭을 공격해 죽인다. 그래서 농장에서는 닭의 부리를 자르고 소, 돼지의 송곳니와 꼬리를 제거하는 것이 당연한 절차가 되었다. 동물에 대한 인도적인 배려나 위생적인 고기 생산보다는 더럽더라도 더 많은 고기를 생산하는 것이 공장식 축산업계의 방침이기 때문이다. 인간보다 약하다는 이유로, "괴로워요… 무서워요… 살려주세요…"라고 말하지 못한다는 이유로 인간은 잔인하게 동물들을 도살한다. 그리고 병들고 더러워진 동물을 먹은 뒤에 똑같이 병들고 살찌고 있다.

이 외면하고 싶은 끔찍한 현실을 알리고 싶어 1년간 작업한 것이 바로 이 책이다. 대부분 다이어트를 위해 이 책을 집어 들었겠지만 사실 이 책은 다이어트로 포장한 '동물 지키기' 책이다. 굳이 이런 방법을 택한 이유는 (생채식을 통해 얻는 가장 작은 이득인)다이어트로 책 선전을 하는 것이 생채식을 널리 알려 동물을 지키는 데 최선이라 생각했기 때문이다. 감사하게도 이 어설픈 작전에 많은 사람들이 기꺼이 속아주었다.

모든 동물성 음식을 끊고 채식을 선언한 사람들, 동물들에게 미안하지만 아직 고기를 끊을 자신은 없다는 사람들과 그들에게 완벽하지 않아도 된다며 조금씩 변하자고 응원해주는 사람들, 앞으로 동물 가죽으로 만든 지갑·가방·옷을 사지 않고 동물 실험을 안 한 회사의 샴푸와 화장품만 사용하겠다는 사람들, 그리고 지구 환경까지 지키는 다이어트이기에 생채식을 하겠다는 사람들 등 수천 명의 글이 이어졌다.

인간은 진실을 알면 양심을 위해 자신을 희생할 줄 아는 고귀한 존재이다. 지구가 처해 있는 상황은 매우 심각하지만 인간의 가능성 또한 무한하다.

지구를 걱정하는 NGO(비영리단체)들이 전 세계에 생겨나고 있고, 49개의 국가가 남극을 인류의 공동유산으로 남기는 협정을 맺었다. 네덜란드에서는 세계 최초로 동물을 위한 정당(政黨)이 생겼고, 캄보디아는 숲을 지키며 숲의 자원을 이용한 생약성분 의약품 개발로 이익을 내고 있다. 전쟁으로 숲이 사라졌던 한국은 국가 차원의 숲 살리기 캠페인으로 국토의 65%가 숲이 되었고 종이의 75%를 재활용하며 전 세계에 귀감이 되는 환경 보호국으로 우뚝 섰다.

나는 이 희망의 빛이 점점 퍼져 언젠가는 사랑하는 가족과 암 걸리는 음식을 나눠 먹는 비극 역시 사라질 것이라 믿는다. 한국에서 백여 명에 불과하던 생채식 인구가 한 명의 생채식 기적으로 1년 만에 5만 명으로 늘었듯, 5만 명의 생채식 기적은 다시 50만, 500만, 5,000만에게 전달되어 언젠가는 전 인류가 생채식을 인정하는 날이 올 것이라 믿는다. 그래서 인간에게 존중을 받지 못하는 동물들이 사라지고, 화가 난 지구가 인간을 포기하지 않기를 온 마음으로 기원한다.

만화가 배준걸

"채식주의자가 되는 것은 오늘날 행해지고 있는 과정들(굶주림, 전 세계적인 기아, 잔혹함, 낭비, 전쟁)에 대해 반대하는 것이다. 우리는 이러한 것들에 대해 반대하는 발언을 해야만 한다. 채식주의는 나의 발언이다. 나는 이것이 강한 것이라 생각한다."

: 아이작 싱어(폴란드 작가, 1978년 노벨문학상 수상)

★ 하루 한 끼 식단 _건강하게 다이어트 할 분들에게 추천하는 식단_

생채식 한 끼는 꼭 식사 시간 안에 다 먹지 않아도 돼요.
하루 중 틈날 때마다 한 끼 정량의 채소와 현미 양을 먹어주면
멋진 효과를 볼 수 있어요.

아침
제철 과일 2가지, 견과류 1움큼

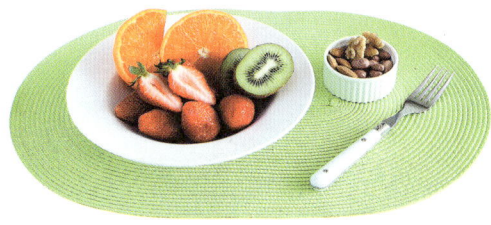

점심 (혹은 저녁)
생현미 10숟가락
녹색 채소 7장 이상, 견과류 1움큼

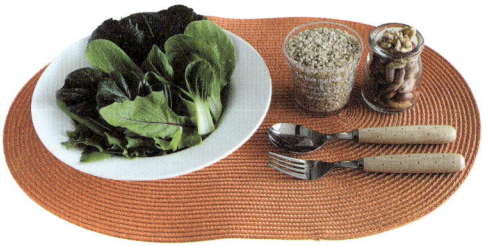

저녁 (혹은 점심)
일반식
(폭식, 폭주만 아니면 고기와 술도 가능)

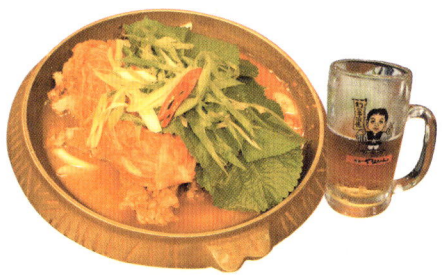

★ 하루 두 끼 완생 식단 _평일에 생채식을 못한 분들에게 주말 식단으로 추천

완생은 일반식 한 끼를 안 먹는 것이지, 생채식을 두 끼 먹는 것이 아니에요. 생채식 한 끼로 충분한 영양소 섭취가 가능하니 나머지는 자기 전이라도 맛있는 과일과 견과류를 마음껏 드세요.

아침
제철 과일 2가지, 견과류 1움큼

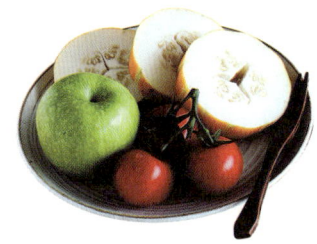 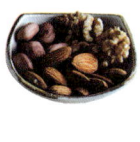

점심
생현미 10숟가락
녹색 채소 7장 이상, 견과류 1움큼

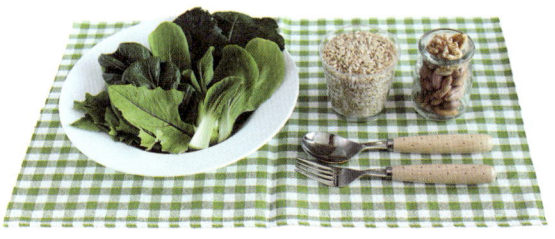

저녁
과일과 견과류를 배고플 때 언제라도.

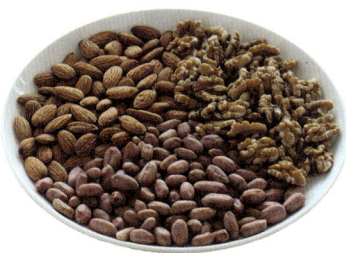

★ 본문 푸드 스타일&사진 **류준**